临床外科诊断治疗与护理精要

主 编 王庆丰 冯 伟 张俊平

天津出版传媒集团

天津科技翻译出版有限公司

图书在版编目（CIP）数据

临床外科诊断治疗与护理精要 / 王庆丰 , 冯伟 , 张俊平主编 . — 天津 : 天津科技翻译出版有限公司 , 2018.10（2024.4重印）

　　ISBN 978-7-5433-3889-0

　　Ⅰ . ①临… Ⅱ . ①王… ②冯… ③张… Ⅲ . ①外科 – 疾病 – 诊疗②外科学 – 护理学 Ⅳ . ① R6 ② R473.6

　　中国版本图书馆 CIP 数据核字（2018）第 239161 号

出　　　版：天津科技翻译出版有限公司
出　版　人：刘子媛
地　　　址：天津市南开区白堤路 244 号
邮政编码：300192
电　　　话：022-87894896
传　　　真：022-87895650
网　　　址：www.tsttpc.com
印　　　刷：三河市华东印刷有限公司
发　　　行：全国新华书店
版本记录：787×1092　16 开本　13 印张　300 千字
　　　　　　2018 年 10 月第 1 版　2024 年 4 月第 2 次印刷
　　　　　　定价：78.00 元

（如有印装问题，可与出版社调换）

编委会名单

主　编

王庆丰　河北省曲周县中医院

冯　伟　河北省曲周县中医院

张俊平　河北省曲周县医院

副主编

张向英　河北省曲周县中医院

刘丽萍　河北省曲周县中医院

李永申　河北省曲周县医院

暴书海　河北省曲周县中医院

石志敏　河北省曲周县中医院

韩星辉　河北省曲周县中医院

前　言

近年来，临床外科学领域空前繁荣，新理论、新技术、新方法如雨后春笋，不断涌现；外科学基础与临床医学研究均取得了很大的进展。随着高科技向临床医学各个学科渗透，特别是分子生物学、生物医学工程等生命科学的飞速发展，使临床医学有了突破性进展。与此同时，外科学不仅在组织病理、生理生化、免疫、组织细胞培养，以及基因学等基础研究方面有了重大突破，而且在临床实用和应用技术方面也取得了令人瞩目的成就。由此可见，从事外科诊断治疗与护理的医务工作者需要及时掌握、不断学习、更新知识，充分提高自己的临床诊治水平，以适应现代外科医学的发展。因此，编者依据多年临床诊疗经验，参考国内外最新文献资料，编写了这本《临床外科诊断治疗与护理精要》。

本书共分七章，详细介绍了颈部疾病、乳腺外科、腹膜腔疾病、腹部损伤、腹外疝等方面的内容。本书在内容选择、文字组织、图表应用等方面，努力做到循序渐进、概念清楚、重点突出、层次分明、结构严谨，为广大医师，尤其是基层医务工作者提供了一部资料新、内容全、专业性强、临床实用价值较高的参考书。

目 录

第一章 颈部疾病

第一节 颈淋巴结结核

颈淋巴结结核中医称为"瘰疬"。结核杆菌多由口腔（龋齿）或扁桃体侵入，在侵入部位临床上多无结核病变可见。少数继发于肺或支气管的结核病变。临床以局部淋巴结寒性脓肿为主要表现，较少出现低热、盗汗消瘦等全身中毒表现。晚期淋巴结干酪样病变破溃后，窦道经久不愈，有豆渣样稀薄脓液排出。本病须采取综合治疗措施，在规范抗结核治疗的同时，妥善切除感染的淋巴结或刮除窦道，可促进病愈。

一、病因

（一）经口腔、鼻咽部等处感染

结核菌可经上呼吸道或随食物在扁桃体、龋齿等处形成原发灶，然后通过其黏膜下丰富的淋巴网感染颈部的浅、深层淋巴结。一般多发生在颌下及胸锁乳突肌的后、前缘或下面。

（二）经血行、淋巴播散

可由于肺部原发结核灶经淋巴或血行播散所致，也可由纵隔淋巴结结核经淋巴管上行感染，此时，主要累及锁骨上或胸锁乳突肌下段深部淋巴结。

二、临床表现

颈部一侧或两侧有多个大小不等的肿大淋巴结，一般位于颌下以及胸锁乳突肌的前、后缘或下面。初期，肿大的淋巴结相互分离，较硬，无痛，可推动。病变继续发展，发生淋巴结周围炎，使淋巴结与皮肤和周围组织发生粘连；各个淋巴结也可相互粘连，融合成团，形成不容易推动的结节性肿块。晚期，淋巴结发生干酪样坏死、液化，形成寒性脓肿。脓肿破溃后形成经久不愈的窦道或慢性溃疡，排出混有豆渣样碎屑的稀薄脓液。窦道口或溃疡面具有暗红色、潜行的皮肤边缘和苍白的肉芽组织。上述不同阶段的病变，可同时出现于同一患者的各个淋巴结。患者大都没有明显的全身症状，无高热。已破溃的淋巴结容易继发感染，引起急性炎症。少部分患者可有低热、盗汗、食欲缺乏、消瘦等全身症状。

三、检查

（一）结核菌素试验

对小儿患者诊断有帮助。阳性反应提示有过结核菌感染，或已建立免疫力；强阳性反应提示体内有活动性结核病灶。

（二）涂片镜检

取窦道排出脓液或干酪样坏死物直接涂片，查找结核杆菌。

（三）组织病理检查

若诊断有困难时，可行淋巴结穿刺或切除 1 个或数个淋巴结做病理检查。

（四）X 线检查

X 线透视或胸部 X 线片，可排除肺结核的可能。

（五）淋巴细胞培养 +γ 干扰素释放试验

比 PPD 皮试更敏感和更特异，不受既往卡介苗注射的干扰，但不能区分隐性感染或活动性结核。

四、诊断

根据结核病接触史及局部体征，特别是已形成寒性脓肿，或已溃破形成经久不愈的窦道或溃疡时，多可做出明确诊断。

五、治疗

（一）全身治疗

适当注意营养和休息。口服异烟肼 6 ～ 12 个月；伴有全身症状或身体他处有结核病变者，加服乙胺丁醇、利福平或阿米卡星肌内注射。

（二）局部治疗

1. 少数局限的、较大的、能推动的淋巴结，可考虑手术切除，手术时注意勿损伤副神经。

2. 寒性脓肿尚未穿破者，可行穿刺抽吸治疗，应从脓肿周围的正常皮肤处进针，尽量抽尽脓液，然后向脓腔内注入 5% 异烟肼溶液做冲洗，并留适量于脓腔内，每周 2 次。

3. 对溃疡或窦道，如继发感染不明显，可行刮除术，伤口不加缝合，开放引流。

4. 寒性脓肿继发化脓性感染者，需先行切开引流，待感染控制后，必要时，再行刮除术。

第二节　单纯性甲状腺肿

单纯性甲状腺肿又称非毒性甲状腺肿，是由于缺碘、碘过量、致甲状腺肿物或先天性缺陷等因素，导致甲状腺激素生成障碍或需求增加，使甲状腺激素相对不足、垂体分泌 TSH 增多致甲状腺代偿性肿大，但不伴有甲状腺功能异常。肿大甲状腺组织继而不规则增生和再生，出现结节则称结节性甲状腺肿。分为地方性和散发性甲状腺肿。

一、病因

碘的缺乏是单纯性甲状腺肿的主要因素。由于碘的摄入不足，无法合成足够量的甲状腺素，而甲状腺功能仍须维持身体正常需要的情况下，便反馈性地引起垂体 TSH 分泌增高并刺激甲状腺增生和代偿性肿大。这种肿大其实是甲状腺功能不足的表现。高原、山区土壤中的碘盐被冲洗流失，以致饮水和食物中含碘量不足，因此较多居民患有此病。

在青春发育期、妊娠期、哺乳期或绝经期，由于对甲状腺素的需要量暂时性增高，也可发生轻度甲状腺肿，肿大程度一般不如因缺碘而引起的显著，叫作生理性甲状腺肿。这种甲状腺肿大常在成年或妊娠以后自行缩小。

此外，某些食物和药物可引起甲状腺素合成和分泌过程中某一环节的障碍，例如久食含有硫脲的萝卜、白菜，或因治疗服用硫脲类药物后均可导致甲状腺肿。还有如先天性缺乏合成甲状腺素的酶，因而引起血中甲状腺素减少也可引起甲状腺肿大。

综上所述，单纯性甲状腺肿的病因可分为 3 类：①甲状腺素原料 (碘) 缺乏；②甲状腺素需要量增高；③甲状腺素合成和分泌障碍。

二、病理

单纯性甲状腺肿最典型的病变为滤泡的高度扩张，充满大量胶体，而滤泡壁细胞变为扁平，这显示了甲状腺功能不足的现象。虽然镜下可以看到局部的增生状态，表现为由柱状细胞所组成的、突入滤泡腔的乳头状体，但此种增生状态仅为代偿性的，当然不会引起甲状腺功能亢进现象。

初期，因缺碘时间较短，增生、扩张的滤泡较为均匀地散布在腺体各部，形成弥散性甲状腺肿，常见于青春期；随着缺碘时间延长，病变继续发展，扩张的滤泡便聚集成 1 个或多个大小不等的结节，结节周围有不甚完整的包膜，形成结节性甲状腺肿。后者经相当时期后，有的结节因血液供应不良发生退行性变，引起囊肿形成 (往往发生囊内出血) 和局部的纤维化、钙化等改变。

三、临床表现

单纯性甲状腺肿一般不呈功能上的改变，故一般无全身症状，基础代谢率正常。早期，双侧甲状腺呈弥散性肿大，质软，表面光滑无结节，可随吞咽上下移动。逐渐在肿大腺体一侧，也可在两侧，扪及多个 (或单个) 结节；囊肿样变的结节，可并发囊内出血，结节可在短期内迅速增大。

较大的结节性甲状腺肿，可以压迫邻近器官，而引起各种症状。

(1) 压迫气管：比较常见，自一侧压迫，气管向他侧移位或变弯曲；自两侧压迫，气管变为扁平。由于气管内腔变窄，呼吸发生困难，尤其胸骨后甲状腺肿更为严重。气管壁长期受压，可以软化，引起窒息。

(2) 压迫食管的情况少见。仅胸骨后甲状腺肿可能压迫食管，引起吞咽时不适感，但不会引起梗阻症状。

(3) 压迫颈深部大静脉，可引起头颈部血液回流障碍，此种情况多见于位于胸廓上口大的甲状腺肿，特别是胸骨后甲状腺肿。临床出现面部青紫、肿胀，颈部和胸前表浅静脉的明显扩张。

(4) 压迫喉返神经，可引起声带麻痹，发生声音嘶哑。压迫颈部交感神经节链，可引起霍纳 (Horner) 综合征。

结节性甲状腺肿，可继发甲状腺功能亢进，也可发生恶变。

四、治疗

(一) 青春发育期或妊娠期的生理性甲状腺肿，可以不给药物治疗，应多食含碘丰富的海带、紫菜等。

(二)20 岁以前年轻人弥散性单纯性甲状腺肿者，可给予少量甲状腺素，以抑制垂体前叶促甲状腺激素的分泌。常用剂量为 15 ～ 30 mg，每日两次，口服，3 ～ 6 个月为 1 个疗程。

(三) 如有以下情况者，应及时行手术治疗，施行甲状腺大部切除术

1. 已发展成结节性甲状腺肿者。

2. 压迫气管、食管、喉返神经或交感神经节而引起临床症状者。

3. 胸骨后甲状腺肿。

4. 巨大甲状腺肿，影响工作生活者。

5. 结节性甲状腺肿继发有功能亢进者。

6. 结节性甲状腺肿疑有恶变者。

第三节 甲状腺功能亢进

甲亢是甲状腺功能亢进的简称，是由多种原因引起的甲状腺激素分泌过多所至的一组常见内分泌疾病。临床上甲亢患者主要表现为：心慌、心动过速、怕热、多汗、食欲亢进、消瘦、体重下降、疲乏无力及情绪易激动、性情急躁、失眠、思想不集中、眼球突出、手舌颤抖、甲状腺肿大等。具体症状及体征因人而异。

一、病因

（一）诱因

甲状腺功能亢进症（简称甲亢）的发病机制和病因未明，主要有以下因素诱发：免疫功能异常、遗传因素、感染因素、精神因素。

（二）遗传易感性

一般认为，甲状腺功能亢进症是以遗传易感性为背景，在感染、精神创伤等因素作用下，诱发体内的免疫系统功能紊乱，免疫耐受、识别和调节功能减退，抗原特异或非特异性 Ts 细胞功能缺陷，机体不能控制针对自身组织的免疫反应，Ts 细胞减弱了对 Th 细胞的抑制，特异 B 淋巴细胞在特异 Th 细胞辅助下产生异质性免疫球蛋白（自身抗体）。

二、分类

按引起甲亢的原因可分为：原发性、继发性和高功能腺瘤三类。

（一）原发性甲亢

最常见，是指在甲状腺肿大的同时，出现功能亢进症状。患者年龄多在 20～40 岁之间。腺体肿大为弥散性，两侧对称，常伴有眼球突出，故又称"突眼性甲状腺肿"。

（二）继发性甲亢

较少见，如继发于结节性甲状腺肿的甲亢，患者先有结节性甲状腺肿多年，以后才出现功能亢进症状。发病年龄多在 40 岁以上。腺体呈结节状肿大，两侧多不对称，无眼球突出，容易发生心肌损害。

（三）高功能腺瘤

少见，甲状腺内有单发的自主性高功能结节，结节周围的甲状腺组织呈萎缩改变。患者无眼球突出。

三、临床表现

临床表现主要由循环中甲状腺激素过多引起，其症状和体征的严重程度与病史长短、激素升高的程度和患者年龄等因素相关。症状主要有：易激动、烦躁失眠、心悸、乏力、怕热、多汗、消瘦、食欲亢进、大便次数增多或腹泻、女性月经稀少。可伴发周期性瘫痪（亚洲、青壮年男性多见）和近端肌肉进行性无力、萎缩，后者称为甲亢性肌病，以肩胛带和骨盆带肌群受累为主。Graves病有1%伴发重症肌无力。少数老年患者高代谢症状不典型，相反表现为乏力、心悸、厌食、抑郁、嗜睡、体重明显减少，称之为"淡漠型甲亢"。

体征：Graves病大多数患者有程度不等的甲状腺肿大。甲状腺肿为弥散性，质地中等（病史较久或食用含碘食物较多者可坚韧），无压痛。甲状腺上、下极可以触及震颤，闻及血管杂音。也有少数病例甲状腺不肿大；结节性甲状腺肿伴甲亢可触及结节性肿大的甲状腺；甲状腺自主性高功能腺瘤可扪及孤立结节。心血管系统表现有心率增快、心脏扩大、心律失常、心房颤动、脉压增大等。少数病例下肢胫骨前皮肤可见黏液性水肿。

眼部表现分为两类：一类为单纯性突眼，病因与甲状腺毒症所致的交感神经兴奋性增高有关；另一类为浸润性突眼，即Graves眼病，病因与眶后组织的炎症反应有关。单纯性突眼包括下述表现：眼球轻度突出，眼裂增宽，瞬目减少。浸润性突眼眼球明显突出，超过眼球突出度参考值上限的3 mm以上（中国人群眼球突出度女性为16 mm；男性为18.6 mm），少数患者仅有单侧突眼。患者自诉有眼内异物感、胀痛、畏光、流泪、复视、斜视、视力下降。查体见眼睑肿胀，结膜充血水肿，眼球活动受限，严重者眼球固定、眼睑闭合不全、角膜外露而形成角膜溃疡、全眼炎，甚至失明。GO的临床病情评估标准见表1-1。GO临床活动程度（clinical assessment sGOre，CAS）评估标准见表1-2。CAS≥3分即判断GO活动。

表1-1 Graves眼病病情评估

分级	眼睑挛缩	软组织受累	突眼*	复视	角膜暴露	视神经
轻度	＜2 mm	轻度	＜3 mm	无或一过性	无	正常
中度	≥2 mm	中度	≥3 mm	非持续性	轻度	正常
重度	≥2 mm	重度	≥3 mm	持续性	轻度	正常
威胁视力	-	-	-	-	严重	压迫

* 指超过参考值的突度。中国人群眼球突出度参考上限值：女性16 mm；男性18.6 mm

表1-2 Graves眼病临床活动状态评估（CAS）

序号	项目	本次就诊	与上次就诊比较	评分
1	球后疼痛超过4周	X		1
2	4周之内眼运动时疼痛	X		1
3	眼睑发红	X		1
4	结膜发红	X		1
5	眼睑肿胀	X		1
6	球结膜水肿	X		1
7	泪阜肿胀	X		1

（待续）

（续表）

序号	项目	本次就诊	与上次就诊比较	评分
8	突眼度增加 2 mm		X	1
9	任一方向眼球运动减少 5° 以上		X	1
10	视力下降 ≥ 1 行		X	1

CAS ≥ 3 分即为 GO 活动

胫前黏液性水肿见于少数 GD 患者，白种人中多见。多发生在胫骨前下 1/3 部位，也见于足背、踝关节、肩部、手背或手术瘢痕处，偶见于面部，皮损失多为对称性。早期皮肤增厚、变粗，有广泛大小不等的棕红色或红褐色或暗紫色突起不平的斑块或结节，边界清楚，直径为 5～30 mm 不等，连片时更大，皮损周围的表皮稍发亮，薄而紧张，病变表面及周围可有毳毛增生、变粗、毛囊角化；后期皮肤粗厚，如橘皮或树皮样。

四、辅助检查

（一）血清总甲状腺素 (TT$_4$)

该指标稳定、重复性好，是诊断甲亢的主要指标之一。T$_4$ 全部由甲状腺产生，每天产生 80～100 pμg。血清中 99.96% 的 T$_4$ 以与蛋白结合的形式存在，其中 80%～90% 与甲状腺激素结合球蛋白 (TBG) 结合。TT$_4$ 测定的是这部分结合于蛋白的激素，但是血清 TBG 量和蛋白与激素结合力的变化都会影响测定的结果。例如，妊娠、雌激素、急性病毒性肝炎、先天因素等可引起 TBG 升高，导致 TT$_4$ 增高；雄激素、糖皮质激素、低蛋白血症、先天因素等可以引起 TBG 降低，导致 TT$_4$ 减低。

（二）血清游离甲状腺素 (FT$_4$)、游离三碘甲腺原氨酸 (FT$_3$)

游离甲状腺激素是实现该激素生物效应的主要部分。尽管 FT$_4$ 仅占 T$_4$ 的 0.025%，FT$_3$ 仅占 T$_3$ 的 0.35%，但它们与甲状腺激素的生物效应密切相关，所以是诊断临床甲亢的主要指标。但因血中 FT$_4$、FT$_3$ 含量甚微，测定的稳定性不如 TT$_4$、TT$_3$。

（三）促甲状腺激素 (TSH)

血清 TSH 浓度的变化是反映甲状腺功能最敏感的指标。血清 TSH 测定技术经历了放射免疫法 (RIA)、免疫放射法 (immuno radio metric assay, IRMA) 后，目前已经进入第三代和第四代测定方法，即敏感 TSH(sTSH，检测限达到 0.005 mU/L)。sTSH 成为筛查甲亢的第一线指标，甲亢时 TSH 通常 < 0.1 mU/L。sTSH 使得诊断亚临床甲亢成为可能，因为后者甲状腺激素水平正常，仅有 TSH 水平的改变。传统的 ^{131}I 摄取率和 TRH 刺激试验诊断不典型甲亢的方法已经被 sTSH 测定所取代。

（四）血清总三碘甲腺原氨酸 (TT$_3$)

20% 的血清 T$_3$ 由甲状腺产生，80% 的 T$_3$ 在外周组织由 T$_4$ 转换而来。大多数甲亢时的血清 TT$_3$ 与 TT$_4$ 同时升高。T$_3$ 型甲状腺毒症时仅有 TT$_3$ 增高。

（五）^{131}I 摄取率

诊断甲亢的传统方法，目前已经被 sTSH 测定技术所代替。^{131}I 摄取率正常值（盖革计数管测定）为 3 小时 5%～25%，24 小时 20%～45%，高峰在 24 小时出现。甲亢时 ^{131}I 摄取率表现为总摄取量增加，摄取高峰前移。甲状腺功能亢进类型的甲状腺毒症 ^{131}I 摄取率增高；非甲状腺功能亢进类型的甲状腺毒症 ^{131}I 摄取率减低，例如亚急性甲状腺炎。

（六）TSH 受体抗体 (TRAb)

又称为 TBII，是鉴别甲亢病因、诊断 GD 的重要指标之一。测定试剂已经商品化。测定原理为放射受体法。反应体系中的 TSH 受体是放射碘标记的重组人 TSH 受体。新诊断的 GD 患者 75%～96% 有 TRAb 阳性。需要注意的是，TRAb 中包括刺激性 (TSAb) 和抑制性 (TSBAb) 两种抗体，而检测到的 TRAb 仅能反映有针对 TSH 受体抗体存在，不能反映这种抗体的功能。

（七）TSH 受体刺激抗体 (TSAb)

与 TRAb 相比，TSAb 不仅能与 TSH 受体结合，而且还可产生对甲状腺细胞的刺激作用。主要利用体外培养的转染了人 TSH 受体的中国仓鼠卵巢细胞 (CHO 细胞) 进行测定。85%～100% 新诊断的 GD 患者 TSAb 阳性，其活性平均为 200%～300%。

（八）电子计算机 X 线体层显像 (CT) 和磁共振显像 (MRI)

眼部 CT 和 MRI 可以排除其他原因所致的突眼，评估眼外肌受累的情况。

（九）甲状腺放射性核素扫描

对于诊断甲状腺自主高功能腺瘤有意义。肿瘤区浓聚大量核素，肿瘤区外的甲状腺组织和对侧甲状腺无核素吸收。

五、诊断

甲亢常用的特殊检查方法如下。

（一）基础代谢率测定

可根据脉压和脉率计算，或用基础代谢率测定器测定。后者较可靠，但前者简便。常用计算公式为：基础代谢率 =(脉率 + 脉压)-111(脉压单位为 mmHg)、(1 mmHg=0.133 kPa。测定基础代谢率要在完全安静、空腹时进行。正常值为 ±10%；增高至 +20%～30% 为轻度甲亢，+30%～60% 为中度，+60% 以上为重度。

（二）甲状腺摄碘率的测定

正常甲状腺 24 小时内摄取的碘量为人体总量的 30%～40%。如果在 2 小时内甲状腺摄取碘量超过人体总量的 25%，或在 24 小时内超过人体总量的 50%，且碘高峰提前出现，均可诊断甲亢。

（三）血清中 T_3 和 T_4 含量的测定

甲亢时，血清 T_3 可高于正常 4 倍左右，而 T_4 仅为正常的 2 倍半，因此，T_3 测定对甲亢的诊断具有较高的敏感性。

六、治疗

甲亢治疗有三种方法，抗甲状腺药物治疗、放射碘治疗和手术治疗。

抗甲状腺药物治疗适应范围广，无论大人小孩，男性还是女性，轻症或者重症甲亢，首次发病还是甲亢复发，孕妇或哺乳女性甲亢都可以用药物治疗。抗甲状腺药物有两种——咪唑类和硫氧嘧啶类，代表药物分别为甲巯咪唑 (又称 "他巴唑") 和丙硫氧嘧啶 (又称 "丙嘧")。

药物治疗适合甲亢孕妇、儿童、甲状腺轻度肿大的患者，治疗一般需要 1～2 年，治疗中需要根据甲状腺功能情况增减药物剂量。药物治疗有一些副作用，包括粒细胞减少、药物过敏、肝功能受损、关节疼痛和血管炎，药物治疗初期需要严密监测药物的副作用，尤其是粒细胞缺乏，需要告诫患者一旦出现发热和（或）咽痛，需要立即检查粒细胞以便明确是否出现粒细胞缺乏，一旦出现。立即停药急诊。药物治疗另一个缺点是停药后复发率高，大约在 50% 左右。

放射碘治疗和手术治疗都属于破坏性治疗，甲亢不容易复发，治疗只需要一次。放射碘适合甲状腺中度肿大或甲亢复发的患者，医生根据患者甲状腺对放射碘的摄取率计算每个患者需要的放射剂量。放射碘对孕妇和哺乳妇女是绝对禁忌证。由于放射碘的作用有一个延迟作用，随着时间随诊，甲减发生率每年 3%～5%。放射碘治疗不适合有甲状腺眼病的甲亢患者，因为治疗后眼病可能会加剧。

手术治疗适合那些甲状腺肿大显著，或高度怀疑甲状腺恶性肿瘤的，或甲状腺肿大有压迫气管引起呼吸困难者。手术前需要用药物将甲状腺功能控制在正常范围，术前还需要口服复方碘溶液做术前准备。

第四节　甲状腺肿瘤

甲状腺肿瘤分良、恶性两种。良性肿瘤可分为甲状腺腺瘤和囊肿。恶性肿瘤 95% 以上为原发性甲状腺癌，极少数可有恶性淋巴瘤及转移瘤。甲状腺癌有 60% 为乳头状癌，多发生于年轻人，女性多于男性，恶性程度低，生长缓慢，主要为淋巴结转移，手术治疗后，生存期长愈后佳。另有 15% 为未分化癌，多发生于年龄较老患者。恶性程度高，早期即可发生淋巴和血运转移。由于症状明显，患者一般都能及时就诊。

一、甲状腺癌

甲状腺癌，最常见的甲状腺恶性肿瘤，是来源于甲状腺上皮细胞的恶性肿瘤。早期临床表现不明显，多无自觉症状，颈部肿块往往为非对称性硬块。肿块易较早产生压迫症状，如伴有声音嘶哑、呼吸不畅、吞咽困难，或局部压痛等压迫症状，颈静脉受压时，可出现患侧静脉怒张与面部水肿等体征。特别在甲状腺肿大伴有单侧声带麻痹时，为甲状腺癌的特征之一。

（一）病因

甲状腺癌发生的原因至今不明，有人认为其发生与慢性促甲状腺激素刺激有关。

（二）原发性甲状腺癌分类

1. 乳头状癌

乳头状癌好发于 40 岁以下的年青女性及 15 岁以下的少年儿童。乳头状癌占甲状腺癌的 60%～80%。癌肿多为单个结节，少数为多发或双侧结节，质地较硬，边界不规则，活动度差。肿块生长缓慢，多无明显的不适感，故就诊时，平均病程已达 5 年左右，甚至达 10 年以上。癌肿的大小变异很大，小的癌肿直径可小于 1 cm，坚硬，有时不能触及，常因转移至颈淋巴结而就诊，甚至在尸检时通过病理切片才得以证实为甲状腺癌。

2. 滤泡状癌

滤泡状癌是指有滤泡分化而无乳头状结构特点的甲状腺癌，其恶性程度高于乳头状癌，约占甲状腺癌的20%，仅次于乳头状癌而居第2位。主要见于中老年人，特别是40岁以上的女性。一般病程长，生长缓慢，多为单发，少数也可为多发或双侧结节。质实而硬切，边界不清，常缺乏明显局部恶性表现。

3. 未分化癌

未分化癌恶性程度高，常见于60～70岁的老年人，约占甲状腺癌的5%。发病前可有甲状腺肿或甲状腺结节，但短期内肿块迅速增大，并迅速发生广泛的局部浸润，形成双侧弥散性甲状腺肿块。肿块局部皮肤温度增高，肿块大而硬，边界不清，并与周围组织粘连固定，伴有压痛，常转移至局部淋巴结而致淋巴结肿大。

4. 髓样癌

髓样癌起源于甲状腺滤泡旁细胞，不常见，约占甲状腺癌的5%左右，可见于各种年龄，但好发于中年患者，女性多于男性，属于中等恶性程度的肿瘤。甲状腺髓样癌一般可分为散发型和家族型两大类。散发型约占80%，家族型约占20%。癌肿易侵蚀甲状腺内淋巴管，经淋巴结转移，常转移的部位是颈部淋巴结、气管旁软组织、食管旁或纵隔淋巴结，可产生压迫症状及转移性肿块。也可经血行转移至肺、骨骼或肝脏。

（三）临床表现

1. 症状

甲状腺肿块多数在无意中或普查时发现，增长速度较快，有的患者出现声音嘶哑或呼吸、吞咽困难，亦有甲状腺肿块不明显而首先发现颈淋巴结肿大者。

2. 体征

甲状腺癌多为单个结节，结节可为圆形或椭圆形，有些结节形态不规则，质硬而无明显压痛，常与周围组织粘连而致活动受限或固定。若发生淋巴结转移，常伴有颈中下部、胸锁乳突肌旁肿大的淋巴结。一般来说，甲状腺单个结节比多个结节、小的实质性结节比囊性结节、男性比女性发生甲状腺癌的可能性大，但多发性结节、囊性结节均不能排除甲状腺癌的可能。家族型甲状腺髓样癌常为双侧肿块，并可有压痛。

甲状腺癌较大时可压迫和侵袭周围组织与器官，常有呼吸困难、吞咽困难及声音嘶哑。远处转移时，可出现相应的临床表现。甲状腺髓样癌可有肠鸣音亢进、气促、面颈部阵发性皮肤潮红、血压下降及心力衰竭等类癌综合征体征。

（四）诊断

主要根据临床表现，若甲状腺肿块质硬、固定，颈淋巴结肿大，或有压迫症状者，或存在多年的甲状腺肿块，在短期内迅速增大者，均应怀疑为甲状腺癌。应注意与慢性淋巴细胞性甲状腺炎鉴别，细针穿刺细胞学检查可帮助诊断。此外，血清降钙素测定可协助诊断髓样癌。

（五）治疗

手术是除未分化癌以外各型甲状腺癌的基本治疗方法，并辅助应用核素、甲状腺激素及放射外照射等治疗。

1. 手术治疗

甲状腺癌的手术治疗包括甲状腺本身的手术，以及颈淋巴结清扫。甲状腺的切除范围目前仍有分歧，范围最小的为腺叶加峡部切除，最大至甲状腺全切除。

2. 内分泌治疗

甲状腺癌做次全或全切除者应终身服用甲状腺素片，以预防甲状腺功能减退及抑制TSH。乳头状腺癌和滤泡状腺癌均有 TSH 受体，TSH 通过其受体能影响甲状腺癌的生长。一般剂量掌握在保持 TSH 低水平，但不引起甲亢。可用干燥甲状腺片，每天为 $80 \sim 120 \, mg$，也可用左甲状腺素片，每天为 100 g，并定期测定血浆 T_4 和 TSH，以此调整用药剂量。

3. 放射性核素治疗

对乳头状腺癌、滤泡状腺癌，术后应用碘 [131] 放射治疗，适合于 45 岁以上患者、多发性癌灶、局部侵袭性肿瘤及存在远处转移者。

4. 放射外照射治疗

主要用于未分化型甲状腺癌。

二、甲状腺腺瘤

甲状腺腺瘤起源于甲状腺滤泡组织，是最常见的甲状腺良性肿瘤。此病在全国散发性存在，病理上可分为滤泡状、乳头状和 Hurthle 细胞三种类型，后两者少见。乳头状瘤难与乳头状囊腺瘤区别，有人又称为乳头状囊腺瘤。滤泡状瘤最为多见，可分为巨滤泡性(或胶质性)、胎儿性、胚胎性及单纯性腺瘤。

(一) 病理及临床特点

甲状腺腺瘤病理上可分为滤泡状腺瘤和乳头状囊性腺瘤两种。前者较常见。切面呈淡黄色或深红色，具有完整的包膜。后者较前者少见，特点为乳头状突起形成。

(1) 多见于 40 岁以下女性。

(2) 甲状腺无痛性肿块，早期无症状，个别有吞咽不适或梗死感。

(3) 甲状腺内可触及单个圆形或椭圆形结节，个别为多发。表面光滑，界限清楚，与皮肤无粘连，随吞咽上下移动。质地不一，实性者软，囊性者则硬。

(4) 部分患者因肿瘤出血而突然增大，出现局部胀痛和压痛，肿瘤增大后可引起邻近器官组织压迫症状。

(5) 部分病例为自主功能性腺瘤，可出现甲亢症状。

(6) 少数病例可发生腺瘤恶变。肿瘤质硬、固定或出现颈部淋巴结肿大。

(二) 诊断及鉴别诊断

1. 诊断

甲状腺腺瘤的诊断主要根据病史、体检、同位素扫描及 B 超等检查确定。

2. 鉴别诊断

(1) 结节性甲状腺肿：甲状腺腺瘤主要与结节性甲状腺肿相鉴别。后者虽有单发结节但甲状腺多呈普遍肿大，在此情况下易于鉴别。一般来说，腺瘤的单发结节长期间仍属单发，而结节性甲状腺肿经长期病程之后多成为多发结节。另外，甲状腺肿流行地区多诊断为结节性甲状腺肿，非流行地区多诊断为甲状腺腺瘤。在病理上，甲状腺腺瘤的单发结节有完整包膜，界限清楚。而结节性甲状腺肿的单发结节无完整包膜，界限也不清楚。

(2) 甲状腺癌：甲状腺腺瘤还应与甲状腺癌相鉴别，后者可表现为甲状腺质硬结节，表面凹凸不平，边界不清，颈淋巴结肿大，并可伴有声嘶、霍纳综合征等。

三、甲状腺炎症

(一) 急性化脓性甲状腺炎

大都由于口腔或颈部化脓性感染而引起，病原菌为葡萄球菌、链球菌和肺炎链球菌等。感染局限于甲状腺肿的结节或囊肿时，因不良的血循环易形成脓肿。

1. 病因

急性化脓性甲状腺炎常见的病原菌为金黄色葡萄球菌、溶血性链球菌、肺炎链球菌、革兰阴性菌等。细菌可经血液、淋巴道、邻近组织器官感染蔓延或穿刺操作进入甲状腺。大部分病例继发于上呼吸道、口腔或颈部软组织化脓性感染的直接扩散，如急性咽炎、化脓性扁桃体炎等。少部分病例继发于败血症或颈部开放性创伤。营养不良的婴儿、糖尿病患者、身体虚弱的老人或免疫缺陷的患者易发。梨状窝瘘是引起儿童急性甲状腺炎的主要原因。甲状腺血流丰富，含有高浓度的碘剂，碘剂有较强的氧化作用，所以甲状腺很不容易感染，多数感染是因为极度劳累、营养不良、身体抵抗力明显下降所发生的，另外，急性化脓性甲状腺炎多发生在异位甲状腺患者，如发育不全的梨状窝瘘患者。病毒感染非常罕见，但已有数例 AIDS 患者患甲状腺巨细胞病毒感染的报道。

2. 临床表现

数日内甲状腺肿胀，有压痛和波及耳、枕部的疼痛。严重的可引起压迫症状：气促、声音嘶哑，甚至吞咽困难等。腺组织的坏死和脓肿形成可引起甲状腺功能减退。患者体温常升高。

3. 治疗

局部早期宜用冷敷，晚期宜用热敷，全身给予抗生素。有脓肿时，应早期行切开引流，以免脓肿破入气管、食管、纵隔内。

(二) 亚急性甲状腺炎

又称 DeQuervain 甲状腺炎或巨细胞性甲状腺炎。本病常发生于病毒性上呼吸道感染之后，是颈前肿块和甲状腺疼痛的常见原因。病毒感染可能使部分甲状腺滤泡破坏和上皮脱落、胶体外溢引起甲状腺异物反应和多形核白细胞、淋巴及异物巨细胞浸润，并在病变滤泡周围出现巨细胞性肉芽肿是其特征。本病多见于 30 ～ 40 岁女性。

1. 病因

尚未完全阐明，一般认为和病毒感染有关。证据有：发病前患者常有上呼吸道感染史，发病常随季节变动且具有一定的流行性。

患者血中有病毒抗体存在 (抗体的效价高度和病期相一致)，最常见的是柯萨奇病毒抗体，其次是腺病毒抗体、流感病毒抗体、腮腺炎病毒抗体等。虽然已有报道，从亚急性甲状腺炎患者的甲状腺组织中分离出腮腺炎病毒，但亚急性甲状腺炎的原因是病毒的确实证据尚未找到。

另外，中国人、日本人的亚急性甲状腺炎与 HLA-Bw35 有关联，提示对病毒的易感染性具有遗传因素，但也有患者与上述 HLA-Bw35 无关。

2. 临床表现

多数表现为甲状腺突然肿胀、发硬、吞咽困难及疼痛，并向患侧耳颞处放射。常始于甲状腺的一侧，很快向腺体其他部位扩展。患者可有发热、血沉增快。病程约为 3 个月，愈合后甲状腺功能多不减退。

3. 治疗

泼尼松有明显疗效，每次 5 mg，每日 4 次，连用 2 周，以后逐渐减量。为避免复发，可延长至 6 周。对甲状腺肿痛特别明显的病例，有时可用甲状腺素的替代疗法，一般每天口服干甲状腺片 30 mg 常可奏效。

(三) 慢性甲状腺炎

1. 纤维性甲状腺炎 (Riedel 甲状腺炎)

(1) 病因：尚未确知，一般认为，本病可能是原发的，也可是其他急、慢性甲状腺炎的后续病变。

(2) 临床表现：本症起病多不自觉，病程进行极慢，甲状腺逐渐变硬，与周围组织常有致密粘连，很少有疼痛和压迫症状，但可造成气管和食管压迫，发生呼吸紧迫、吞咽困难，累及喉返神经者可引起声音嘶哑或言语失声，颈淋巴结一般不肿大，晚期病例可出现甲状腺功能低下。

(3) 治疗：症状不严重者可选用甲状腺制剂作为替代治疗，如病变已引起明显的气管压迫症状，一般仅需切除或切断甲状腺峡部，两叶甲状腺次全切除不仅无此必要，且手术因甲状腺与周围组织粘连过多而非常危险和困难。手术后发生黏液水肿的机会也很大，一般是属禁忌。

2. 慢性淋巴性甲状腺炎 (Hashimotos 病)

(1) 病因：至今尚未完全肯定，但多数学者认为本病为一种自家免疫性疾病，典型的淋巴性甲状腺炎有时可与其他病变同时存在，如毒性甲状腺肿、黏液性水肿、结节性甲状腺肿或甲状腺癌等。

(2) 临床表现

1) 部分患者可有一时性"甲亢"症状，晚期患者可有"甲减"等不适。

2) 甲状腺大都呈弥散性增大，有的可呈结节状，腺体大者可使气管受压致呼吸不畅感。

(3) 治疗：可用甲状腺制剂做替代疗法，甲状腺素片，每日 120 ～ 180 mg，如发病比较急剧，患者局部有明显压痛者，可改服免疫抑制剂，如泼尼松，每天 15 ～ 30 mg。至病变晚期，如甲状腺肿大较明显，甲状腺替代疗法不能使其恢复正常，且已出现气管压迫症状者，可以做甲状腺峡部切除，以解除压迫现象。

第五节　甲状腺炎

甲状腺炎，是一种常见的甲状腺疾病，女性多见。临床表现多种多样，同一种类型的甲状腺炎在病程的不同时期不仅可以表现为甲状腺功能亢进，还可表现为甲状腺功能减退，可以表现为弥散性甲状腺病变，还可以表现为甲状腺结节，有时不同类型的甲状腺炎可以互相转换。因此，甲状腺炎涉及甲状腺疾病的各个方面，需要和许多甲状腺疾病进行鉴别诊断，了解甲状腺炎的各种类型和临床特点具有重要意义。

一、急性化脓性甲状腺炎

(一) 概述

急性化脓性甲状腺炎是指由细菌、真菌等感染引起的甲状腺炎症性变化。常见致病菌为链球菌、葡萄球菌，甲状腺结构异常或存在其他疾病的基础上，如梨状窦瘘等情况下易发生。其感染途径包括血源性播散、甲状腺周围组织的直接感染、甲状舌骨囊肿或瘘、食管穿孔等。临床上此病以小儿多见，主要与梨状窦瘘有关。而成年患者主要与机体免疫功能不全，特别是艾滋病感染有关。相较于艾滋病患者的其他机会性感染，甲状腺炎起病更隐匿，如果未被及时诊断和用适当的抗生素治疗，这类患者的死亡率可达 100%。

(二) 诊断思路

1. 病史要点

(1) 小儿多见。

(2) 容易复发。

(3) 常继发于上呼吸道感染，以咽炎为前驱症状。

(4)90% 的患者有颈前区疼痛，可放射至耳及枕部。可伴有呼吸困难，严重时出现局部压迫症状。

(5) 多数患者有感染的全身表现，畏寒和发热等。

(6) 也可发现甲状腺舌骨囊肿或瘘、咽喉梨状窝瘘或身体其他部位感染的表现。

2. 查体要点

常伴有体温升高。甲状腺一叶或双叶肿大，以左叶多见，质地硬、压痛明显、局部皮温增高等。当脓肿形成时，可有波动感，穿刺可抽出脓液。若未及时治疗，后期可出现脓肿破溃表现。部分患者颈部可触及淋巴结肿大伴压痛。

3. 辅助检查

(1) 常规检查

1) 血常规：白细胞总数和中性粒细胞明显增高。

2) 血沉、C 反应蛋白：血沉加快、C 反应蛋白增高。

3) 甲状腺激素水平：急性期可轻度增高。

4) B 超：可发现甲状腺肿胀，左叶多见或后期脓肿形成，用于动态观察病情变化。

(2) 其他检查

1) X 线：可了解气管偏移或受压情况。

2) CT、MRI：可发现纵隔脓肿。

3) 甲状腺扫描：选择性使用，可发现凉结节或冷结节等。

4) 咽喉造影或内镜检查：可判断有无梨状窝瘘存在。

5) 颈部穿刺、细菌培养加药敏试验：有助于确定感染细菌选择有效的抗生素。

4. 诊断标准

(1) 甲状腺部位急性炎症表现,如甲状腺肿大、压痛、局部皮温增高等。

(2) 全身感染表现,如畏寒、发热、白细胞总数和中性粒细胞增高等。

(3) B 超、CT、颈部穿刺等发现病变。

5. 鉴别诊断

(1) 颈部其他软组织化脓性感染,如化脓性颈淋巴结炎、先天性瘘管或囊肿感染。

(2) 甲状腺瘤、亚急性甲状腺炎等。

(三) 治疗措施

1. 一般治疗

早期未形成脓肿时,因不能查明致病菌,应选择广谱抗生素。通常应针对链球菌和金黄色葡萄球菌,如耐青霉素酶的抗生素,同时合用针对厌氧菌的抗菌药物,如甲硝唑、替硝唑等。脓肿形成后,必须及时切开引流。部分患者可进行抽脓治疗,同时脓腔内注入抗生素。切开引流或穿刺脓液培养,可查出致病菌,指导临床选择有效抗生素。

2. 手术治疗

对于甲状腺囊肿或结节、甲状舌骨囊肿、梨状窝瘘等,在急性期炎症治愈后,应尽早择期手术切除。

(四) 预后评价

急性化脓性甲状腺炎经过治疗后,急性炎症多在 1 ～ 2 周以内消退,对于甲状腺囊肿或结节、甲状舌骨囊肿、梨状窝瘘等继发感染引起的,尽早手术可避免复发。

二、亚急性甲状腺炎

(一) 概述

亚急性甲状腺炎又被称为 deDuervain 甲状腺炎、亚急性肉芽肿性甲状腺炎,是一种特发性的甲状腺炎症性紊乱,可持续数周至数月。亚急性甲状腺炎是引起甲状腺疼痛的最常见原因,临床上约占甲状腺疾病的 5%。病因尚不清楚,常继发于上呼吸道感染,推测可能与病毒感染有关。病毒破坏了甲状腺滤泡,滤泡内释放大量胶样物质,从而引起甲状腺内异物反应。本病多见于 40 ～ 50 岁成年人,女性较男性多见,儿童少见。

(二) 诊断思路

1. 病史要点

(1) 女性多见,好发于 40 ～ 50 岁。

(2) 多数患者有整个甲状腺区域持续而严重的疼痛,也可位于一侧或一侧的某个部分,常因转头或吞咽而加重,可放射至耳、下颌等,有触痛。部分患者有压迫症状,如吞咽困难、声音嘶哑等。

(3) 可出现发热,体重减轻,且根据病程的不同阶段可分别出现甲状腺功能亢进或减退的各种临床表现。

2. 查体要点

甲状腺肿大或出现结节,有压痛,两侧腺体对称性受累,也可一侧腺体受累。部分患者在病程的不同时期可出现甲状腺功能亢进或减退的体征。

3. 辅助检查

(1) 常规检查

1) 甲状腺功能：病程早期 FT_3、FT_4、T_3、T_4 升高，TSH 分泌受抑制，甲状腺摄碘率减少甚至丧失，产生所谓"分离"现象。病程后期可出现 FT_3、FT_4、T_3、T_4 降低，TSH 分泌增多，甲状腺摄碘率可反跳增高。

2) 血沉：早期可升高，后逐渐转为正常。

3) 血常规：早期白细胞计数可升高。

4) 甲状腺扫描：可出现显影不均，"冷结节"等甲状腺功能减退的表现。

5) B超：可发现甲状腺体积增大，质地不均，病灶区边界不清晰、形态不规则等。

(2) 其他检查

1) CT：可提示甲状腺腺叶增大或出现致密影像的结节等。

2) 甲状腺穿刺活检：可见有特征性多核巨细胞或肉芽肿样改变。

4. 诊断标准

典型的亚急性甲状腺炎发病前有上呼吸道感染病史，有甲状腺疼痛及触痛，可伴发热等全身表现，急性期可出现心慌、怕热等甲亢症状。日本伊藤医院提出亚急性甲状腺炎的诊断标准是符合以下 4 条或 4 条以上者。

(1) 甲状腺肿大、疼痛或出现质硬触痛的结节，常伴有上呼吸道感染。

(2) 血沉升高。

(3) 甲状腺摄碘率降低。

(4) 出现一过性甲状腺功能亢进。

(5) 甲状腺抗体 TgAb、TmAb、TPOAb 阴性或低滴度。

(6) 甲状腺穿刺活检可见多核巨细胞或肉芽肿样改变。

5. 鉴别诊断

由于亚急性甲状腺炎随病程的变化出现不同的临床表现，常易误诊。需与以下疾病相鉴别。

(1) 急性化脓性甲状腺炎：全身中毒症状重，局部甲状腺肿痛更明显，病变局限时可穿刺出脓液，但通常不出现甲状腺功能亢进或减退症状。

(2) 慢性淋巴细胞性甲状腺炎：一般起病缓慢病程长，无发热或颈前区疼痛等表现，血沉无明显增高，但 TmAb、TgAb 明显增高，穿刺或活检病理学检查可帮助鉴别诊断。

(3) 甲状腺癌：结节质地硬且固定，可出现浸润周围组织和颈淋巴结转移的表现。难以鉴别者可用泼尼松试验治疗，亚急性甲状腺炎患者有显著疗效。

(4) 原发性甲状腺功能亢进：患者无发热、无甲状腺区疼痛等症状，甲状腺弥散性肿大，质软无压痛，部分患者可有突眼表现，T_3、T_4 升高，摄碘率及基础代谢率升高，而亚急性甲状腺炎出现的甲状腺功能亢进为一过性的。

(5) 其他：如结节性甲状腺肿、甲状腺囊腺瘤等。

(三) 治疗措施

亚急件甲状腺炎是一种可以自愈的疾病，原则上不手术，而采用药物治疗，治疗的目的主要是减轻症状、预防复发。

1. 一般治疗

适当休息、加强营养，保持情绪稳定。

2. 药物治疗

(1) 肾上腺皮质激素：泼尼松 20 ～ 40 mg/d，分次服用。

(2) 普萘洛尔：有明显甲状腺功能亢进症状时可服用以降低心率。

(3) 甲状腺激素：对缓解期和恢复期的甲状腺功能减退症状有一定的治疗作用，通常甲状腺素片每日 40 ～ 80 mg 或 LT 450 ～ 100 μg，晨服。

(四) 预后评价

轻症亚急性甲状腺炎患者可以自愈，但大多数症状明显者需要经过药物治疗才能缓解和痊愈。有少部分患者可于数月或数年后复发。如复发可采用放射治疗。

三、慢性淋巴细胞性甲状腺炎

(一) 概述

慢性淋巴细胞性甲状腺炎又称桥本甲状腺炎，是一种以淋巴细胞浸润为主的自身免疫性甲状腺疾病。多见于 30 ～ 55 岁妇女，女性与男性之比为 (6 ～ 11):1，儿童和老年人较少见。病程迁延，临床表现不一。本病是临床上最常见的甲状腺炎症，近年来发病率明显增高。

(二) 诊断思路

1. 病史要点

(1) 临床多见于女性。

(2) 起病隐匿，病程较长，早期大部分患者无明显症状或有乏力、颈部不适感，后期常见甲状腺肿大。

(3) 甲状腺早期多为双侧对称性、弥散性肿大、表面光滑。随病程发展逐渐增大。后期常呈多结节的甲状腺肿或分叶状，质地不均、坚韧，一般与周围组织无粘连。也有局限于一侧的腺体肿大或结节。颈部淋巴结一般不肿大。

(4)10% ～ 30% 的患者在病程中因甲状腺滤泡上皮受损后释放甲状腺素而出现心慌、怕热等甲亢症状，称为桥本甲亢。一般认为病程后期，由于甲状腺功能组织受到破坏而出现甲状腺功能减退表现，如乏力、食欲缺乏、黏液水肿等。

(5) 少数患者可有局部压迫症状，敏感者可有呼吸困难感觉。

2. 查体要点

甲状腺肿大，早期左右对称、表面光滑，质地坚韧似橡皮，边界清楚，一般与周围组织无粘连。后期可表现为多结节的甲状腺肿，质地不均。少数患者甲状腺肿大局限于一侧，易误诊为甲状腺肿瘤。颈部淋巴结一般无明显肿大。

3. 辅助检查

(1) 一般检查

1) 血沉：升高。

2) 甲状腺抗体：TgAb、TmAb、TPOAb 阳性，其联合测定阳性率可达 90% 以上。

3) 甲状腺功能：一般正常或偏低，出现甲亢症状时，T_3、T_4 也常呈正常水平。

4) B 超：一般显示甲状腺弥散性肿大或结节性肿大、稀疏或回声不均，对诊断无特异性。

(2) 其他检查

1) 甲状腺扫描：甲状腺增大，出现不规则片状稀疏区或冷结节等。

2) 甲状腺摄碘率：多数正常，也可升高或降低。

3) 细胞学或组织学检查：需反复多部位穿刺以提高诊断率，对于细胞学检查不能明确诊断的可用组织学活检病理检查。

4. 诊断标准

目前，临床上通常采用的诊断标准为：

(1) 有典型临床表现者只需要有 TgAb，和 (或)TmAb，和 (或)TPOAb 阳性即可诊断。

(2) 临床表现不典型者必须有高滴度抗体且两次连续 > 60% 方可诊断。

(3) 同时有甲状腺功能亢进者，诊断时需要上述高滴度抗体持续 6 个月以上。

(4) 临床疑诊患者如抗体滴度不高或阴性者，需要通过病理组织学检查诊断。

5. 鉴别诊断

(1) 原发性甲状腺功能亢进：一般甲状腺肿大，但质地软，常伴有血管杂音，甲状腺自身抗体阴性或滴度在正常范围。

(2) 亚急性甲状腺炎：起病较急，发热和疼痛明显，泼尼松治疗后症状很快缓解。

(3) 结节性甲状腺肿：甲状腺常呈多结节肿大，自身抗体滴度减低或正常，甲状腺功能通常正常。

(4) 甲状腺癌：甲状腺癌患者的抗甲状腺抗体滴度一般正常，对于慢性淋巴细胞甲状腺炎患者，如治疗效果不满意或有甲状腺邻近组织侵犯时应注意甲状腺癌的可能，及时穿刺细胞学检查诊断。

(5) 甲状腺恶性淋巴瘤：慢性淋巴细胞性甲状腺炎可能增加发生甲状腺 B 细胞淋巴瘤的危险性，因此，对于药物治疗无效或治疗时甲状腺明显增大者，应注意有无甲状腺恶性淋巴瘤的可能。

(6) 慢性侵袭性纤维性甲状腺炎：较罕见，病变常侵袭周围组织，很容易产生邻近器官压迫症状，如呼吸困难、吞咽困难。甲状腺质地坚硬如石、边界不清、固定、不随吞咽上下活动。甲状腺功能一般正常。甲状腺自身抗体一般在正常范围内。

(三) 治疗措施

慢性淋巴细胞性甲状腺炎无特殊治疗方法，当有压迫症状同时合并甲状腺肿瘤者可行手术治疗。

1. 一般治疗

甲状腺较小且无明显压迫症状，甲状腺功能正常者无须治疗，随访观察。

2. 药物治疗

(1) 甲状腺素：甲状腺肿大明显或伴有甲减时，可用甲状腺素治疗，从小剂量开始，甲状腺素 40 ～ 60 mg/d，或 LT$_4$ 50 ～ 100 μg/d，逐渐增加剂量，直至腺体开始缩小，再逐渐减量，疗程一般 1 ～ 2 年。用药过程中可检测血清 TSH，并根据激素水平调整药物剂量。对于轻度肿大，无甲状腺功能减退者采用甲状腺素治疗，可避免甲状腺进一步肿大。

(2) 抗甲状腺药物：当原发性甲状腺功能亢进和慢性淋巴细胞性甲状腺炎合并存在时，可用小剂量抗甲状腺药物，如甲巯咪唑或丙硫氧嘧啶等，甲状腺功能恢复正常时可停药。对于一过性的甲状腺功能亢进现象，不宜用抗甲状腺药物，可用普萘洛尔等对症治疗。

(3) 糖皮质激素：亚急性起病、甲状腺疼痛、肿大显著或甲状腺素疗效欠佳时，可用泼尼松治疗，20～40 mg/d，1～2个月后逐渐减量，但疗效不持久，停药后易复发。对于伴有甲状腺功能减退的病例，一般不推荐使用。

3. 外科治疗

(1) 手术适应证

1) 甲状腺弥散性肿大伴有气管压迫症状者。

2) 甲状腺内有明显肿块，尤其是单发冷结节，疑有恶变者。

3) 病史长，药物治疗效果欠佳，患者要求手术者。

(2) 手术方法：可行甲状腺次全切除术。有甲状腺结节者术中应常规行冰冻切片组织活检。如病理确诊合并恶性肿瘤，则按甲状腺癌手术原则处理。传统观点认为，有气管受压症状者行甲状腺峡部切开或峡部楔形切除以解除气管受压。但是肿大病变的腺体仍在、并且有进一步发展的可能，仍需要长期随访，对患者来说是一种负担，并且不能排除恶变的可能性，笔者不建议该术式。

第六节 甲状腺功能减退症

甲状腺功能减退症是由于甲状腺激素缺乏或不足或对其不反应致机体代谢活动下降而引起的一种内分泌病。根据起病年龄不同可有各种不同的临床表现。婴幼儿起病主要影响大脑发育、骨骼生长，导致智力障碍和身材矮小等异常，又称呆小病或克汀病。

一、幼年型甲状腺功能减退症

幼年型甲减。随着甲状腺疾病的发病率不断增长，大家应对甲状腺疾病引起足够的重视，尤其是要正确认识甲状腺疾病的发病因素。甲状腺瘤是甲状腺疾病之一，清楚认识到引起甲状腺瘤的关键因素不仅仅能够帮助患者更好地进行治疗，同时也对甲状腺瘤的预防有很大的帮助。

(一) 病因

1. 环境因素

如果长时间生活于山区或者高原地带，因为水质调节不好，这样就会导致身体的气机不能正常的运行，水湿内停，痰瘀互结，最终就会出现瘿瘤，这就是甲状腺瘤的发病原因之一。

2. 辐射

辐射也是引起甲状腺瘤的关键因素之一。现在我们的生活中随处都充满了辐射，无论在外面或家里，这些辐射会对我们的甲状腺产生变化，使一些器官出现病变，从而对身体造成伤害。

3. 碘的摄取量不当

这也是导致甲状腺疾病的一个重要因素，身体中的碘含量过多或过少都会对身体造成影响。低碘和高碘，都可能导致甲状腺瘤的发病率增加。所以希望大家，要合理的使用碘，碘是人体必需的元素，也不提倡无碘饮食。

4. 情志不良

甲状腺瘤是一种内分泌系统疾病，它的出现和情绪有很大的关系。当一个人长时间处于忧愁、抑郁、愤怒的情绪之中，再加上生活和工作的压力，身体就可能会崩溃，患上甲状腺疾病。因此这里建议大家要学会调节生活节奏，尽量保持积极乐观的心态。

（二）临床表现

本病的临床表现与起病的年龄和发育情况有密切的关系，幼儿发病者除体格发育迟缓和面容改变不如克汀病显著外，其余均和克汀病类似，有较明显的神经系统发育障碍。其主要临床表现为：智力低下，生长发育迟缓，身材矮小，牙齿萌出及更换较晚，面容幼稚，表情呆滞，多毛，反应迟钝，少语、声细，少动，少食，怕凉，体重迅速增加，皮肤粗糙，脱屑，性腺发育迟缓等。

2～3岁后中枢神经系统基本发育成熟，此后到青春发育期发病，大多数似成年型甲减，但智力偏低，发病年龄低越早越明显，伴有不同程度的生长阻滞和青春期延迟，偶见性早熟和乳汁分泌，可能和 TRH 促进催乳素分泌有关。垂体性甲减，一般病情较轻，部分有性腺发育不良或不发育。幼年型甲减的实验检查方法和结果与克汀病及成年型甲减相同。

（三）治疗

幼年型甲减也应强调早期诊断和早期治疗，以免影响儿童的发育，治疗原则如克汀病和黏液水肿相同，一般患者智力发育影响较小，长期服药体格和性腺均可得到正常发育，预后较佳。

其具体治疗方法主要是补充甲状腺激素，用法同克汀病。一般用药半个月后症状便可得到改善，但神经系统症状恢复较慢，坚持长期服药，可恢复正常的体格发育，性腺发育也可以恢复。但要注意用药不可过量。

二、成年型甲状腺功能减退症

甲减，即甲状腺功能减退症，是由于甲状腺激素缺乏，机体代谢活动下降所引起的临床综合征，成人后发病的称为"成人甲减"，重者表现为黏液性水肿，故又称为"黏液性水肿"，昏迷者称为"黏液水肿性昏迷"，胚胎期或婴儿期发病者，严重影响大脑和身体生长发育，成为痴呆侏儒，称"呆小病"或者"克汀病"。

（一）病因

本病的基本病因是由于甲状腺功能不足。导致甲状腺功能不足的原因是多方面的，现归类如下。

1. 甲状腺组织的毁损

(1) 甲状腺组织萎缩：自发性或原发性。

(2) 甲状腺组织毁损

1) 手术切除过多。

2) ^{131}I 治疗过度。

3) 急性化脓性甲状腺炎。

4) 甲状腺肿瘤、结核。

(3) 甲状腺病变

1) 慢性甲状腺炎。

2) 产后甲状腺炎。

3) 甲状腺肿晚期。

2. 甲状腺功能减退

(1) 甲状腺素合成障碍

1) 使用抗甲状腺药过量。

2) 缺碘过度。

(2) 垂体功能衰退

1) 自发性甲状腺萎缩：多为自身免疫反应的结果，如亚急性甲状腺炎、淋巴细胞性甲状腺炎、产后甲状腺炎等未经治疗，任其发展，其终末状态则为甲状腺萎缩。甚至毒性甲状腺肿发展到晚期亦可出现甲状腺萎缩，最终形成黏液性水肿。应该指出的是，甲状腺萎缩仅指其形态和结构方面的相对状态而言，实际上不少萎缩的甲状腺仍可以扪及，甚至肿大口切片可见若干滤泡仍属正常，但其功能则处于衰退或衰竭状态。

2) 继发性甲状腺功能不足：常继发于甲状腺手术后、^{131}I 治疗后，由于甲状腺切除过多或 ^{131}I 治疗剂量过大所致。其病程进展较自发性萎缩为快，且多伴有肌肉疼痛和皮肤感觉异常。也可以由于甲状腺癌、甲状腺结核、甲状腺梅毒、甲状腺真菌病等，病变毁损甲状腺组织而导致甲状腺功能不足。结节性甲状腺肿的晚期常并发甲减。

3) 药物性甲状腺功能不足：抗甲状腺药服用过量，或时间过长，可以形成甲状腺功能不足。长期服用大剂量碘剂能导致甲状腺肿及功能不足，因为高浓度碘反而能抑制甲状腺对碘的摄、储功能。长期缺碘也能引起甲状腺功能不足，甚至发生黏液性水肿。

4) 垂体性甲状腺功能不足：不论何种原因引起的垂体毁损或萎缩，都会导致各个靶子内分泌腺的功能衰退，主要是甲状腺、肾上腺和性腺。其中甲状腺功能不足的表现往往最为突出，称"继发性（垂体性）黏液水肿"。这种患者除甲状腺功能不足症状外，在一定程度上尚有其他内分泌激素缺乏现象，可以推断其基本病变在垂体。偶尔垂体的病变也可能单纯导致 TSH 分泌不足，因而形成纯粹的甲状腺功能不足。

(二) 临床表现

1. 甲减的一般表现

黏液性水肿多为颈项短粗而腹部膨隆的矮胖体形者，很少瘦长形的人。体重因体液增多而增加。头面部病变最为显著；面目水肿，形如满月，但不似肾炎患者明显。整个面部皮肤因水肿而显得厚实，又不像肢端肥大症那样肥厚。皮色苍白，略显微黄，呈老象牙色，面颊中部可呈粉红色。眼睑狭小，眼皮水肿，上睑下垂，下睑水肿似含有一包水样。眉毛外侧部分常稀疏。眼球可稍突出，但眼球运动一般无障碍。鼻子较阔，口唇较厚，耳垂较大，前额和鼻翼旁的皱纹较深。舌头明显肥大，常致运转不灵而言语不清，舌面光滑，舌色红润，与苍白的面色恰成对照。如患者贫血严重，舌色也可变白。

患者在静居时常面无表情，反应迟钝，动作缓慢，非常软弱，性格温婉，与人交谈常面露微笑，似小孩天真状。声音嘶哑、低沉，言语谨慎、缓慢，咬字不准、发音模糊，似醉汉，这多系舌头较大，口唇较厚，腭垂、鼻腔和咽喉的黏膜水肿所致。发音和语言方面的特殊表现，可视为本病特征。有经验的临床专家在听到患者讲话后，便能做出对本病的诊断。

2. 甲减的特殊面容

颜面苍白而蜡黄，面部水肿，目光呆滞，眼睑松肿，表情淡漠，少言寡语，言则声嘶，吐词含混。

3. 甲减的心血管系统

心率缓慢，心音低弱，心脏呈普遍性扩大，常伴有心包积液，也有久病后心肌纤维肿胀，黏液性糖蛋白 (PAS 染色阳性) 沉积以及间质纤维化，称甲减性心肌病变。患者可出现明显脂代谢紊乱，呈现高胆固醇血症，高三酰甘油血症以及高 β- 脂蛋白血症，常伴有动脉粥样硬化症，冠心病发病率高于一般人群，但因周围组织的低代谢率，心排血量减低，心肌氧耗减少，故很少发生心绞痛与心力衰竭。有时血压偏高，但多见于舒张压。心电图呈低电压，T 波倒置，QRS 波增宽，P-R 间期延长。

4. 甲减的肌肉与关节系统

肌肉收缩与松弛均缓慢延迟，常感肌肉疼痛、僵硬。骨质代谢缓慢，骨形成与吸收均减少。关节疼痛，活动不灵，有强直感，受冷后加重，有如慢性关节炎。偶见关节腔积液。

5. 甲减的泌尿生殖系统

因通常饮水不多，故尿少。肾功能可出现某些异常，肾血流量和肾小球滤过功能减退。性功能减退，男性勃起功能障碍，女性月经失调。不论男女，因性欲减退常致不育。尚能怀孕分娩者，所生婴儿大都近于正常，有时骨骼发育仍较迟缓。成年以前，男性睾丸发育不全；成年以后，则睾丸的生精小管退化。女性患者绝经前月经过多，有时甚严重而屡屡需做刮宫手术。少数病例可出现闭经，但在适当替代疗法后可恢复正常。

6. 甲减的消化系统

严重黏液性水肿患者，消化道可有显著变化。牙齿和牙龈受影响，舌头干燥、肥厚，口、舌、咽的黏膜经常异常干燥。胃肠道黏膜萎缩，肠壁苍白肥厚，缺乏弹性，形如柔软的皮革。肠道常胀气，特别是结肠有时明显胀大，甚至有误诊为巨结肠症而行盲肠造瘘术者。消化功能常处于抑制状态。患者食欲缺乏，胆囊活动受抑制，可胀大。

7. 皮肤及其附件

皮肤寒冷而干燥，尤以四肢为明显。皮肤很少汗腺和皮脂腺的分泌，所以皮肤经常粗糙而有脱屑，并有细小皱纹。皮下组织很厚，皮肤移动度小，似有水肿而无压陷性，但下肢有时也可有压陷性水肿。皮下脂肪常有增加，甚至形成团块，尤以锁骨上部位为多。皮肤受伤后，愈合能力差。手足因黏液性水肿而显得特别宽阔，但骨骼并无增大可与肢端肥大症相区别。指甲厚而脆，生长缓慢。毛发燥而少，易折断，男性胡须很少。

8. 精神和神经

患者常面呈微笑，表情似很得意。回答问题缓慢，但理解力正常，答语正常。记忆力减退，注意力和思考能力下降，情绪和应激性降低，反应时间明显延长。少数患者有神经过度和忧虑不安现象，在晚期病例可发生精神病态。患者嗜睡，经常在火炉旁或暖室中瞌睡；易倦，往往常在不该睡的场合假寐。这表明黏液性水肿已达严重程度，或为黏液性昏迷的前兆，但真正昏迷者少见。在神经方面，除软弱外，一般无典型的运动障碍，有时可出现共济失调、意向性震颤、眼球震颤以及更替性运动困难。也有小脑萎缩而致眩晕者。感觉障碍少见。但麻木、刺感、异常的痛感较为普遍，特别在外科手术或 ^{131}I 治疗后的甲减患者较为常见，发病率可达 80%。由于皮下黏液水肿，可压迫周围神经发生麻痹现象，特别是腕部的正中神经压迫症状较为多见。可以发生耳聋或眩晕，但在应用甲状腺制剂治疗后，可显著恢复。

（三）诊断

1. 病史

详细地询问病史有助于本病的诊断。如甲状腺手术、甲亢 ^{131}I 治疗；Graves 病、桥本甲状腺炎病史和家族史等。

2. 临床表现

本病发病隐匿，病程较长，不少患者缺乏特异症状和体征。症状主要表现 以代谢率减低和交感神经兴奋性下降为主，病情轻的早期患者可以没有特异症状。典型患者畏寒、乏力、手足肿胀感、嗜睡、记忆力迟钝、声音嘶哑、听力障碍、面色苍白、颜面和（或）眼睑水肿、唇厚舌大、常有齿痕，皮肤干燥、粗糙、脱皮屑、皮肤温度低、水肿、手脚掌皮肤可呈姜黄色，毛发稀疏干燥，跟腱反射时间延长，脉率缓慢。少数病例出现胫前黏液性水肿。

本病累及心脏可以出现心包积液和心力衰竭。重症患者可以发生黏液性水肿昏迷。

3. 实验室诊断

血清 TSH 和总 T_4(TT_4)、游离 (FT_4) 是诊断甲减的第一线指标。原发性甲减血清 TSH 增高，TT_4 和 FT_4 均降低。TSH 增高，TT_4 和 FT_4 降低的水平与病情程度相关。血清总 T_3(TT_3) 早期正常，晚期减低。因为 T_3 主要来源于外周组织 T_4 的转换，所以不作为诊断原发性甲减的必备指标。临床甲减仅有 TSH 增高，TT_4 和 FT_4 正常。甲状腺过氧化物酶抗体 (TPOAb)、甲状腺球蛋白抗体 (TgAb) 是确定原发性甲减病因的重要指标和诊断自身免疫甲状腺炎 (包括慢性淋巴细胞性甲状腺炎、萎缩性甲状腺炎) 的主要指标。一般认为，TPOAb 的意义较为肯定。日本学者经甲状腺细针穿刺细胞学检查证实，TPOAb 阳性者的甲状腺均有淋巴细胞浸润。如果 TPOAb 阳性伴血清 TSH 水平增高，说明甲状腺细胞已经发生损伤。我国学者经过对甲状腺抗体阳性、甲状腺功能正常的个体随访 5 年发现，当初访时 TPOAb > 50 IU/mL 和 TgAb > 40 IU/mL 者，临床甲减和亚临床甲减的发生率显著增加。

4. 其他检查

轻、中度贫血，血清总胆固醇、心肌酶谱可升高，部分病例血清催乳素升高、蝶鞍增大，需要与垂体催乳素瘤鉴别。

（四）鉴别诊断

最难区别的是并非甲减而系神经质的患者。神经质者，一般都呈体态略胖的中年女子，经常有头晕、易倦、嗜睡、便秘、抑郁或神经质等表现，而在体格检查时不能发现任何甲减的典型症状。患者 BMR 可能偏低，但 PBI 浓度、摄 ^{131}I 率、T_3 及 T_4 浓度仍属正常。其他如慢性肾炎、恶性贫血病者也应与甲减进行鉴别。肾性水肿是全身性的，其皮肤紧张而具压陷性，虽然血清胆固醇浓度也可较高，BMR 和 PBI 也可能较低，但摄 ^{131}I 率正常甚至偏高。恶性贫血患者常有舌头痛、胃酸现象。

继发性甲减与原发性甲减的鉴别诊断可以从以下几个方面考虑。

1. 病史

妇女的月经史非常重要。原发性甲减患者常月经过多。如青年妇女在分娩后不能泌乳，并随即有绝经现象(即所谓席汉综合征)是垂体损害的表现；如不伴一般的绝经期症状(面颊潮红、性情暴躁)者则更有可能；有难产产后大出血史，以后不能哺乳或伴有永久性停经、性欲减退现象者，也有垂体损害可能。不论男女，在头部受伤后有头痛、视力丧失者，表示蝶鞍有损伤可能，伤后有性欲减退亦是。黏液性水肿患者在施行甲状腺制剂替代治疗效果不显著或有不良反应者，也应疑为垂体性黏液性水肿。

2. 体格检查

垂体性黏液性水肿患者体重常有减轻。皮肤冷，但不干燥。颜面皱纹多，显得苍老。腋窝、阴部、颜面部毛发、眼睫毛掉光，但剩余毛发并不粗糙反而显纤软。舌头不大，声音不浊，心影常缩小。女性的乳房、阴道黏膜、子宫以及男性的睾丸常有萎缩。血压一般偏低。

3. 实验室检查

垂体性黏液性水肿的各种甲状腺功能检查与原发性甲减同样是明显降低，BMR、PBI、摄^{131}I率也均降低，故鉴别意义不大。但原发性甲减 TSH 值常明显升高，而垂体性黏液性水肿患者的 TSH 较正常值为低。血清胆固醇，原发性者常增高，而垂体性者常降低。血糖测定，原发性者罕见降低，而继发性者明显降低。肾上腺皮质激素测定和生殖腺功能测定对两者的鉴别也常有帮助。如为垂体性黏液性水肿，"水盐"内分泌测定及血清钠、氯浓度均较低，做Kepler 利尿试验和 Cutler-Power-Wilder 禁盐试验不正常，常有肾上腺皮质功能衰退的典型表现，尿中 17-羟可的松含量测定几乎为 0。胰岛素耐受试验时，垂体性黏液性水肿患者常有胰岛素过敏和低血糖现象，小剂量的胰岛素注射也能导致血糖迅速而持续地下降，甚至有发生胰岛素休克和昏迷的危险。此外，卵巢促卵泡激素的尿排出量有时对诊断也有帮助。

对少数患者根据病史、体格检查及上述实验室检查仍不能鉴别时，TSH 刺激试验可能提供帮助。垂体性黏液性水肿患者，一般在连续 3 天肌内注射 10 U TSH 以后，应能使 ^{131}I 的吸收率恢复正常。而原发性甲减患者对此试验无反应。但值得注意的是，如垂体性甲减患者病期已久，其甲状腺已纤维化，TSH 试验可能无反应，而原发性甲减者有时也可能对 TSH 有反应，因其残余甲状腺组织可能尚有一定功能。

对垂体性黏液水肿患者与原发性黏液性水肿同时伴有肾上腺皮质功能不全者可通过做ACTH 试验做鉴别。单纯性垂体性黏液性水肿患者，在 ACTH 注射后各种试验可发现其肾上腺皮质功能已有所改善，而同时伴有肾上腺皮质功能不全的原发性黏液性水肿患者则无任何反应。

(五) 治疗

1. 治疗目标

临床甲减症状和体征消失，TSH、TT_4、FT_4 值维持在正常范围。左甲状腺素 (L-T_4) 是本病的主要替代治疗药物。一般需要终身替代；也有慢性淋巴细胞性甲状腺炎所致甲减自发缓解的报道。近年来一些学者提出，应当将血清 TSH 的上限控制在＜ 3.0 mIU/L。继发于下丘脑和垂体的甲减，不能把 TSH 作为治疗指标，而是把血清 TT_4、FT_4 达到正常范围作为治疗的目标。

2. 治疗剂量

治疗的剂量取决于患者的病情、年龄、体重和个体差异。成年患者 L-T_4 替代剂量 50～200 μg/d，平均 125 μg/d。按照体重计算的剂量是 1.6～1.8 μg/(kg·d)；儿童需要较高的剂量，大约 2.0 μg/(kg·d)；老年患者则需要较低的剂量，大约为 1.0 μg/(kg·d)；妊娠时的替代剂量需要增加 30%～50%；甲状腺癌术后的患者需要剂量约 2.2 μg/(kg·d)，以抑制 TSH 在防止肿瘤复发需要的水平。T_4 的半衰期是 7 天，所以可以每天早晨服药 1 次。甲状腺素片是动物甲状腺的干制剂，因其甲状腺激素含量不稳定和 T_3 含量过高已很少使用。

3. 服药方法

起始的剂量和达到完全替代剂量所需时间要根据年龄、体重和心脏状态确定。＜50 岁、既往无心脏病史患者可以尽快达到完全替代剂量；＞50 岁患者服用 L-T_4 前要常规检查心脏状态，一般从 25～50 μg/d 开始，每天 1 次口服，每 1～2 周增加 25 μg，直至达到治疗目标。患缺血性心脏病患者起始剂量宜小，调整剂量宜慢，防止诱发和加重心脏病。理想的 L-T_4，服药方法是在饭前服用，与其他药物的服用间隔应当在 4 小时以上，因为有些药物和食物会影响 T_4 的吸收和代谢，如肠道吸收不良及氢氧化铝、碳酸钙、硫糖铝、硫酸亚铁、食物纤维添加剂等均可影响小肠对 L-T_4 的吸收；苯巴比妥、苯妥英钠、卡马西平、利福平、异烟肼、洛伐他汀、胺碘酮、舍曲林、氯喹等药物可以加速 L-T_4 的清除。甲减患者同时服用这些药物时，需要增加 L-T_4 用量。

4. 监测指标

补充甲状腺激素，重新建立下丘脑 - 垂体 - 甲状腺轴的平衡一般需要 4～6 周的时间，所以治疗初期，每间隔 4～6 周测定相关激素指标。然后根据检查结果调整 L-T_4 剂量，直到达到治疗目标。治疗达标后，需要每 6～12 个月复查 1 次有关激素指标。

第七节 甲状旁腺疾病

一、甲状旁腺功能亢进症

(一) 甲状旁腺功能亢进症分类

甲状旁腺功能亢进症 (简称甲旁亢) 可分为原发性、继发性、三发性和假性四类。

1. 原发性甲旁亢

原发性甲旁亢是由于甲状旁腺本身病变引起的甲状旁腺激素 (PTH) 合成、分泌过多。

2. 继发性甲旁亢

继发性甲旁亢是由于各种原因所致的低钙血症，刺激甲状旁腺，使之增生肥大，分泌过多的 PTH 所致，见于肾功能不全、骨质软化症和小肠吸收不良或维生素 D 缺乏与羟化障碍等疾病。

3. 三发性甲旁亢

三发性甲旁亢是在继发性甲旁亢的基础上，由于腺体受到持久和强烈的刺激，部分增生组织转变为腺瘤伴功能亢进，自主地分泌过多的 PTH，常见于肾脏移植后。

4. 假性甲旁亢

假性甲旁亢是由于某些器官, 如肺、肝、肾和卵巢等的恶性肿瘤, 分泌 PTH 多肽物质, 致血清钙增高。

(二) 病因病理

原发性甲状旁腺功能亢进症 (原发性甲旁亢) 是由于甲状旁腺本身病变引起的甲状旁腺素合成、分泌过多, 从而引起钙、磷和骨代谢紊乱的一种全身性疾病, 表现为骨吸收增加的骨骼病变、泌尿系结石、高钙血症和低磷血症等。其病理表现如下所述。

1. 甲状旁腺腺瘤

甲状旁腺腺瘤大多单个腺体受累, 少数有两个或两个以上腺瘤。两个腺体异常, 两个腺体正常的情况不到 3%, 多发性腺瘤为 1% ～ 5%。病变腺体中会存在部分正常组织或第二枚腺体正常者, 可诊断为腺瘤。腺瘤大小相差悬殊。偶尔病变腺体很大, 但血清钙及 PTH 不高, 这种腺体通常有囊性变。腺瘤常呈椭圆形、球形或卵圆形。色泽特点似鲜牛肉色, 切除时呈棕黄色。

2. 甲状旁腺增生

原发性增生占 7% ～ 15%。所有腺体都受累 (不论数目多少), 但可以某腺体增大为主。原发性增生有两种类型, 即透明主细胞和主细胞增生。肉眼所见腺体呈暗棕色, 形状常不规则, 有伪足。镜下所见腺体主要由大量透明细胞组成, 偶尔含主细胞。主细胞或水样透明细胞增生亦伴有间质脂肪、细胞内脂质增多, 常保存小叶结构, 手术至少要活检一个以上的腺体, 若第二枚腺体也有病变, 则能确立原发性增生的诊断; 相反如第二枚腺体正常, 则增大的腺体为腺瘤。本病并非四枚腺体都同样大小, 某些腺体可明显增大, 某些腺体可仅稍大于正常。仅根据大小来确定甲状旁腺是否正常并不可靠。

3. 甲状旁腺腺癌

甲状旁腺腺癌少见。细胞排列成小梁状并为厚的纤维素所分割, 细胞核大, 深染, 有核分裂象, 镜下可见有丝分裂及无细胞小梁, 伴有多形性主细胞。甲状旁腺癌呈典型的灰白色, 坚硬, 可有包膜和血管的浸润或局部淋巴结和远处转移 (以肺部最常见, 其次为肝和骨骼)。手术时可见结节周围有明显的局部反应, 喉返神经、食管及气管常遭侵犯。若怀疑癌肿者不得切开活检。偶尔甲状旁腺癌有较强的侵袭性, 在首次手术时已发现有远处转移。在癌肿中有丝分裂象的增多和腺体基质纤维化的增加可能比肿瘤的浸润表现得更为明显。

4. 骨骼病理

早期仅有骨量减少, 以后骨吸收日渐加重, 可出现畸形、骨囊性变和多发性病理性骨折, 易累及颅骨、四肢长骨和锁骨等部位。镜下见骨内膜和骨外膜的骨吸收部位增多, 破骨细胞数量增加, 骨皮质哈佛管腔变大且不规则, 骨皮质明显变薄。骨形成部位也增多, 矿化骨体积减小, 但矿化沉积速率仅轻度下降。病程长和 (或) 病情重者, 在破坏的旧骨与膨大的新骨处形成瘫肿状改变, 囊腔中充满纤维细胞、钙化不良的新骨及大量毛细血管, 巨大多核的破骨细胞衬于囊壁, 形成纤维性囊性骨炎, 较大的囊肿常有陈旧性出血而呈棕黄 (棕色瘤) 色。

(三) 临床分型

临床上一般将原发性甲旁亢分为 3 型。

1. 肾型 (肾石型、尿路结石型)

约占 65%，主要表现为泌尿系统的结石、肾绞痛、尿路感染。结石多属代谢活动性 (X 线见结石增大、增多或反复出现)。肾型患者属早期，常被忽视。除结石和全身乏力外，其他症状少见。近年来在系统的泌尿系统结石患者的检查中，约有 4% 的病例被发现有原发性甲旁亢。

2. 肾骨型 (混合型、骨病肾石混合型)

约占 20%，表现为泌尿系结石和骨骼的脱钙性病变，兼有泌尿系结石症状及骨骼病变症状。

3. 骨型

约占 10%，主要表现为纤维囊性骨炎。其病理特征为骨质疏松，骨外层和骨小梁极度萎缩、变薄。骨组织多为纤维组织所代替，并形成多数囊肿和巨细胞瘤 (溶骨细胞瘤)。骨型多属晚期，病变的骨骼 (股骨、胫骨、盆骨和腰椎等) 有疼痛，呈结节状增厚，凹凸不平，弯曲或畸形，常发生病理性骨折。X 线片上可见骨质疏松、变薄、变形，骨内有多数透明的囊肿影。国内报道的 87 例中，单独或曾有骨骼系统改变的病例占 78%。

(四) 临床表现

本病以 20 ～ 50 岁者较多见，女性多于男性。起病缓慢，有以屡发肾结石而发现者，有以骨痛为主要表现，有以血钙过高而呈神经官能综合征起病者，也有以多发性内分泌腺瘤病而发现者，有始终无症状者。临床表现可归纳为下列四组。

1. 高血钙低血磷综合征

为早期症状，常被忽视。

(1) 消化系统：可有胃纳不振、便秘、腹胀、恶心、呕吐等症状。部分患者伴有十二指肠溃疡病，可能与血钙过高刺激胃黏膜分泌胃泌素有关。如同时伴有胰岛胃泌素瘤，如卓 - 艾综合征，则消化性溃疡顽固难治，部分患者可伴有多发性胰腺炎，原因未明，可能因胰腺有钙盐沉着，胰管发生阻塞所致。

(2) 肌肉：四肢肌肉松弛，张力减退，患者易于疲乏软弱。心动过缓，有时心律不齐，心电图示 QT 间期缩短。

(3) 泌尿系统：由于血钙过高致有多量钙自尿排出，患者常诉多尿、口渴、多饮，尿结石发生率也较高，一般在 60% ～ 90% 之间，临床上有肾绞痛、血尿或继发尿路感染，反复发作后可引起肾功能损害，甚至可导致肾衰竭。本病所致的尿结石的特点为多发性、反复性发作、双侧性，结石常具有逐渐增多、增大等活动性现象，连同肾实质钙盐沉积，对本病具有诊断意义。肾小管内钙盐沉积可引起肾衰竭，在一般尿结石患者中，有 2% ～ 5% 由本病引起。

除上述综合征外，尚可发生肾实质、角膜、软骨或胸膜等处的异位钙化。

2. 骨骼系症状

初期有骨痛，可位于背部、脊椎、髋部、胸肋骨处或四肢，伴有压痛。下肢不能支持重量，行走困难，常被误诊为关节炎或肌肉病变；久病后渐现骨骼畸形 (部分患者尚有骨质局部隆起等骨囊表现)。身长缩短，可有病理性骨折，甚至卧床不起。

3. 其他综合征

少数患者可出现精神症状如幻觉、偏执病，多发性内分泌腺瘤 I 型 (胃泌素瘤、垂体瘤，伴甲状旁腺腺瘤有时伴胃肠类癌瘤，称 Wermer 综合征) 或 II 型 (Sipple 综合征：嗜铬细胞瘤，甲状腺髓样癌伴甲状旁腺功能亢进症)。

(五)检查

1. 定性检查

(1) 血清钙：高血钙是本症最主要的生化指标，最具诊断价值。有许多患者需要在同一实验室重复几次化验才能发现。血钙> 2.6 mmol/L 才能诊断高血钙。如果能够测定游离钙，对高钙血症诊断更为有利。

(2) 血清磷：正常成人为 0.97 ～ 1.45 mmol/L，儿童为 1.29 ～ 2.10 mmol/L。甲旁亢时 80% 的患者血磷降低，因 PTH "溶骨排磷" 作用所致。必须强调空腹血磷下降。

(3)24 小时尿钙排量：我国成人 24 小时尿钙排量为 1.9 ～ 5.6 mmol(75 ～ 225 mg) 甲旁亢时尿钙排量增加。24 小时尿钙> 250 mg(女性) 和 300 mg(男性) 有诊断意义。

(4)24 小时尿磷排量：正常 24 小时尿磷小于 1 克，甲旁亢时常增高。但受饮食因素的影响，其诊断意义不如尿钙排量那么重要。尿磷清除率 (Cp) 对甲旁亢有 60% ～ 70% 诊断意义。

(5) 尿 cAMP(环磷酸腺苷)：测定 80% 的甲旁亢患者尿中 cAMP 增高。尿 cAMP 的排泄率反映了循环中有生物活性的 PTH 的浓度。

(6) 肾小管再吸收磷试验 (T.R.P)：正常时若每天摄入 800 ～ 900 mg 磷的条件下，磷从肾小球滤过，肾小管能吸收 80% ～ 90%，即 TRP80% ～ 90%。PTH 抑制肾小管对磷的重吸收。甲旁亢时抑制到 10% ～ 70%，低于 78% 即有诊断意义。

(7) 尿羟脯氨酸 (HOP) 测定：PTH 可以起溶骨，使骨有机基质溶解，因此尿中 HOP 增加。

(8) PTH 测定：原发性甲旁亢中，55% ～ 95% 的患者血清中 iPTH 明显增高。如血钙增高时 PTH 增高对甲旁亢有特殊诊断意义。

(9) 钙负荷试验：正常人静脉输钙后，血钙浓度增高，PTH 减少。但甲旁亢患者血钙对 PTH 的负反馈障碍。所以钙负荷后 PTH 并不下降或轻度下降。正常人明显下降，甚至抑制到 0。该试验仅使用于 PTH 增高，血钙增高不明显的可疑患者。

(10) 皮质醇抑制试验：主要用于鉴别其他原因引起的高钙血症。甲旁亢患者口服大剂量糖皮质激素 (泼尼松 60 mg/d) 连续一周，血钙不下降。其他原因如维生素 D 中毒、骨髓瘤等，牛奶碱中毒血钙能抑制。甲旁亢患者大多不能抑制。

(11)X 线检查：对骨型及混合型患者必须做各部分的 X 线检查，最早的 X 线征象为骨膜下骨吸收，可发生在骨质疏松前。

2. 定位检查

由于原发性甲旁亢大多为甲状旁腺腺瘤，故影像学检查可提示病变部位利于手术探查。

(1) B 超：有效率为 70% ～ 79%，可以发现 0.5 ～ 1 cm 的肿瘤，假阳性仅 4%。但不容易发现异位和胸骨后甲状旁腺病变。

(2) 颈部及纵隔 CT 检查：上纵隔的阳性率为 67%，发现的最小病变为 1.6 cm。

(3) 放射性核素检查：近年来，锝 -99(^{99m}Tc-MIBI) 替代了原来锝 -99 m(^{99m}Tc) 和陀 (^{201}TI) 双重放射性核素减影扫描。可检出直径 1 cm 以上的病变。

(4) 选择性甲状腺静脉取血测 iPTH：此项检查为创伤性，血 iPTH 的峰值是反映病变的甲状旁腺位置。

(5) 选择性甲状腺动脉造影　由于该检查可致严重的并发症，应慎重对待。

定位确诊后可考虑手术探查，需要有经验的外科医生进行探查。在再次手术前，颈部超声及放射性核素 MIBI 检查和纵隔 CT 检查尚有一定意义。

(六) 诊断

根据病史、临床症状和实验室检查资料可以诊断。

(七) 鉴别诊断

主要与其他原因 (如肾癌、支气管癌、多发性骨髓瘤、结节病、维生素 D 中毒症) 所致的血钙过高症和继发性甲旁亢鉴别。癌肿如肾癌、支气管癌可以分泌类似甲状旁腺素的多肽物质，即使无骨骼转移，也可引起高血钙症。因肾功能不全或维生素 D 缺乏引起的继发性甲旁亢各有原来疾病的特殊表现。癌症、骨髓瘤、结节病引起高血钙时 PTH 均不高。多发性骨髓瘤、结节病、乳碱综合征、维生素 D 中毒症的高血钙均可被口服皮质醇抑制。骨髓瘤的碱性磷酸酶正常。

(八) 治疗

1. 手术治疗

甲状旁腺功能亢进一旦诊断确定尽可能在术前对病变腺体进行定位检查。位于颈部的肿瘤一般均不能扪及。B 超可以发现位于颈部的肿瘤，CT 可以发现位于颈部和纵隔的肿瘤，但阳性率均不高。自股静脉插管至上腔静脉、无名静脉及引流甲状旁腺的甲状腺上、中、下静脉，从各个静脉抽取血样，测定 PTH 浓度可以诊断是增生还是肿瘤，并确定肿瘤的部位。但本法所需要的设备复杂、技术困难，并有一定的危险，所以一般不列为常规检查，仅在第一次手术在颈部未发现肿瘤时，在第二次术前进行检查。原发性甲状旁腺功能亢进需要手术治疗。若为肿瘤应将病变腺体切除，若为增生应做甲状腺大部分切除，即将三个腺体的全部和一个腺体的部分切除，保留正常大小的部分腺体 (重 30 ～ 50 mg)。必须保证保留腺体的血供不受损伤。若为腺癌位将该腺体以及与之粘连的周围组织 (如甲状腺叶、喉返神经) 一起整块切除。癌肿不宜做活检，否则癌细胞极易在局部扩散，引起复发。

因为 98% 甲状旁腺在颈部，所以手术先探查颈部。肿瘤在右侧的机会高于左侧，所以如果术前未能定位者先探查右侧。一般先从甲状腺侧叶后面再到该侧的上、下甲状旁腺。明显肿大的腺体肯定有病变，但不肿大的腺体不一定正常无病变。正常的腺体和病变 (腺瘤或增生) 的腺体在密度 (比重) 上有差别，所以可用密度差试验予以鉴别。其方法即从上、下两个腺体各切取 1 ～ 2 mm 厚薄片，放入盛有 20% 甘露醇的试管中。最初两个标本均浮在溶液顶部。逐没加水摇匀，将溶液稀释，直到有标本下沉至管底。若只有一个标本下沉则表示只有一个腺体有病变，是腺瘤，不必再探查对侧甲状旁腺；若两个标本同时下沉则表示两者密度相似，或者两个腺体均正常，或者两个腺体均有增生病变，必须再探查对侧两上甲状旁腺。

若在甲状旁腺侧叶后面找不到上、下两个甲状旁腺，则应显露气管食管沟及咽和食管后寻找上甲状旁腺。10% ～ 20% 的甲状旁腺瘤在胸纵隔内，但几乎都能通过颈部切口将胸腺从胸骨后提到颈部予以切除，在胸腺内找到下甲状旁腺。若从上述部位仍找不到所缺的甲状旁腺，有人主张将同侧的甲状腺内，盲目切除甲状腺叶，成功的机会太小。若从颈部探查结果仍未见下甲状旁腺，一般不主张一期剖开胸骨探查胸纵隔，而主张术后做选择性静脉插管，从甲状旁腺回流的静脉血中测 PTH 含量定位，再做第二次手术重新探查颈部或剖开胸骨探查胸纵隔。

甲状旁腺瘤患者其无病变的甲状旁腺功能受抑制，腺瘤切除后第 2 ～ 3 天会出现低血钙症状。但这种低血钙情况是暂时的，即使不补充钙剂，血钙也能恢复正常，症状缓解。增生患者术后低血钙症状一般不明显。腺瘤若未切除或增生腺体切除不够，术后血钙下降均不多。诊断为腺瘤的患者术后若无低血钙症状，提示误诊，可能实际是增生。

如手术成功，血清甲状旁腺激素浓度及血、尿钙、磷异常代谢可获得纠正，血磷可于术后迅速升至正常，而血钙亦可在 1 ～ 3 天后下降至正常范围内。在伴有明显骨病者，则因术后钙、磷大量沉积于脱钙的骨骼，血钙可于术后 1 ～ 3 天内降至过低水平 (5 ～ 8 mg/dL)，反复出现口唇麻木和手足搐搦，可静脉注射 10% 葡萄糖酸钙 10 mL，每日 2 ～ 3 次，有时每日需要量可多至 100 mL 或 30 ～ 50 mL 溶于 500 ～ 1000 mL 5% 葡萄糖液内静脉点滴，症状于 3 ～ 5 天内可得到改善。如低钙持续 1 个月以上，提示有永久性甲状旁腺功能减退可能，需补充维生素D。如补钙后，血钙正常而仍有搐搦，尚需考虑补镁 (详见甲状旁腺功能减退症)。手术成功后血钙、磷多数可望在一周内恢复正常，但碱性磷酸酶则在骨骼修补期间，可长期持续升高。手术后如有复发，则需再次手术。

2. 药物

西咪替丁可阻滞 PTH 的合成和 (或) 分泌，故 iPTH 浓度可降低，血钙也可降至正常，但停药后可出现反跳升高。用量每次 300 mg，每日 3 次。

4. 其他

术后，对骨病及尿结石仍需进一步处理，以期恢复劳动力。

(1) 骨病变于术后宜进高蛋白，高钙，磷饮食，并补充钙盐，每日 3 ～ 4 g。

(2) 尿路结石应积极排石或于必要时做手术摘除。

二、甲状旁腺囊肿

甲状旁腺囊肿为良性肿瘤，临床非常罕见。

(一) 病因及发病率

甲状旁腺囊肿的发病机制尚不完全清楚，可能与下列因素有关。

1. 甲状旁腺腺瘤囊性退行性变或腺瘤内出血所致。

2. 来源于胚胎发育过程中残留的第三或第四腮裂。

3. 甲状旁腺内微小囊肿融合或单个微小囊肿的进行性增大而形成巨大的囊肿。

4. Gilmour 提出为 Kursteiner 管的残留。该管呈囊泡状、小管状或腺泡样的腺样结构，出现在甲状旁腺的发育过程中，通常出生后即消失。

5. 潴留学说。甲状旁腺激素 (PTH) 产生增加或分泌受阻，会导致潴留性囊肿。本病可分为功能性和无功能性两类，其中无功能性者约占 85%。此病发生率很低，国内统计仅占颈部肿瘤手术的 0.28%，国外报道，占甲状旁腺肿瘤的 1.5% ～ 3.2%。

(二) 临床表现

本病以女性多见，男、女比例约为 1:(2 ～ 3.5)，发病年龄多在 30 ～ 60 岁之间。一般表现为颈部肿块，常为单发，偶有多发着。肿块可上至下颌角下至纵隔，但多位于颈下部，甲状腺下极处，少数囊肿可向前发展而完全长入甲状腺组织内。可触及肿物大小不等，边界清楚，表面光滑，质地柔软而有弹性，或质地坚硬而有张力，无压痛，多可随吞咽活动。通常无局部症状，而当囊肿增大到一定程度后可出现局部不适、疼痛、吞咽困难、呼吸不畅、声音嘶哑、呛咳等症状。功能性囊肿者除局部症状外，还可表现为高甲状旁腺素症状和体征，如高血钙、低血磷，早期症状有肌肉无力、食欲减退、恶心、多尿、腰痛、血尿；晚期患者可出现全身骨骼疼痛、自发性骨折、肾脏多发性结石、高血压、肾功能不全等。病程由数年至十余年不等。

（三）诊断

由于甲状旁腺囊肿本身无特异性症状和体征，临床上误诊率极高，常被诊断为甲状腺腺瘤或囊肿。

1. 辅助检查

(1) 颈部 B 超：无特异性，常报道为甲状腺囊性占位性病变。然而，如果在甲状腺下方看到一个均匀的液性暗区，外围有完整菲薄的包膜，且将甲状腺向上推挤移位，此时应考虑有甲状旁腺囊肿之可能。

(2) 同位素扫描、颈部 CT 检查：作为甲状旁腺疾病的影像学诊断方法，对肿瘤定位有很特异的诊断价值，结合临床对功能性囊肿易做出诊断，而对无功能性囊肿术前诊断则较为困难。

(3) 针吸细胞学检查：如吸出清亮稀薄、无色液体则高度提示为甲状旁腺囊肿。若为混浊、咖啡色或血性液体则提示甲状腺囊肿。吸出液体测定 PTH 升高或发现甲状旁腺细胞则可确诊本病，在结合患者有无高血钙症，血中 PTH 水平及患者体征便可判断囊肿有无功能。

（四）鉴别诊断

此两类甲状旁腺囊肿需分别与相应疾病鉴别分述如下。

1. 无功能性甲状旁腺囊肿

多须与发生囊性变的甲状腺良性肿瘤鉴别，若异位于纵隔内尚需与胸腺和纵隔肿瘤相鉴别。

(1) 甲状腺囊肿：可为单发或多发，圆形或椭圆形，表面光滑，质中或韧，无压痛，病程中肿物可突然增大，囊液多为褐色或黄色，黏稠呈胶样，有时可见钙化。影像学结合针吸细胞学检查可与之鉴别。

(2) 胸腺肿瘤：多位于前上纵隔。呈椭圆形阴影或分野状，边界界限清楚。多为良性，包膜完整。约 15% 合并重症肌无力。与之鉴别需结合影像学资料。

(3) 纵隔囊肿：较常见的有支气管囊肿、食管囊肿和心包囊肿，均因胚胎发育过程中部分胚细胞异位而引起。三种囊肿均属良性。多呈圆或椭圆形，壁薄，边界清楚。可通过 CT 及同位素扫描进行鉴别。

2. 功能性甲状旁腺囊肿

主要需与甲状旁腺增生、甲状旁腺腺瘤及甲状旁腺癌相鉴别。

(1) 甲状旁腺增生：甲状旁腺增生肥大时往往四个腺体均有累及，外形不规则，无包膜，腺体中一般无囊肿、出血和坏死等改变，细胞组织以大型水样透明细胞为主，间有脂肪细胞。增生区周围组织压缩而形成假包膜。影像学检查可资鉴别。

(2) 甲状旁腺腺瘤：腺瘤是良性肿瘤，病变累及一个腺体者占 90%，多发性腺瘤少见。腺瘤亦可发生于纵隔、甲状腺内或食管后的异位甲状旁腺。小者埋藏于正常腺体中，大者直径可几厘米，多伴有其余腺体的萎缩。腺瘤有完整的包膜，常有囊变、出血、坏死或钙化。瘤组织绝大多数属主细胞，也可由透明细胞组成，腺瘤内找不到残留的脂肪细胞。影像学检查有参考价值，最终鉴别需依据病理学。

(3) 甲状旁腺癌：约有 1/3 的患者可触及颈部肿物，质地较硬，随吞咽活动。肿瘤呈分叶状，包膜厚并与周围组织粘连。部分患者可出现区域淋巴结或他处转移。该病甲旁亢表现较良性肿瘤更为显著，血 PTH 值高于正常 2～4 倍，血钙＞3.2 mmol/L，甚或出现高血钙危象。病理学有典型恶性表现，肿瘤色灰白，镜下细胞欠规则，有很多核分裂象，核染色深，以及侵犯包膜及周围组织等。生化检查结合病理可予诊断。

（五）治疗

甲状旁腺囊肿一旦明确诊断，应以手术治疗为主。由于甲状旁腺囊肿有完整包膜，易于手术剥离切除。功能性者手术切除是唯一有效办法。无功能性者目前治疗意见尚未统一。一种意见认为，目前尚未发现该病有恶变倾向，可首选穿刺抽吸，或穿刺抽吸后注入硬化剂进行治疗，此法常可治愈。若治疗后短期复发，或囊肿延伸入纵隔，或有压迫症状，或不能排除其他肿瘤时，则应手术治疗。另一种意见认为，穿刺抽吸也改变了囊肿的形态和张力，不利于完整手术切除；另一方面穿刺抽液可引起囊壁甲状旁腺细胞或组织种植，或囊液外溢，引起复发。故提倡手术完整切除。

三、甲状旁腺功能减退症

甲状旁腺功能减退是由于各种原因所致甲状旁腺激素 (PTH) 不足、缺乏或不能使靶器官发生生理效应的低钙血症。其临床特点为低血钙、高血磷和神经肌肉兴奋性增加。临床常见于原发性甲状旁腺功能减退症 (简称原发性甲旁减)，假性甲状旁腺功能减退症 (PSHP，简称假性甲旁减，又称 Seabright-Bantan 综合征)，假性甲状旁腺功能减退症 (PPSHP)。对外科来说，最具临床意义的是原发性甲旁减，即由于外科手术的损伤致使甲状旁腺的损害而导致血中 PTH 不足引起低钙血症。外科手术中，以甲状腺手术后发病率最高。

（一）病因

1.PTH 分泌不足

(1) 外科性甲旁减：任何颈部手术，包括甲状腺、甲状旁腺或颈部恶性肿瘤切除术，均可由于甲状旁腺被切除、损伤或血供障碍，致使 PTH 的生成不足而引起术后甲旁减，其发生率视手术的范围、时间及外科医生的技术经验而有差异。大多为暂时性甲旁减，于术后数天至数周甚至数月发病。术后永久性的甲旁减少见，多数报道为＜1%，个别报道较高，文献中最高的一组达 33%。甲状旁腺增生切除过多或再次颈部手术者，术后发生永久性甲旁减的危险性较高。甲旁减偶可发生于用放射性 ^{131}I 治疗甲亢后，但极罕见于甲状腺癌治疗后，而且仅发生于甲状旁腺位子甲状腺组织内的患者，因为 ^{131}I 放射的 β 射线的射程仅有 2 mm。甲旁减多于放射治疗 5～18 个月后发病。

(2) 特发性甲旁减：特发性甲旁减按发病方式可分家族性和散发性，按发病年龄有早发性和迟发性者，其中以散发性迟发性的多见。腺体破坏的原因尚不清楚，多数患者只有甲状旁腺萎缩，少数患者伴有自身免疫性多腺性内分泌病。早发型患者多属家族性的，遗传方式尚不明了，多数认为属常染色体隐性遗传，组织学上显示甲状旁腺萎缩，并被脂肪组织所取代；部分患者可测得抗甲状旁腺表面抗原决定簇的自身抗体，以及抗内皮细胞抗体，后者可或迟或早地引起肾上腺、甲状腺、性腺、胰岛等多腺性自身免疫性内分泌功能不全及恶性贫血，并常发生慢性皮肤黏膜念珠菌病。

(3) 功能性甲旁减：以下病症可使 PTH 的合成和 (或) 释放发生可逆性的减退。

2. 无生物活性的 PTH

据文献报道，低钙血症也可能反馈兴奋甲状旁腺，使之分泌无生物活性的 PTH。文献中虽疑有家族性基因突变的 PTH 而引起的甲旁减者，但迄今仅有一个家系初步被证明存在 PTH 的基因缺陷。

3. PTH 抵抗 - 假性甲旁减。

(二) 病理生理

一般而言，当 PTH 分泌量少于正常量的 50%，便会出现甲旁减。在血尿生化方面的改变表现为 iPTH 减少或受体亲和性下降。如 TRD 高于正常达 90% 以上，尿磷排出减少而血磷升高，1α- 羟化酶活性降低，维生素 D_3 活化为 $1, 25(OH)_2 D_3$ 不足，肠钙吸收减少，因而血钙降低，高血磷携带钙离子沉积到骨及软组织。因成骨细胞活性及数量不增加，骨转移速度减慢，故血清碱性磷酸酶正常。骨密度增加，临床上骨密度增加的病 1/3 见于此种病例。此种患者可出现异位钙化，即钙盐沉积到关节周围、皮下和颅内软组织，而脑组织的异位钙化则可发生神经精神症状、癫痫。由于钙离子水平增高，故可出现神经肌肉的兴奋性增高。而镁离子的浓度降低又可增加肌肉对低血钙的反应。由于低血钙又可导致一系列的临床表现。

(三) 临床表现

1. 神经肌肉症状

血钙水平轻度降低时，患者仅有感觉异常，四肢发麻刺痛，常不被引起注意。当血钙降低到 < 8 mg/dl(< 2 mmol/L) 时，可出现典型的手足搐搦症状。其诱因有感染、过劳、寒冷、情绪波动、深呼吸、妇女月经期。发作前有不适感，面、手感觉麻木，肌肉痛等。发作时手足肌肉呈强直性收缩，双侧对称性，拇指内收，其余四指并紧，指间关节伸直，掌指关节及腕关节屈曲，呈现所谓助产士手。严重者向上发展，引起肘关节屈曲，上臂内收，紧靠胸前。双足呈现强直性伸展，内翻，膝关节及髋关节屈曲。严重病例全身骨骼肌及平滑肌痉挛，可发生喉痉挛、支气管痉挛、出现哮喘、喉鸣、窒息、呼吸暂停等危象。肠痉挛可引起腹痛、腹泻。发作过程中成人神志始终清醒，小儿可不省人事，症状可持续数分钟，数小时，也可持续几天。

2. 精神症状

长期低血钙致头痛、焦虑、烦躁、幻觉、性格改变，有时误诊为癔症。较为严重的神经症状为癫痫，可以是大发作型，小发作型，或颞叶癫痫，甚至为患者的首发症状或主要症状。

3. 外胚层器官营养性损害

可能是由于低血钙或血管痉挛局部供血不足引起。其表现有白内障，皮肤粗糙，脱屑，色素沉着，头发粗、干，易脱落，指甲薄脆易裂、有横沟。牙齿易脱落，牙釉质发育障碍。

4. 异位钙化

钙质沉着在皮下、血管壁、肌腱、四肢及关节周围的软组织中，可引起关节僵直疼痛。脑基底节及颅内其他部位发生钙化，诱发癫痫。CT 检查颅内钙化阳性率可达 45% 以上。

（四）诊断

诊断方面甲状旁腺功能减退症的症状和体征很广泛、多变，容易被误诊。

1. 甲状旁腺功能减退所致的低钙血症可引起神经 - 肌肉兴奋性增高，可有发作性四肢抽搐或一侧肢体抽搐，发作前尖叫等症状，易被误诊为癫痫。须在临床上仔细观察有无癫痫大发作所表现出来的意识丧失、发绀或尿失禁等。如果没有这些癫痫大发作的临床表现，应警惕甲状旁腺功能减退症的可能性，应常规检查血钙和血磷。如果患者出现手足抽搐，应立即测定血钙以确定手足抽搐是否为低钙血症所致，若用钙剂加葡萄糖缓慢静脉注射或滴注就使手足抽搐迅速缓解对于确诊具有极大帮助。必要时测定甲状旁腺激素 (PTH)。

2. 甲状旁腺功能减退症因出现低钙血症而具有激惹、抑郁症、幻想狂，甚至出现明显的重症精神病的表现。此时脑电图可出现异常，最为常见的是高电压慢波并有间断的速发，易被误诊为精神病。为了避免这种误诊，精神病患者应该常规检查血钙和血磷。如果脑电图有异常但是无特异性，或低血钙纠正后脑电图转为正常需警惕甲状旁腺功能减退症的可能性，必要时测定 PTH 确诊。

3. 甲状旁腺功能减退症因脑组织钙化可出现锥体外系症状，如不自主运动、手足徐动、扭转痉挛、震颤、小脑共济失调、步态不稳等，易被误诊为神经系统病变。应仔细观察有无低钙血症及其相应的临床表现，同时采用 X 线或 CT 检查脑组织钙化病变，将有利于甲状旁腺功能减退症的诊断。

4. 甲状旁腺功能减退症可出现肠道痉挛、肠蠕动加快、腹痛、腹胀、腹泻与脂肪吸收欠佳、便秘等，易误诊为肠道疾病或自主神经病变。如果具有低钙血症及其相应的临床表现，经治疗可使低钙血症好转后上述肠道症状明显改善，应考虑甲状旁腺疾病的可能。

5. 甲状旁腺功能减退症可出现低血压、T 波改变、Q-T 间期延长、心力衰竭等，易被误诊为心脏病。如果患者低血压用升压药物或扩容等常规疗法治疗无效，T 波为非特异性改变，虽 Q-T 间期延长但 ST 段延长、QRS 间期无改变，心力衰竭为顽固性洋地黄无反应等，应高度警惕甲状旁腺功能减退症。如经化验为低钙血症，用钙剂治疗可恢复血压等将有助于诊断甲状旁腺功能减退症。

6. 甲状旁腺功能减退症可出现大细胞性贫血、维生素 B_{12} 缺乏、组胺抵抗性胃酸缺乏症，并且 Schilling 试验有异常，易误诊为血液病。对于贫血患者应常规测定血钙和血磷。如果患者存在低钙血症及其相应的临床表现，使血清钙正常后上述情况好转将有助于甲状旁腺功能减退症的诊断。

7. 甲状旁腺功能减退症由于低钙高磷血症可出现晶状体钙化，导致白内障，引起视力下降，易被误诊为眼科疾病。因此，对于白内障患者应测定血钙和血磷，如果患者存在低钙血症及其相应的临床表现将有助于甲状旁腺功能减退症的诊断，这时进行眼底检查可能存在视盘水肿，出现假脑瘤的表现。

8. 甲状旁腺功能减退症可出现牙齿发育不良、齿根形成缺陷、齿釉质增生不良、齿冠周围及冠面有带纹或洞穴，或恒齿不长出，易被误诊为牙科疾病。因此，对于牙病患者应测定血钙和血磷，如果患者存在低钙血症及其相应的临床表现将有助于甲状旁腺功能减退症的诊断。检查牙齿异常的情况有助于估计甲状旁腺功能减退症的起病时间。

9. 对于低钙血症患者，切忌立即诊断甲状旁腺功能减退症，应首先除外低清蛋白血症的情况，然后测定血磷、碱性磷酸酶、尿素氮。如果患者为低血钙、低血磷、碱性磷酸酶增高、尿素氮正常，同时具有营养不良、小肠吸收不良或肝脏病变，应警惕维生素 D 缺乏的可能性，此时测定 PTH 增高、尿钙减少、尿 cAMP 增加、25-(OH)D$_3$ 和 1，25-(OH)$_2$ D$_3$ 降低，有助于维生素 D 缺乏的确诊；如患者为低血钙、高血磷、碱性磷酸酶升高、尿素氮升高，应考虑为肾功能不全所致，此时测定 PTH 增高、尿钙减少、尿 cAMP 增加、1，25-(OH)$_2$ D$_3$ 降低，但 25-(OH)D$_3$ 正常、血肌酐增加将有助于肾功能不全的确诊。

10. 对于已经确诊的甲状旁腺功能减退症患者，由于甲旁减和假性甲旁减类型较多，为明确诊断应进一步进行病因和病型的鉴别。PTH 在特发性甲旁减降低，在假性甲旁减和假性特发性甲旁减升高，在假 - 假性甲旁减正常。PHT 刺激试验在特发性甲旁减、假 - 假性甲旁减、假性特发性甲旁减正常，在假性甲旁减异常。PHT 抗体在特发性甲旁减阳性。蛋白在假性甲旁减 Ⅰ a 型异常，在假性甲旁减 Ⅰ b、Ⅰ c 型和假性特发性甲旁减正常，在假 - 假性甲旁减减低。

对甲旁减的诊断，要提高临床警惕，对于有颈部手术史、多腺性内分泌功能不全、慢性皮肤黏膜念珠菌病、白内障、手指麻木及紧缩感、面肌或手足有自发性及诱发性痉挛等症状者，均应反复测定血钙及血磷。有典型的手足搐搦、低血钙、高血磷、尿中钙和磷均减少而无肾功能不全者，则强烈提示甲旁减的诊断。

（五）鉴别诊断

甲旁减的临床和血液变化主要是低钙血症，其病因有多种。

慢性低钙血症最重要的病因是甲旁减，维生素 D 缺乏和慢性肾衰竭。

1. 急性低钙血症

当发生低钙血症手足搐搦时须用静脉注射钙剂治疗，我国常用的注射用钙剂有氯化钙注射液 (5%，10 mL，含元素钙 90 mg) 和葡萄糖酸钙注射液 (10%，10 mL，含元素钙 90 mg)，初次静脉注入宜注入元素钙 180 mg，浓钙溶液对静脉有刺激，若逸出静脉外则对软组织引致严重炎症，故宜用葡萄糖 50 ～ 100 mL，将钙注射液稀释，于 5 ～ 10 分钟静脉内缓慢注入，如低钙血症持续存在，或手足搐搦反复出现，则静脉注射钙剂可于 6 ～ 8 小时重复，或用稀钙溶液静脉滴注，并在治疗过程中检查血钙调整注射钙之剂量，若患者在 3 周内曾用洋地黄制剂则静脉注射钙更宜小心，应将血钙保持在正常之低水平，因为高钙血症使心脏对洋地黄更敏感，易发生心律不齐甚至猝死，若特发性甲旁减之诊断已确定，或长期给予替代疗法之必需性已明确，则在给钙治疗之同时就可给维生素 D 或其衍生物，口服双氢速固醇 (DHT) 每天 0.5 ～ 1 mg，是最方便而有效的疗法，若低钙血症为 2 mmol/L，无手足搐搦或只有轻微的神经肌肉症状可口服钙剂 (每天元素钙 1 ～ 2 g，分次服)，或者加口服维生素 D 或其衍生物即可。

2. 慢性低钙血症

(1) 治疗原则：此处所指慢性低钙血症的治疗主要是治疗甲旁减所引起的低钙血症，对于慢性甲旁减的治疗，注射 PTH 是合理的，但由于 PTH 价昂且难以获得，故此种疗法尚不能应用，移植甲状旁腺鲜有永久的疗效，亦须继续研究，因此治疗的方法主要是采用维生素 D 或其衍生物，及钙剂治疗，治疗目的是：①控制症状；②减少甲旁减并发症之发生；③避免维生素 D 中毒。为达到此三点目的，宜在治疗中将血钙维持在 2.13 ～ 2.25 mmol/L，而维生素 D 尽可能用较小的剂量，在此血钙水平时，大多数患者无症状。当血清钙为 2.25 ～ 2.5 mmol/L 时，尿钙排出为正常人的 3 倍，因而容易发生泌尿系结石，一般来说，按照上述要求将维生素 D 量维持在最小量，当因情绪波动、呕吐、体力劳累、月经等因素而出现低钙血症轻度症状时可增加所服的钙剂量，若低钙血症症状持续，则连续查血钙以调整维生素 D 之剂量，当有妊娠、哺乳、服氢氯噻嗪或抗癫痫药物时，治疗方案应予调整。

(2) 维生素 D 及衍生物：维生素 D 及其衍生物能促进肠钙吸收，其品种有多种。

1) 维生素 D_2(钙化醇，麦角钙化醇) 注射液 40 万 U/mL，按 USP 规定，每毫克相当于 4 万 USP 单位或国际单位 (IU)。

2) 维生素 D_3(胆钙化醇) 注射液有 30 万 U/ml 和 60 万 U/mL 两种剂型，上述维生素 D_2 与 D_3 均为油剂，供肌内注射用，两者作用相同。

3) DHT 每毫克含 12 万相当单位，有 0.125、0.2、0.4 mg 之丸剂，0.125 mg 胶囊和 0.25 mg/mL 之油剂。

4)25- 羟维生素 D_3[25-(OH)D_3]，有 20 μg/ 粒，50 μg/ 粒之胶囊及 50 μg/mL 油剂，甲旁减患者常用量为 25 ～ 200 μg/d。

5)1，25 双羟维生素 D_3(1，25-(OH)$_2$ D_3) 国内可购到的是 Rocaltrol(骨化三醇) 每胶囊含 0.25/μg，通常先用 0.25 μg/d，逐渐增加剂量并测血钙将剂量调整至合适的维持量 (0.36 ～ 1.5 μg/d)。

6)1- 羟维生素 D_3[1 α-(OH)D_3] 尚在应用研究当中，剂量与骨化三醇相同，因其人工合成较易，此药是有前途的。

若以钙化醇的生物活性为 1，与其他衍生物之活性比较则为：DHT 为 3，25-(OH)D_3 为 10 ～ 15；1，25-(OH)$_2$ D_3 与 12-(OH)D_3 为 1000 ～ 1500，由于每个人的生理功能各有不同，上述生物活性之比较只是一个近似的数值，维生素 D 及其衍生物在化学结构上相似，医者对其化学结构有所认识则能对其生理作用增加了解。

(3) 钙剂：静脉注射用钙剂用于治疗手足搐搦，已见前述，对于慢性低钙血症以在使用维生素 D 或其衍生物之同时给予口服钙剂为宜。

(4) 治疗方法的选择与掌握：维生素 D 及其衍生物的疗效受许多因素影响，维生素 D_2 或 D_3 在肝脏转化为 25-(OH)D，然后在肾脏经 25-OH 之 1 α 羟化酶的作用再转变为 1，25-(OH)$_2$ D，因此有肝或肾疾患者维生素 D 之作用减弱，1 α- 羟化酶之作用有赖于 PTH，因此 PTH 完全缺乏时，维生素 D 只能转变至 25-(OH)D，而不能产生 1，25-(OH)$_2$ D，其疗效只仰仗于 25-(OH)D 的作用，故所需的维生素 D 之量就要很大，各种维生素 D 衍生物对钙与磷代谢的效果强弱，则取决于肠吸收功能，肾排泄功能和骨再吸收功能之总和，所以维生素 D 之治疗剂量不能准确计算，只能在治疗过程中逐渐调整剂量以达到治疗的目的，不过，如果患者肾脏功能很不好，或 PTH 严重缺乏，则以采用 DHT、1 α-(OH)D_3 或 1，25-(OH)$_2$ D_3 为上策。

1) 手术后甲旁减而且症状很轻者，每天服 1 ～ 2 g 元素钙即可无症状，有一些患者甲状旁腺功能逐渐恢复，甚至可将钙剂减量或停服。

2) 症状较重的甲旁减 (包括手术后和特发性) 每天平均需要 8 万 U(5 万～ 10 万 U/d) 之钙化醇，我国维生素 D 剂型，D_2 为 40 万 U/mL，D_3 为 30 万 U/mL，常常是每周肌内注射 1 mL

或每 2 周肌内注射 1 mL,其治疗剂量之确定,仍须根据症状控制的程度和血钙水平来调整,此外,仍须每天服钙片,每天元素钙为 1 ～ 1.5 g。

3)DHT 与 1 α-(OH)D$_3$ 在体内只需 25- 羟化,而不需要经过 1 α- 羟化酶的作用,疗效迅速且较稳定,DHT 平均剂量为 0.75 mg(0.5 ～ 1 mg/d),同时服钙片,每天元素钙为 1 ～ 1.5 g,骨化三醇剂量已见前述,以上药物均为口服,比较方便。

4) 在用上述剂量治疗过程中,多数是较平稳的,很少发生维生素 D 中毒性高钙血症,但是在治疗之始应当每周检查血钙和磷,直至血钙水平达到治疗目的并且稳定时,然后每 3 ～ 6 个月复查 1 次。

5) 有些患者需用较大剂量的维生素 D 或其衍生物方能达到治疗目的,但用较大剂量者亦较易发生高钙血症,因此定期复查更为必要。

6) 少数严重的特发性甲旁减发生维生素 D"抵抗性",即治疗无反应,这种抵抗性也可以是不稳定的,例如,在治疗之初有抵抗性,后来抵抗性又消失,亦有本来治疗很平稳,但发生了抵抗性,若发生抵抗性,可将治疗药物变换,例如将维生素 D$_3$ 改为 DHT 或骨化三醇,往往疗效又可恢复。

7) 若发生维生素 D 中毒性高钙血症,其治疗方法与处理甲旁亢高钙血症相同。

(六) 治疗

1. 饮食上应采用高钙、低磷饮食,限制牛奶等乳制品、蛋黄、菜花等高磷食品的摄入。尽量避免应用能加重低血钙的药物,如避孕药、糖皮质激素、地西泮、苯妥英钠、苯巴比妥 (苯巴比妥钠) 等制剂,即使使用亦不宜长期使用。

2. 甲状旁腺功能减退患者出现低钙血症手足抽搐时,必须用静脉注射钙剂治疗。通常选用 10% 葡萄糖酸钙 10 mL(含元素钙 90 mg),初次静脉注入元素钙宜达到 180 mg 为佳。需注意的是,浓钙溶液对静脉有刺激,若逸出静脉外可造成软组织严重炎症,故应该用葡萄糖 50 ～ 100 mL 将钙注射液稀释,用 5 ～ 10 分钟缓慢静脉注入,切忌直接推注,必要时可于 1 ～ 2 小时后重复使用。如果患者在 2 ～ 3 周内曾经使用过强心苷类药物更宜小心,应该将血钙维持在正常下限,切忌使用大剂量钙剂,因为高钙血症使心脏对强心苷极为敏感,容易发生心律不齐甚至猝死,因此最好停用强心苷类药物。

3. 如果甲旁减患者血钙低至 2.0 mmol/L,但无手足抽搐或只有轻微的神经 - 肌肉症状,可以只口服钙剂,200 mg 元素钙每天 2 ～ 4 小时 1 次,或者加口服维生素 D 或其衍生物即可,不必静脉推注钙剂。

4. 甲旁减患者血钙宜控制在 2.13 ～ 2.25 mmol/L, 每天钙的入量 3 ～ 6 g(1 ～ 2 g 元素钙)。使用钙剂时应注意每种钙剂所含元素钙的含量:葡萄糖酸钙 9.3%,乳酸钙 13%,氯化钙 27%,碳酸钙 40%,硫酸钙 36.1%,双碱基磷酸钙 29.5%,三碱基磷酸钙 38.8%,抗坏血酸钙 10.3%,枸橼酸钙 24.1%,枸橼酸苹果酸钙 23.7%。其中氯化钙对胃刺激大,宜加水稀释后口服;碳酸钙在小肠内转化为可溶性钙后可吸收,但是容易造成便秘;枸橼酸钙可酸化尿液,对高尿钙者较好,可减少肾结石的形成。当血钙升至 2.25 ～ 2.5 mmol/L 时,尿钙排出为正常人 3 倍,容易发生泌尿系结石,因此应严密监测血钙,使之保持在 2.13 ～ 2.25 mmol/L。

5. 为避免维生素 D 中毒,应使用较小剂量的维生素 D。双氢速甾醇 (AT-10) 一般从小剂量开始，0.3 mg/d，逐渐递增，直至血钙在 2 mmol/L 以上，但作用在停药 1～3 周才消除。维生素 D_2 开始剂量以 0.6 mg/d 为宜，逐渐增量，其作用持续 6～8 周，过量时毒性消除较慢，因此加量时需格外小心。维生素 D 的活性代谢产物由于作用快、用量小，已经取代上述两种药物。1，25-$(OH)_2D_3$ 骨化三醇（罗钙全）用量为 0.5～2.0 μg/d，作用持续 3～6 天，肝功能损害亦可应用。1 α$(OH)_2D_3$ 阿法骨化醇（萌格旺）用量为 0.5 μg/d，口服后经肝脏 25-羟化酶作用，形成 1，25-$(OH)_2D_3$，作用快、消失亦快。

6. 在使用维生素 D 及其衍生物时需注意其疗效受多种因素的影响，在临床处方时应予以注意。维生素 D_2 或 D_3 在肝脏转化为 25-$(OH)D_3$，然后在肾脏经 1 α-羟化酶作用再转化为 1，25-$(OH)_2D_3$。如果在肝脏病变或肾脏病变患者中使用，需注意维生素 D 的作用是减弱的，需适当加量；而 1-α-羟化酶作用依赖于 PTH，因此，PTH 完全缺乏的患者中维生素 D 只能转变至 25-$(OH)D_3$ 而不能产生 1，25-$(OH)_2D_3$，所以维生素 D 应大量使用。如果患者肝肾功能不良，或 PTH 严重缺乏，宜使用 AT-10、1 α$(OH)_2D_3$、1，25-$(OH)_2D_3$ 为佳。

7. 如果患者使用的维生素 D 或其衍生物剂量较大，则易造成高钙血症甚或维生素 D 中毒。各种维生素 D 衍生物对钙与磷代谢的作用取决于肠吸收功能、肾脏排泄功能和骨再吸收功能，因此在治疗中应密切监测血钙，及时调整剂量。开始治疗时每周测定钙磷，以后可每 3 个月 1 次。如果患者出现乏力、厌食、恶心、呕吐、多尿，应高度怀疑是否为高钙血症，应立即检查血尿钙、磷。维生素 D 中毒会引起高钙血症和肾功能损害。如果患者尿钙每天排泄 ≥ 8.75 mmol/L，应加服利尿剂和钾盐，务必将维生素 D 减量。当血钙 ≥ 2.85 mmol/L 时，患者应该低钙饮食、停用维生素 D 及其衍生物、大量补液、大剂量糖皮质激素、利尿治疗。

8. 甲旁减患者如经治疗后血钙已有升高，但仍有神经应激性增高，则应考虑到低镁血症的可能性，及时测定血镁。如血镁降低，可用 25% 硫酸镁 10 mL 肌内注射，或溶于 5% 葡萄糖盐水 500 mL 中静脉滴注，或每天口服 50% 硫酸镁 10～15 mL。切忌只将钙剂或维生素 D 及其衍生物加量。

9. 术后甲旁减如同时伴有甲状腺功能减退，应补充甲状腺激素。如伴有肾上腺皮质功能减退，应及时补充皮质醇，但需注意的是皮质醇与维生素 D 有明显的拮抗作用，并可增加尿钙排泄、减少肠钙的吸收，加重低钙血症，因此如使用皮质醇需及时调整维生素 D 和钙剂的剂量。

10. 氢氧化铝凝胶可与肠道磷酸盐结合，同时刺激肾脏合成 1，25-$(OH)_2D_3$，从而促进肠钙吸收；但是长期摄入铝化物，可以影响磷的吸收，干扰磷化物代谢；降低三磷腺苷，影响 PTH 的活性；引起铝过多或慢性铝中毒。因此，在大剂量应用维生素 D 的患者应慎用或不用铝剂。

（王庆丰）

第二章 乳腺外科

第一节 乳腺解剖

一、乳腺的大体解剖范围

乳腺位于胸前部，内侧达到同侧的胸骨缘，外侧为同侧的腋中线，上缘达到第2肋骨水平，下缘到第6肋骨水平，大部分的乳腺位于胸大肌的表面，小部分乳腺位于前锯肌、腹外斜肌及腹直肌前鞘的表面，有时乳腺可向外上方延伸至腋窝，成为乳腺的尾部，又称为Spence腺尾，应与腋窝的副乳腺相鉴别，当其内有小叶增生或纤维腺瘤时应与腋窝的肿大淋巴结相鉴别。

二、乳房的组织结构

乳腺是由表面的皮肤、皮下的纤维结缔组织以及乳腺组织共同组成，乳腺组织内又包含着纤维结缔组织组成的间质和乳腺的小叶导管系统所组成的实质。性成熟期未生育女性的乳腺呈圆锥形或半球形，富有弹性，而已生育哺乳的女性及绝经期的女性则有不同程度的下垂，弹性降低。

乳腺的本质上是一种复管泡状腺体，10～15个末梢膨大的腺泡、与腺泡相连续的腺泡管及与腺泡管相连接的终末导管共同组成了乳腺小叶，许多的乳腺小叶构成乳腺腺叶，15～20个的乳腺腺叶构成乳腺的实质，乳腺腺叶呈放射状排列，腺叶之间无相交通的导管，故在手术时在切开乳腺实质时，应取放射状切口，这样对乳腺腺叶的影响最小。而男性的乳腺与女性不同之处就是无小叶结构，故男性乳腺癌无小叶癌。

乳腺的导管系统是构成乳腺实质的重要结构，是乳腺腺泡分泌乳汁的排出通道，与腺泡直接相通的导管为腺泡管，向外依次为终末导管、分支导管、输乳管，输乳管在近乳头部与一个梭形膨大部位相连续，成为乳管壶腹部，或称为输乳窦，后者向外管径出现一个短距离的狭窄部后开口于乳头区。在临床的乳腺导管镜检查时，上述乳腺导管在乳腺导管镜下不易区分，其中终末导管不能窥见，有时仅能观察到终末导管向分支导管的开口，我们从乳头开始由浅入深以分支导管口为标志，将乳腺导管人为地分为大导管、Ⅰ级、Ⅱ级、Ⅲ级导管等，实际上我们对乳腺内镜下的导管分级标准，分别属于解剖学范畴的输乳管、分支导管。

乳头乳晕位于乳腺的中央区，乳头是各乳腺腺叶的输乳管开口的汇聚点，故乳头上有15～20个的乳腺导管开口，与乳腺腺叶的排列方式相似，乳管从周围放射状向乳头汇聚，到达乳头下方后转向前进入乳头，乳头乳晕部的手术若有必要应垂直状切开乳头或放射状切开乳晕，对无病变的导管不应切除或切断。乳晕部含乳晕腺，常呈小结节状突出于乳晕的表面，部分女性可较明显，其可分泌油脂样物质保护乳头乳晕，此外，乳晕还富含皮脂腺、汗腺和毛囊。临床上人为地以乳头乳晕为中心按水平线和垂直线将乳腺分为外上、外下、内上、内下及乳头乳晕所在的中央区，临床体检时可按一定的顺序进行，不应漏掉任何一个区域。

在乳腺的小叶内，乳腺腺泡及各级导管的基底膜外为疏松的纤维结缔组织所包绕，这些局限在乳腺小叶内的疏松结缔组织与乳腺实质一样，也随着月经周期的变化而增生复原，在乳腺增生性疾病中往往也伴随增生，该处的纤维细胞与其他部位的纤维细胞有所不同，在乳腺癌组织中的纤维细胞可表达一些金属蛋白酶以及芳香化酶等，前者的过度表达可促进乳腺癌细胞转移，而后者可在乳腺原位合成雌激素，从而造成局部的高雌激素微环境，促进雌激素依赖性乳腺癌细胞的增生。而位于乳腺小叶间纤维组织则为较致密的结缔组织，与其他部位的纤维组织相似，其不随月经周期的变化而变化。因此可见，乳腺小叶内的腺泡、导管由小叶内纤维组织包绕固定形成立体结构，而小叶间的纤维结缔组织包绕在小叶周围、腺叶周围，固定维系着小叶及腺叶之间的排列，除乳头乳晕外，整个乳腺再被一层皮下脂肪结缔组织所包绕，从而形成锥形或半球形的乳腺外形。

在乳腺组织内，存在着垂直于胸壁的纵向条索状纤维结构，其向表面连接着浅筋膜的浅层，向深面连接着浅筋膜的深层，中间贯穿于乳腺的小叶导管之间，起着固定乳腺结构的作用，成为乳腺的悬韧带，当乳腺癌组织、术后的瘢痕组织或外伤引起的脂肪坏死等病变累及悬韧带时，由于悬韧带受到不同程度的牵拉可使病变表面的皮肤出现不同程度的凹陷，在临床体检中应予以注意。

三、乳腺的动脉血供应及静脉血回流

（一）乳腺的动脉血供应

乳腺的动脉血供应主要来源于胸肩峰动脉、胸外侧动脉、胸廓内动脉、肋间动脉穿支等。

胸肩峰动脉多在胸小肌后方起自腋动脉，少部分人起自胸小肌上缘，穿锁胸筋膜或胸小肌后即分出数支肌支行于胸大小肌之间，除支配胸大小肌外，有乳腺支支配乳腺深面。

胸外侧动脉在胸小肌深面胸肩峰动脉起点的下方起自腋动脉的下壁，向外下紧贴胸壁前锯肌表面、沿胸小肌下缘向下，止于胸小肌的胸壁起点附近后侧，供应胸小肌、前锯肌等胸壁肌肉和皮肤以及乳腺外侧部分血液供应。Hester 发现，在乳房外侧动脉下行过程中另有分支进入乳房后间隙，与胸肩峰动脉的胸肌支、肋间穿支和乳房内动脉的分支形成吻合，构成腺体后血管网。

在多数患者中，在相当于肩胛下动脉起点上方、胸外侧动脉起点的下方，由腋动脉发出一支动脉，称"乳腺动脉"，向内下前方向进入乳腺的外上方，支配该区域的乳腺。

乳腺内侧的血液供应来源于胸廓内动脉和肋间动脉穿支。胸廓内动脉多起源于锁骨下动脉的第1段，偶发于第2段，极少发自第3段。自锁骨下动脉发出后，垂直向下，于胸骨外侧1～2 cm 处向下走行到达第6肋骨水平分为终末支——腹部上动脉和膈动脉。胸廓内动脉在走行过程中，分别于第1、第2、第3、第4、第5肋间自胸骨外侧缘穿过胸大肌到达乳腺内缘，发出内外侧分支支配乳腺内侧乳腺组织、肋间肌及肋骨。

肋间动脉的穿支在2～4肋间较明显，其穿出点位于胸廓内动脉穿出点的外侧2～3 cm，支配乳腺胸肌及乳腺，由于其分支细小，对乳腺的血液供应意义不大，在乳腺癌根治术时应注意结扎之，以免术后出血。

（二）乳腺的静脉回流

乳腺的静脉回流是乳腺癌血道转移的最重要途径，由深浅两层血管系统组成。浅静脉系统是存在于乳腺皮下浅筋膜浅层的丰富的乳腺静脉网，分为横向和纵向两个方向引流。这些浅静

脉系统可越过中线与对侧静脉形成吻合。

深静脉回流系统的最大血管是胸廓内静脉穿支，后者流入无名静脉。腋静脉及其属支引流胸壁、胸肌及乳腺深部组织的血液。最主要的深部引流静脉走行于胸壁内自助间静脉向后引流至椎静脉、奇静脉和上腔静脉。乳腺癌细胞可通过这些静脉系统转移至肺，椎骨、颅骨以及盆骨等的转移。

四、乳腺的淋巴回流

（一）乳腺内部的淋巴回流

乳腺表面皮肤的淋巴引流与其他部位的皮肤相似，由浅层和深层淋巴管网组成。浅层的毛细淋巴管网位于真皮乳头下层，无瓣膜；在浅层的深面为深层淋巴管网，含瓣膜，网状结构相对于浅层较疏松，而管径较粗，其在乳头乳晕下方形成相对致密的网状结构，称为乳晕下淋巴管丛。乳腺内的淋巴管起源于小叶周围，与各级导管相伴行，与乳腺的各级导管结构不同的是淋巴管之间相互吻合成网状，汇集成集合淋巴管，乳腺实质内的淋巴管网与乳晕下淋巴管丛相交通，而乳腺内的集合淋巴管可能伴随深静脉汇入相应的淋巴结。

（二）乳腺外部的淋巴回流

乳腺外的淋巴引流区在生理状态下主要包括两大部分，即腋淋巴结区和乳内淋巴结区，一般认为，约75%的乳腺淋巴液流向腋淋巴结区，而约25%的乳腺淋巴液流向乳内淋巴结区。

1. 腋淋巴结传统解剖学分群如下

(1) 外侧群淋巴结沿腋静脉的内侧排列的腋淋巴结，又称腋静脉淋巴结，在乳腺癌各式手术清扫该组淋巴结时无须打开腋鞘，这样可有效地避免术后的同侧上肢水肿。

(2) 前群淋巴结位于前锯肌表面、胸小肌下缘，沿胸外侧动静脉分布，又称为胸肌淋巴结。

(3) 后群淋巴结位于肩胛下动静脉及胸背神经周围，又称为肩胛下淋巴结，在清扫该群淋巴结时注意避免损伤胸背神经及肩胛下动静脉，结扎切断肩胛下血管的乳腺支，以避免术后出血。

(4) 中央群位于腋窝中央的脂肪组织内，是临床体检最易发现的淋巴结群，当上肢内收放松时，可以触及该群淋巴结，本群是腋淋巴结各群中淋巴结最大、数目最多的淋巴结群。

(5) 尖群淋巴结位于锁骨下肌下内方、胸小肌上缘及内侧、锁胸筋膜深面、Haslted韧带外侧，沿腋静脉排列，其所处的位置是腋窝的顶端，因其又位于锁骨下，故又称锁骨下淋巴结，是乳腺癌根治术时必须清除的淋巴结群，其与锁骨上淋巴结相交通。

(6) 胸肌间淋巴结位于胸大小肌之间的血管周围的脂肪内，沿胸肩峰血管肌支分布，又称为 Rotter's 淋巴结。

上述的腋淋巴结分群是按照解剖学的规律划分的，这样划分对于手术时各群淋巴结的清扫具有指导意义，各群淋巴结之间有着丰富的淋巴相连接，各群淋巴结累计时均可以汇集到尖淋巴结，而尖淋巴结与锁骨上淋巴结、纵隔淋巴结相交通，其淋巴干可直接注入颈内静脉或锁骨下静脉，从而引发锁骨上、纵隔淋巴结转移或血行播散。

但这样的分群对于术后病理科医师在对手术标本进行病理学检查时将遇到腋淋巴结分群的困难，无法在标本上定位各群，故解剖学分群的临床意义受到限制。从乳腺癌的转移特征以及病理学角度出发的腋窝淋巴结分群目前已广泛应用于国内外的乳腺癌临床，其是以胸小肌为标志三分腋淋巴结，胸小肌下缘的所有腋淋巴结属于Ⅰ组或称下群；胸小肌上缘的腋淋巴结属于Ⅲ组或称为上群；胸小肌上下缘之间的淋巴结属于Ⅱ组或中群，包括胸小肌深面和胸大、小肌之间的淋巴结。

2. 乳内淋巴结区

乳内淋巴结区与腋淋巴结区一样，是乳腺癌引流的第一站淋巴结，乳腺的任何一部分均可引流至此，但以中央和内侧为明显，乳内淋巴结沿胸廓内动、静脉排列，其向上通过淋巴干预锁骨上淋巴结相交通，分别注入胸导管（左侧）或右淋巴干（右侧），最终注入颈内静脉或锁骨下静脉，乳内淋巴结向下与肝前上部、膈肌前半部及腹直肌上部等淋巴管网相交通。乳腺的淋巴管伴随着胸廓内动、静脉的穿支进入胸内的乳内淋巴结，乳内淋巴结在1～3肋间较为恒定存在，其所处的层次同胸廓内动、静脉。

3. 其他淋巴引流途径

以上为乳腺的主要淋巴液引流途径，其他还存在一些次要的引流途径，只是这些途径在肿瘤的转移中不起太大的作用，但在上述主要的引流途径因肿瘤转移、阻塞情况下，这些次要的乳腺引流途径会表现出不同的临床征象，应予以注意，它们包括以下几个途径。

(1) 锁骨上淋巴结：由于锁骨上淋巴结与锁骨下淋巴结、乳内淋巴结相交通，故临床上所骨上淋巴结转移较为常见，是乳腺癌术后随访的必查部位，不应遗漏。

(2) 膈下淋巴结：乳腺内侧及下部的淋巴管以及乳内淋巴结链通过深筋膜淋巴管、腹直肌筋膜淋巴管均与膈下淋巴结相交通，乳腺癌可通过该途径引发肝脏、腹腔转移。

(3) 肋间后淋巴结：该淋巴结位于脊柱旁、肋骨颈附近，当肿瘤侵犯胸壁或乳腺其他淋巴引流途径丧失时，乳腺或胸壁的淋巴液可沿伴随肋间血管穿支的淋巴管入该组淋巴结，最后通过淋巴导管或胸导管与锁骨上淋巴结或注入血道。

(4) 皮下淋巴管网：如前所述，乳腺皮肤的淋巴管网与身体其他部位的淋巴管网一样，其与周围的皮肤淋巴管网可以看作是一个整体，乳腺皮肤的浅深淋巴管网与乳腺实质内的淋巴管网相交通，当乳腺癌细胞进入乳腺皮肤的淋巴管后可向周围任何部位引流在皮内播散，常见的有同侧乳房表面皮肤内、对侧乳房皮肤，甚至上腹壁、背部、颈部、面部皮肤或皮下转移。当癌细胞在皮下淋巴管网引起阻塞诱发淋巴水肿时，乳腺的皮肤呈现出橘皮样变，而当皮内或皮下淋巴管内癌细胞引发皮肤的红、肿、热等炎症表现时成为炎性乳腺癌。

早期乳腺癌的腋淋巴结清扫与否争议已久，而前哨淋巴结活检手术似乎是解决了部分问题，所谓的前哨淋巴结是指原发肿瘤区域淋巴引流的第一个淋巴结，肿瘤的淋巴结转移状态是继发于这一淋巴结是否累及状态的，如果该淋巴结已转移，则其他的腋淋巴结有可能存在癌转移，应行腋淋巴结清扫；反之如果该淋巴结未发现癌细胞转移，除极少数跳跃式淋巴结转移外，其他腋淋巴结有癌转移的可能性极小，而不必行常规的腋淋巴结清扫，随着这方面的临床研究资料的积累，相信在不远的将来将有更明确的结论可供临床参考。

五、乳腺的感觉神经支配

肋间神经起源于脊神经的腹侧支，于椎间孔穿出。每对肋间神经均走行于肋间肌和胸横肌之间的神经血管丛中，位于动脉、静脉下方被肋下缘的肋突所掩盖。沿途发出一些侧支供应肋间肌、胸膜及骨膜。其外侧皮支于腋前线穿出肋间肌、前锯肌后分前后两支，其主干继续沿肋间走行以前皮支结束，约于胸骨旁 1 cm 随同乳房内动脉的穿支一起穿出肋间肌分为内侧支和外侧支，内侧支供应胸前区的皮肤，但不超过中线达对侧胸壁。肋间神经是乳腺皮肤感觉的主要支配神经。

乳腺外侧的皮肤感觉由肋间神经的后侧支支配，内侧的皮肤感觉由肋间神经的内侧支支配，下部的皮肤感觉，也由肋间神经支配，上部感觉由第 3 和第 4 颈神经的前皮支支配。

第 2 肋间神经的外侧支较为粗大，在穿出前锯肌后与臂内侧皮神经相融合形成肋间臂神经，沿腋静脉的下缘行走，支配上臂内侧皮肤的感觉，在乳腺癌手术时可保留该神经，从而避免术后上臂内侧麻木、提高患者的术后生活质量，必要时也可切除。

第二节　乳腺生理与相关内分泌知识

乳房几乎是体内所有激素的靶器官，任何一种激素都可对其产生直接影响。当几种激素共同存在时，则产生随机协同作用。从婴儿到性成熟期、育龄期，甚至绝经后，下丘脑和神经递质所控制的激素一直影响着乳腺的生长发育和功能。在不同时期均可因为病理性或生理性激素水平的变化或在激素水平正常情况下，因乳房受体敏感性的差异，造成乳房过度发育而引起乳房肥大或因发育不良而形成小乳症。

乳房因乳腺内各种不同组织成分不断增殖而发育，需要多种激素的协同作用，尿促卵泡素、黄体生成素、促肾上腺皮质激素、促甲状腺激素等均可通过其靶器官分泌相应的激素对乳腺的发育产生间接作用。另外，胰岛素也可以通过泌乳素刺激乳腺细胞的发育，但对乳腺的发育产生直接作用的主要是雌激素、孕激素和催乳素。它们通过与乳腺细胞内特殊受体的结合而发挥作用。通过介导核 mRNA 的合成增加刺激新蛋白质的产生而刺激乳腺发育。雌激素刺激导管发育，而催乳素和孕激素则影响腺泡和小叶的发育。上皮细胞的分化则有赖于生长激素的存在。其他激素很少发挥直接作用。卵巢、肾上腺、甲状腺所分泌的激素以及胰岛素都可发挥间接作用，例如胰岛素可使催乳素刺激成熟泌乳细胞的发育。

一、乳腺与各作用激素的关系

（一）乳腺与腺垂体激素的关系

腺垂体又称垂体前叶，各部分都有独自的任务。腺垂体细胞分泌的激素主要有 7 种，它们分别为生长激素、泌乳素、促甲状腺激素、促肾上腺皮质激素（黄体生成素和尿促卵泡素）和黑色细胞刺激素。神经垂体本身不会制造激素，而是起一个仓库的作用。下丘脑的视上核和室旁核制造的抗利尿激素和催产素，通过下丘脑与垂体之间的神经纤维被送到神经垂体贮存起来，当身体需要时就释放到血液中。正常情况下，卵巢与腺垂体彼此保持功能的调节关系；卵巢功能低下时，腺垂体功能旺盛；卵巢功能亢进时，垂体功能下降；卵巢切除后，可见乳腺萎缩，尿中促性腺激素水平升高。长期大量使用雌激素可抑制垂体活动，小剂量可刺激垂体分泌活动，尤其是促黄体素，使卵巢的黄体化提前，促进腺小叶的发育。如果没有腺垂体激素的参加，乳腺是不可能完全发育的。当切除垂体时，单用雌激素和孕激素不能引起乳腺的发育，如果切除垂体的个体，给予移植垂体组织或用垂体浸出液，同样能使性腺及乳腺的发育提前成熟，故卵巢激素 (雌激素和促黄体素) 必须在腺垂体的支配下才能发挥作用。因此垂体对于乳腺的正常发育是必需的，而垂体的活动又是在下丘脑的功能控制下进行的。

腺垂体分泌的催乳素是一种蛋白激素，其作用是促进乳腺发育生长，引起并维持泌乳。妊娠期由于雌、孕激素与催乳素竞争乳腺细胞受体，使催乳素失去效力，分娩后，血中雌、孕激素水平大大降低，这时催乳素才发挥始动和维持泌乳作用；而婴儿吮吸乳头产生射乳反射，使乳汁流出，同时催乳素的分泌也大大增强。催乳素作用于乳腺细胞膜上特异性受体，通过第二信使系统，使与泌乳有关的酶磷酸化，促进乳汁形成。另外，催乳素对卵巢以及胎儿的生长发育均有影响，在应激反应中其血中的浓度可有不同程度升高。

催乳素的分泌受下丘脑的双重控制，催乳素释放因子 (PRF) 促进其分泌，催乳素释放抑制因子 (PIF) 抑制其分泌。吮吸乳头的动作，引起传入神经冲动，经脊髓传入中枢神经系统至下丘脑，PRF 神经元兴奋，引起催乳素分泌。催乳素分泌的减少或停止，一方面是由于刺激的停止；另一方面则是由于催乳素可作用于下丘脑多巴胺神经元，使其兴奋性增高。PIF 作用增强，使催乳素分泌减少或停止。

催乳素对发育适当的乳腺且已经妊娠者始能发生作用，对乳管和腺泡不发育者不发生作用。泌乳的多少在于乳腺的发育程度，对退化萎缩的乳腺，催乳素根本不起作用，但对乳腺退化改变不严重的乳汁分泌不足者，催乳素尚有治疗效果。

泌乳期必须持续哺乳，否则泌乳即停止，故哺乳有维持泌乳的作用，此系因哺乳时乳头的机械刺激影响大脑皮质所致。如果要断奶，给予大剂量的睾酮或雌激素，就能加速断奶过程，因为抑制了催乳素的分泌，使泌乳几天内停止，不用外源性激素断奶需要 2 周左右。

(二) 乳腺与卵巢激素的关系

卵巢分泌的激素有两种，即雌激素与黄体酮，两者都能促进乳腺组织的发育，前者主要作用于乳腺管，后者主要作用于腺泡。婴儿在出生后 3 ～ 4 天内，乳腺有增生和分泌功能，乳腺稍胀大，有时有少量的乳汁从乳头内泌出，这是母体内的雌激素和催乳素在分娩前进入婴儿体内所致，5 ～ 7 天后，上述现象逐渐消失，此称生理性肥大。

雌激素有 3 种：雌二醇、雌三醇和雌酮，其中雌二醇是在卵巢自然合成分泌的雌激素中活性最强的成分；雌酮也是在卵巢分泌的，但其活性较弱。雌激素在女性的一生中，分泌有其独特的规律性，青春期前分泌极少，由青春期开始，随着月经的周期性，雌激素分泌也呈现周期性的特点，随着雌性生理逐渐成熟，雌激素的高峰排泄量也越来越多，与儿童期相比可增长20 倍以上。40 岁以后，排泄量逐渐减少，40 ～ 50 岁以后周期性分泌停止，绝经期到来，尽管整个周期中每天都有雌激素分泌，但在排卵期和黄体中期有两个高峰，前者最为显著，行经期雌激素排出量降至最低。乳腺的变化也随着雌激素的变化而变化，女性青春期后卵泡成熟，大量分泌激素，乳腺发育迅速，其特点是乳腺导管系统增大，脂肪沉着于乳腺，是乳腺增大的主要原因。原发性无月经症患者用雌激素治疗，可见乳腺肥大，治疗停止后，乳腺萎缩。前列腺癌长期服用己烯雌酚的男性患者，可出现乳腺肥大，即男乳女化。肝硬化患者因体内雌激素水平升高，也可出现乳腺肥大。皮肤和黏膜均可吸收雌激素，故用雌激素药膏涂抹乳腺，乳腺可出现增生现象。青春期切除卵巢，乳腺即不发育，此时若注射雌激素，乳腺又可继续发育，此种乳管的再生与雌激素注射量多在一定范围内成正比，如雌激素超过最大量，乳腺的发育并不相应增加，是因大量雌激素抑制了丘脑下部和腺垂体的内分泌功能。雌激素注射量过大，可能产生乳腺小管和腺小叶的发育异常和病变。卵巢功能旺盛，过度分泌雌激素，可引起乳房纤维腺瘤。

一般认为，体内促黄体素和雌激素比例失衡，即促黄体素分泌减少，雌激素分泌量相对增多，可引起乳腺囊性增生病。临床上各种囊性病都可见腺小叶的异常，系因卵巢激素功能失常所致。对乳腺发育不良者，用大量雌激素及小量黄体酮注射治疗，乳腺出现结节，其结节仅比注射雌激素者大，有人用黄体酮注射治疗，使得腺小叶充分发展。

在卵巢分泌黄体酮以前，腺小叶发育极其有限，性成熟后，尤其是妊娠期间，黄体酮和雌激素联合反复作用下，腺小叶始能充分发育，故腺小叶的发育需经一定强度的激素刺激和适当比例的雌激素与黄体酮联合作用。黄体酮对乳腺的作用是在雌激素作用的基础上促进乳腺发育，否则末端乳管的上皮细胞易发生异常，可发生乳腺囊性增生病。

男性乳腺对雌激素的反应不如女性明显，其组织反应变异较大，睾丸素对男性乳腺产生与黄体酮类似的作用，可引起腺小叶的发育。

（三）乳腺与神经垂体激素的关系

神经脑垂体激素，亦称神经叶激素、垂体后叶素或简称后叶激素。是由神经垂体所分泌的激素，哺乳类以升高压素和宫缩素为其代表。其中缩宫素具有刺激乳腺及子宫的双重作用，但以刺激乳腺为主。哺乳期乳腺不断分泌乳汁，储存于腺泡中，婴儿吮吸乳头除引起催乳素的分泌外，同时还导致射乳反射，传入信息到达下丘脑时，与室旁核和视上核发生联系，引起缩宫素分泌，然后由缩宫素作为传出信息直接到达乳腺，通过乳腺腺泡周围的肌上皮细胞的收缩，将乳汁挤压出来，称"射乳反射"。

（四）乳腺与肾上腺皮质激素的关系

肾上腺皮质主要分泌盐皮质激素、糖皮质激素和少量性激素。在男性性激素有肾上腺固酮和男性酮，在女性有黄体酮和雌素酮，因此，当肾上腺皮质增生或发生肿瘤时，可激发幼年期男女乳腺的发育。闭经和人工去势的妇女，因缺乏卵巢激素，可引起腺垂体和肾上腺皮质代偿性功能亢进；反之，如体内有过多的卵巢激素，可引起有关的内分泌腺体的功能退化，因此可用适当的方法来减少或增加某种内分泌腺的功能，影响该内分泌腺体的功能退化。

（五）乳腺与甲状腺激素的关系

幼年期甲状腺功能不足时，全身发育不良，乳腺的发育亦迟缓，如给予甲状腺素制剂，全身发育和乳腺的发育变为正常。甲状腺对乳腺的作用是间接的，腺垂体产生的促甲状腺激素减少时，甲状腺激素分泌减少，基础代谢率低下，因而影响乳腺发育，当甲状腺功能不足时，产后的泌乳量亦减少。有研究发现，最适度的甲状腺激素分泌可限制很多哺乳大鼠的乳汁分泌，而在最适度地分泌时，随着血中甲状腺激素水平的提高，乳汁分泌也随之增多。

乳腺癌患者中有相当病例合并有甲状腺功能减退症，此是否为癌瘤的促进因素值得研究。实验证实，甲状腺功能减退时，卵巢对乳腺的生理作用将发生异常，因此，对甲状腺功能不足的患者，应警惕患乳腺病变。

（六）乳腺与胎盘激素的关系

胎盘分泌雌激素、黄体酮和一种高效的促乳样激素，称"人胎盘催乳素"(HPL)，它很可能促进了母体乳腺的发育。卵巢的黄体和乳腺同时竞争催乳素，但随着妊娠末期黄体的退化而使乳腺优先受影响，乳腺的这种优势可以维持到分娩之后。

各种激素对乳腺的作用见表 2-1。

表 2-1 影响乳房生长发育的主要激素及其作用

名称	作用
雌激素	导管腺泡的生长和发育，乳腺初期的发育，为胰岛素、糖皮质激素、催乳素发挥作用做好准备，无维持泌乳的作用、催乳素的产生，与催乳素、甲状腺素一起刺激酪蛋白、乳糖的产生
孕激素	腺泡分化所必需，对导管的形成无作用，不能抑制乳房已形成的泌乳功能 在对睾酮敏感的关键时期引起间充质腺体组织的破坏
睾酮 糖皮质激素	导管的混合生长所必需，引起高尔基复合体、粗面内质网的合成、促进小叶腺泡的生长，为细胞的有丝分裂所必需，导致细胞对催乳素的敏感性增加
胰岛素	刺激腺泡上皮的有丝分裂，对导管的生长无作用，分泌活动所必需，刺激粗面内质网的合成，主要在妊娠期和哺乳期对胰岛素的反应性所必需。
催乳素	上皮暴露给泼尼松、胰岛素和雌激素后，对泌乳和维持乳量所必需，为产后上皮生长所必需，刺激初乳的产生
人胎盘催乳素	在上皮分化时能替代催乳素，在妊娠后半段，刺激腺泡生长和乳汁生成
生长激素	青春期导管生长所必需
甲状腺素	增加上皮对催乳素的分泌反应
缩宫素	肌上皮细胞的收缩

二、不同时期乳腺的内分泌生理

（一）胎儿期

乳腺发生在胚胎腹面的原始表皮。胚胎发育第五周，在胚胎腹面从腋部到腹股沟之间由原始外胚层形成一对索状原始乳线，乳线在胸壁发育逐渐形成乳嵴，其他部位乳线退化。胚胎第 7～8 周乳嵴增厚长入胸壁间质内，呈三维球形增生。妊娠第 10～14 周胸壁间叶细胞进一步增生形成扁平的边缘。妊娠第 12～16 周间叶细胞分化形成乳头和网眼状组织平滑肌。妊娠第 16 周开始上皮细胞形成"乳腺芽"并进一步形成 15～25 个条索状上皮性分支。妊娠第 20～32 周分支上皮组织形成，形成 15～20 个乳腺导管。妊娠第 32～40 周内含初乳的腺泡结构形成。

（二）新生儿和幼儿期

新生儿在出生后 1～2 周内乳腺上皮增生，导管腔扩大，并可出现少量溢乳现象。这是由于从母体带来的多种胎盘激素作用的结果，随着胎盘激素浓度在新生儿体内的降低，出生后3～4周溢乳现象消失。

（三）青春期

在月经初潮前2～3年，女性乳腺迅速增大，乳腺越出包膜向四周组织内仲长。随着下丘脑促性腺激素释放激素分泌进入下丘脑－垂体静脉系统，女孩进入青春期。我国女孩10～12岁开始进入青春期，城市女孩略早。在雌激素作用下，以及泌乳素、生长素等共同参与下，乳腺导管及间质增生，导管伸长、分支，小导管末端基底细胞增生，发育为小叶芽，逐渐出现管腔。同时，脂肪组织及纤维结缔组织增多，乳腺内血管增生。在此期间男性乳腺也开始增生，但仅是轻微变化。

（四）性成熟期

正常的月经周期是体内神经内分泌周期在效应器子宫的表现，与子宫一样，乳腺同样是这个下丘脑-垂体-卵巢内分泌轴产生的性激素周期的效应器，同样出现与子宫相同步的周期性变化。

在卵泡期，雌激素水平逐渐上升，促使乳腺导管伸展、导管上皮及腺泡内腺上皮增生、导管腔扩展、管周的小叶内纤维组织增生、水肿，同时雌激素有类似组胺样作用，导致乳腺小叶内血管扩张、组织充血水肿。

排卵后进入黄体期，这时体内的孕激素水平逐渐提高，催乳素水平亦随之增高，在雌激素、孕激素和催乳素的协同作用下，小叶内乳腺腺泡内腺上皮细胞肥大、增生，细胞内出现脂质样分泌颗粒，并有少量分泌现象，乳腺进一步充血，至月经前3～4天更为明显，在临床上，这时患者感到双乳胀痛，体检时乳腺增厚。

月经期内，雌激素、孕激素水平迅速降低，乳腺的导管和小叶内腺上皮细胞萎缩、部分脱落，小叶内纤维组织的充血和水肿消退，腺上皮的分泌活动下降，由腺泡为主组成的乳腺小叶体积减小，乳腺结构回复到排卵前状态，临床上乳腺的胀痛可部分或完全缓解，但这种回复在临床上往往不能完全回复到原来的状态，从而使乳腺在每一个周期的变化中积累一些增生的结构，乳腺随月经周期的周而复始而重复着上述的规律性变化，乳腺增生的部分结构一次又一次地积累使乳腺的结构呈现出增生状态的不均一性，临床上表现为部分乳腺组织，往往是外上象限，局限性增厚伴结节感，质地较韧，在经前往往表现明显，但在月经期后上述的增厚感会有所减轻。

在月经来潮的1周内（5～7天），乳腺受各种激素的影响较小，是临床乳腺检查的适宜时间，对乳腺的可疑增厚，若无明显的恶性证据，可嘱随访观察。

（五）妊娠期

妊娠期脑垂体前叶增大，血流丰富，促甲状腺素和促肾上腺皮质激素分泌增多，促性腺激素，脑垂体前叶分泌的促卵泡成熟激素和黄体生成激素，由胎盘绒毛所分泌的大量雌激素与孕激素，通过丘脑下部的负反馈作用而被抑制，故妊娠期间卵巢无成熟卵泡，也不排卵。妊娠后垂体生乳素分泌增加，促进乳腺发育，分娩后促使乳腺分泌乳汁。催产素来自垂体后叶，神经反射可引起催产素释放，雌激素可增加子宫对催产素的敏感性，而孕激素有抑制催产素的作用。催产素使子宫收缩促进分娩。

（六）哺乳期

胎儿娩出后，乳腺呈现哺乳期变化。在产后的 2～3 天内，产妇的乳房在垂体分泌的大量的催乳素的作用下，会出现迅速胀大而坚实，产妇会感觉胀痛难耐。在轻轻用手按摩或经过小婴儿的吸吮后，可分泌出"初乳"。此后，随着规律哺乳的建立，"初乳"变成"成乳"，产妇的乳房会规律地充盈、排空，再充盈、再排空。乳房虽因哺乳而变大了许多，但只要注意哺乳期卫生及保健，避免发生感染等问题，一般不会感觉乳房疼痛不适，只是在喂奶之前会感觉乳房发胀，有时乳汁会自行溢出，喂奶之后随着乳房的排空，胀感消失。哺乳期乳房的一系列变化是因为在催乳素和其他有关激素的协同作用下，腺泡及小叶内导管明显增多、密集，腺管腔扩张增大，小叶间组织明显减少，腺泡上皮分泌活跃，部分上皮由立方变柱状，胞质富有分泌物而透明，核圆，位于基底部；部分腺腔高度扩张，充满乳汁，上皮扁平；有些则分泌物较少，为分泌物排出的表现，之后细胞再生复原。可见，各部腺泡的分泌活动不是同步进行，而是轮流进行的。在断乳数日后，乳腺进入复旧期变化，腺泡破裂，细胞崩解，细胞内分泌颗粒消失，扩大的导管变小或残存，间质增多，可见散在崩解的上皮细胞、吞噬细胞及间质内圆形细胞浸润。约需历时 3 个月至半年，乳腺方可恢复至非妊娠时的状态。由于上皮崩解吸收后，结缔组织的增生不能完全补充哺乳期被吸收的间质，造成哺乳后乳腺不似未哺乳时那样坚挺，常呈悬垂状。若乳腺复旧不完全或不规则，可出现哺乳期乳腺增生或导管扩张等病变。

哺乳也会刺激神经垂体释放缩宫素，使子宫尽快回缩。乳量的多少依母亲对周围环境的反应而定，期待哺乳可能会引起乳汁自乳房中喷出，恐惧或压抑可直接抑制乳汁的排出。

（七）绝经期

绝经期随着卵巢功能减退，妇女开始绝经。临近绝经期，乳腺上皮开始消失，腺泡及小叶萎缩。当卵巢停止分泌激素时，乳腺导管、腺泡和小叶开始退化。

第三节 病史采集和体格检查

一、病史采集

由于科普卫生知识的普及宣传，患者自己发现乳腺异常情况就医者明显增多，检查患者乳腺之前采集病史十分必要。

患者的年龄、经产情况、哺育史、绝经史和家族史等皆很重要。另据近年国内外的研究报道，乳腺癌的发病率在世界范围内逐年明显上升与脂肪摄入量增加有直接关系，故饮食习惯与成分在病史采集中日益重要。由于很多乳腺的病变在月经周期中表现出明显的变化，因此了解月经初潮年龄和目前月经情况是很重要的。

采集病史中，应特别注意询问乳腺有无肿物或肿块以及是否疼痛、病程长短、乳腺的肿胀和沉重感、外伤史、月经期间大小的改变情况，以及既往有无相似情况等。当乳腺有肿物时，应询问其生长速度、腋窝有无肿块，皮肤表面曾否有过炎症或颜色改变。还应问及乳头有无溢液、溢液的性质、次数多少及病程长短。患者用药史中，特别应注意激素的使用情况；涉及避孕药的服用，应详细了解用药时间的长短、药品名称、剂量和使用方法，以及末次检查乳腺的日期与乳腺疾病相关的既往病史可以归纳如表 2-2 所示。

表 2-2　乳腺疾病病史采集内容

	具体询问内容
一般情况	包括姓名、年龄、籍贯、民族等
月经史	初潮年龄 月经周期：规则、不规则 经期天数 周期天数 绝经年龄
结婚史	婚姻状况：未婚、已婚、离异、丧偶 结婚年龄岁
妊娠史	第一次怀孕岁；共怀胎数次 流产：自然流产次；人工流产 分娩胎次
哺乳史	未曾亲自哺乳 曾哺乳孩，乳量：多、少
乳腺发育情况	乳腺大小：正常、肥大、瘦小 两侧是否对称 乳头内陷有无
既往乳腺病史	两侧乳腺均无病变 急性乳腺炎：左、右 乳腺脓肿：左、右 腺纤维瘤：左、右 导管内乳头状瘤：左、右 囊性小叶增生病：左、右 其他（外伤、疼痛、皮下瘀血）
内分泌治疗史	雌激素 黄体素 睾丸素 其他性激素类药物 抗雌激素类药物 卵巢切除年；放射卵巢去势年 其他妇科手术
家族史	乳腺肿瘤家族史 其他肿瘤家族史

二、体格检查

(一) 乳腺的自我检查法

1. 自查乳房的体位

(1)洗澡时检查乳房：洗澡时,皮肤表面潮湿,擦了肥皂后皮肤滑润,这有利于发现异常情况,此时用右手检查 (触摸) 左乳,注意有无局部增厚或肿块。

(2) 在镜前检查乳房,检查时选择光线明亮的地方,脱去上衣和乳罩,充分暴露两侧乳房,面对镜子。检查时将两上肢举起,注意乳房有没有局部隆起、凹陷以及乳头有无改变,然后将两手叉腰,用力撑在腰髋部,使胸肌紧张后检查乳房有无变化,检查时,要特别注意两侧乳腺是否对称,对于不对称的改变,应高度重视。

(3) 躺在床上平卧时检查乳房：躺下平卧,假如检查右侧乳房则在右侧肩背部垫一个小薄枕头,将右手枕在头下这样可使乳腺组织比较均匀地暴露,便于检查。检查左乳时,用右手四指靠拢,放平,轻轻触按乳房,手指按一定方向,顺序检查,做圆周运动。

2. 检查的时间

在检查之前需注意选定一个日期,最好在两次月经的中期检查。因为此时乳房充血量少、柔软,较容易摸到肿块。

3. 自查乳房手指

正确的检查手法是用并拢的手指轻轻触按乳房,不能用手抓捏,否则易将正常乳腺组织误认为肿块。触摸时手掌要平伸,四指并拢,用最敏感的示指、中指、无名指的末端指腹按顺序轻扪乳房。

4. 乳房视诊内容

首先要看自己的两个乳房是否对称,皮肤的色泽有无改变,乳头是否有内陷或溢液。

(1) 乳房外形：脱去上衣,面对镜子,双臂叉腰或上举过头,反复数次,观察乳房外形轮廓是否完整对称,有无轮廓的异常。正常乳房具有完整的弧形轮廓,这种弧形的任何异常改变都应重视。

(2)乳房的皮肤：注意观察乳房的皮肤是否光滑,色泽是否正常,皮肤有无静脉扩张和水肿,皮肤有无点状凹陷 (或称橘皮样变) 及区域性凹陷 (酒窝征) 存在。

(3) 乳头：察看两侧乳头高度是否在一条水平线上,两侧乳头、乳晕的颜色是否一样,乳头的皮肤有无脱落或糜烂,乳头是否抬高或有回缩现象。

(4) 胸壁：从乳头的外上方至乳头的内下方的胸壁是否有较大的暗褐色病样突起存在,要考虑可能是副乳头或副乳房。

5. 自查触摸乳房的次序

由乳房的外上、外下、内下、内上区域,最后是乳房中间的乳头及乳晕区,由于乳房的外上部分可延伸至腋下,检查时不能忽略了乳房的角状突出部分。小的肿块不易被触摸到,检查时可用左手托住乳房,用右手扪查。乳房下部的肿块常被下垂的乳房所掩盖,可托起乳房或平卧举臂,用另一手扪查,深部肿块如扪按不到时,也可采取前弓腰位检查。最后挤压乳头,注意有无液体流出,再用同样的方法检查两侧腋窝,注意有无肿大的淋巴结,这样就完成了乳腺的自我检查。触摸就是要发现乳房内是否有肿块。在触摸过程中如发现异常情况,应及时到医院就诊。

（二）乳腺的正规检查法

最好采用端坐和仰卧位检查，两侧乳房充分暴露，以利对比。

1. 视诊

观察两侧乳房的形状、大小是否对称，有无局限性隆起或凹陷，皮肤有无红肿及"橘皮样"改变，浅表静脉是否扩张。两侧乳头是否在同一水平，如乳头上方有癌肿，可将乳头牵向上方，使两侧乳头高低不同。乳头内陷可为发育不良所致，若是一侧乳头近期出现内陷，则有临床意义。还应注意乳头、乳晕有无糜烂。

2. 扪诊

检查者采用手指掌面而不是指尖做扪诊，不要用手指捏乳房组织。应循序对乳房外上（包括腋尾部）、外下、内下、内上各象限及中央区做全面检查。先查健侧，后查患侧。

发现乳房肿块后，应注意肿块大小、硬度、表面是否光滑、边界是否清楚以及活动度。轻轻捻起肿块表面皮肤明确肿块是否与皮肤粘连。如有粘连而无炎症表现，应警惕乳腺癌的可能。一般说，良性肿瘤的边界清楚，活动度大。恶性肿瘤的边界不清，质地硬，表面不光滑，活动度小。肿块较大者，还应检查肿块与深部组织的关系。可让患者两手叉腰，使胸肌保持紧张状态，若肿块活动度受限，表示肿瘤侵及深部组织。最后轻挤乳头，若有溢液，依次挤压乳晕四周，并记录溢液来自哪一乳管。

腋窝淋巴结检查：最好采用直立位。检查者面对患者，以右手扪其左腋窝，左手扪其右腋窝。先让患者上肢外展，以手伸入其腋顶部，手指掌面压向患者的胸壁，然后嘱患者放松上肢，搁置在检查者的前臂上，用轻柔的动作自腋顶部从上而下扪查腋顶部淋巴结，然后将手指掌面转向腋窝前壁，扪查胸大肌深面淋巴结。站在患者背后，扪摸背阔肌前内侧淋巴结。最后检查锁骨下及锁骨上淋巴结。当发现有肿大淋巴结时，应注意其大小，质地，有无压痛，有无融合，活动或者固定。

3. 特殊检查

(1) 钼靶 X 线片：是常用的影像学检查方法，广泛用于乳腺癌的普查。乳腺癌的 X 线表现为密度增高的肿块影，边界不规则，或呈毛刺征。有时可见钙化点，颗粒细小、密集。

(2) 超声检查：超声对囊性病变有检出优势，超声结合彩色多普勒检查进行血供情况观察，可提高其判断的敏感性，且对肿瘤的定性诊断提供有价值的指标。适用于致密型乳腺病变的评价，是钼靶 X 线片的有效补充。

(3) 磁共振成像 (MRI)：MRI 是钼靶和超声的重要补充，对微小病灶，评价病变范围有优势。

(4) 活组织病理检查：常用的活检方法有空芯针穿刺活检术 (CNB)，麦默通旋切术活检，细针针吸细胞学 (FNAC)，前两者病理诊断准确率高，可达 90% ～ 97%；FNAC 的确诊率为 70% ～ 90%。

对疑为乳腺癌患者，上述方法不能明确，可将肿块连同周围乳腺组织一并切除，做术中冰冻活检或快速病理检查，一般不宜做切取活检。

乳头溢液未扪及肿块者，可做乳腺导管内视镜检查，乳头溢液涂片细胞学检查。乳头糜烂疑为湿疹样乳腺癌时，可做乳头糜烂部刮片或印片细胞学检查。

第四节 急性乳腺炎

急性乳腺炎是乳腺的急性化脓性感染，为外科女性患者中一种多见的化脓性疾病。常见于产后哺乳期妇女，特别是初产妇，往往发生于产后3～4周内，亦可见于产后4个月，甚至1～2年。可发生于乳房的任何象限。多为金黄色葡萄球菌感染，少数为链球菌或其他细菌。

一、分型

其临床表现可有明显个体差异，应用抗菌药物治疗的患者，临床症状可被掩盖。按典型临床过程可分为：

1.急性单纯性乳腺炎

症状较轻，有压痛，乳房局部出现边界不清的硬结。

2.急性蜂窝织炎

疼痛可呈搏动性，有明显硬结，触痛明显加重，同时出现寒战、高热、头疼、无力、脉快等全身症状。

3.脓肿形成

由于治疗不力和病情加重，局部组织坏死、液化，大小不等的感染灶相互融合形成脓肿，脓肿可分为单房或多房。感染严重或抵抗力低下者，可并发脓毒血症。

二、诊断

1.诊断要点

(1) 病史：初产哺乳期妇女，乳房出现胀痛，伴全身发热，不能哺乳，应首先怀疑乳腺炎之可能。

(2) 症状

1) 局部表现：患侧乳房疼痛，体积增大，局部变硬，形成疼痛性硬结或包块，皮肤发红、发热，触之有压痛。进而局部变软，形成不同部位的脓肿，检查有波动，有时可自行破溃，若穿入乳管可有乳头溢脓，亦可侵入乳房后间隙的疏松结缔组织，形成乳房后脓肿。常可伴患侧腋窝淋巴结肿大疼痛。

2) 全身症状：起病时，全身可伴有高热、寒战、脉快、周身不适，食欲缺乏，头痛、无力、出汗等。严重者，亦可有全身中毒症状，出现败血症或脓血症的症状。

3) 治疗不当或引流不充分可导致慢性乳腺炎，乳房内形成硬结，边界不清，活动度不大。

(3) 体征：乳房出现局限性红、肿、热、痛；扪及炎性疼痛性肿块，触之压痛，波动试验阳性。

2.辅助检查

(1) 常规检查

1) 血常规：白细胞计数可出现不同程度升高，常伴有核左移现象，严重者亦可出现中毒性颗粒。

2) 穿刺抽吸：压痛最明显处穿刺，若抽到脓液表示脓肿已形成。

3) 乳房 B 超：有助于确定炎性病灶有无脓肿形成。乳腺炎时，显示炎性肿块边缘模糊、界限不清，内回声增强，但分布不均且压痛。形成脓肿时边缘清楚，边界增厚，中间可见脓腔的无回声区，内可见有强光点和强光团回声，后方回声增强。

(2) 可选择检查：脓液细菌培养加药物敏感实验，随着抗生素应用的增多，应警惕原发性耐药菌株感染的可能，必要时应尽早行脓液细菌学培养及药物敏感试验，以指导临床用药。

三、鉴别诊断

本病可与积乳囊肿、浆细胞性乳腺炎及乳腺结核等混淆，但主要与炎性乳腺癌相鉴别。

炎性乳腺癌：多发生于年轻妇女，其皮肤病变范围一般较广泛，尤以乳腺下半部为甚。皮肤颜色为一种特殊的暗红或紫红色，皮肤肿胀，呈橘皮样。乳腺一般无明显疼痛和压痛，可触及无痛性肿块，并可伴同侧腋窝淋巴结肿大。全身炎性反应较轻或无。临床鉴别困难时往往需要病理确诊。

四、治疗

原则是消除感染、排空乳汁。根据炎症不同阶段而采取不同的治疗措施，方法有非手术治疗和手术治疗。

1. 炎症初期，卡他性炎症期

仅有轻度肿胀，尚无皮肤红肿及全身寒战高热时，即仅有乳汁淤积，而无细菌感染阶段，主要采取非手术治疗。

(1) 卧床休息，安静睡眠。

(2) 佩戴乳罩，将乳房托起，减轻症状。

(3) 局部冷敷，清洗乳头，可用注射器吸出，清除乳管开口堵塞物，亦可用吸乳器排除淤积的乳汁，起到引流作用。

(4) 局部封闭疗法：可用 0.25% ～ 0.5% 的普鲁卡因加庆大霉素或青霉素，于患乳的基底部或周围封闭注射治疗。

2. 急性蜂窝织炎期

此期尚未形成脓肿，是治疗的关键阶段，非手术治疗处理得当可防止形成脓肿，避免手术治疗。

(1) 全身治疗：因主要病原菌为金黄色葡萄球菌，可不必等待细菌培养的结果即可给予抗感染治疗。首选青霉素。若青霉素过敏，则应用头孢菌素或红霉素。如治疗后病情无明显改善，则应穿刺以证明有无脓肿形成，以后可根据细菌培养结果指导选用抗菌药。抗菌药物可分泌至乳汁，因此如四环素、氨基糖苷类、磺胺类和甲硝唑等药物应避免使用，以免影响婴儿。

(2) 局部治疗：可用 25% 硫酸镁局部湿热敷，每次 20 ～ 30 分钟，每日 3 ～ 4 次；亦可用 1：1 粥状甘油硫酸镁、鱼石脂油膏外敷。如有乳头皲裂或破损，可用 3% 硼酸溶液清洗干净后外敷消炎软膏促进愈合。

(3) 同乳或中断哺乳：炎症初期可继续哺乳，以防止乳汁淤积，但哺乳前后应清洗乳头及其周围和婴儿口腔。对停止哺乳者可用手法或吸乳器排乳，达到疏通乳管作用。

(4) 物理疗法：可用超短波、超声波、音波和红外线理疗促进炎症吸收。

(5) 中医治疗：应用清热解毒之中药亦有良好效果：蒲公英、野菊花各 9 g，水煎服；瓜蒌牛蒡汤加减：熟牛蒡、生山栀、金银花、连翘各 9 g，全瓜蒌（打碎）、蒲公英各 12 g，橘皮、叶各 4.5 g，柴胡 4.5 g，黄芩 9 g，水煎服。

3. 脓肿形成期

应停止或中断哺乳（一般健侧乳房不需要停止哺乳，因停止哺乳不仅影响婴儿喂养，且为乳汁淤积提供了条件。但患侧要停止哺乳，以防炎症扩散）。可口服溴隐亭 1.25 mg，每日 2 次，共 7 ~ 14 日；或己烯雌酚 1 ~ 2 mg，每日 3 次，共 2 ~ 3 日；或肌内注射苯甲酸雌二醇，每次 2 mg，每日 1 次，共 5 ~ 7 日；或中药炒麦芽 60 g 水煎，每日 1 剂，共 2 ~ 3 日；给予高热量、高蛋白、高维生素等易消化吸收饮食；有败血症时，亦可多次少量输入新鲜血液，增加机体抗感染能力；选用适当的广谱抗生素，可根据药敏试验针对性选用敏感抗生素。

但如此时仅用抗生素治疗，则可导致更多的乳腺组织遭受破坏，应及时采取手术治疗。可根据脓肿严重程度选择穿刺排脓或切开引流法。

(1) 穿刺排脓疗法：若波动不明显，可行穿刺排脓疗法。抽出脓液，用生理盐水冲洗脓腔，然后注入庆大霉素或青霉素，每日 1 次，一般经 3 ~ 4 次处理，方可治愈，免去了手术切开引流的伤害和痛苦。

(2) 脓肿切开引流术：乳房脓肿形成，经上述治疗无效，应立即采取脓肿切开引流术。其注意事项有：

1) 适应证：检查有脓肿波动，即波动试验阳性；局部试穿抽出脓液者，应立即引流。

2) 切口选择：一般选用放射状或轮辐状切口，避免伤及乳管，形成乳瘘；乳晕下脓肿应沿乳晕边缘做弧形切口；深部脓肿或乳房后脓肿可沿乳房下缘做弧形切口，经乳房后间隙引流之；脓腔较大时，可在脓腔的最低部位另加切口做对口引流。

3) 麻醉选择：一般选择局部浸润麻醉即可获得良好的麻醉效果。

4) 通畅引流：切口要够大，与波动明显处切开，低位切开，便于体位引流。脓肿如超越两个象限者，亦可行对口引流。切开后探查脓腔，以手指轻轻分离脓肿的多房间隔，以利引流。

5) 避免副损伤：切口选择合适，避免伤及乳管，形成乳瘘；对乳房内脓肿，避免损伤乳房内动脉。

6) 细菌培养及药敏试验：引流的脓液必须做化脓菌涂片或细菌学培养以及抗生素敏感试验，以利有的放矢地选用敏感的抗生素治疗。

7) 引流物选择：不宜采用管状或膜状引流物。可采用干纱布、油纱布、油纱布包裹干纱布填塞三种方法，尤以后者为佳。

8) 术后换药：若敷料渗湿较轻，可于术后第三日开始换药；若敷料渗湿较严重，则可适当增加换药频率。换药时要不断清除创腔内坏死组织、脓苔、异物（如线结）等。应根据肉芽情况，适当调整换药次数，保护新鲜肉芽，促进愈合。换药时，必须严格遵循无菌操作规程，动作敏捷，手法轻柔，避免创腔出血。

第五节　乳腺畸形

乳腺发育主要来源于胚胎时期的外胚层上皮细胞。当胚胎发育到第 6 周，胎儿约 11.5 mm 时，胎体腹侧两旁内外胚层上皮组织的局部增生而生成 4～5 对乳头状局部增厚，即形成乳腺的始基 (又称乳线)。至第 9 周时，正常情况下这些始基大多退化完，仅剩胸前的 1 对在出生前继续发育为婴儿型乳腺。乳腺始基的生成和退化如果出现异常，往往导致乳腺的先天畸形。

乳腺的发育是受腺垂体、卵巢和肾上腺皮质系统分泌的激素影响。腺垂体产生促乳腺激素直接影响乳腺，同时还通过卵巢和肾上腺皮质产生雌激素，间接影响乳腺。不仅如此，雌激素对乳腺发育的影响还和雄激素的水平有关。当某些因素使得机体内部雌、雄激素的水平出现异常改变时，就会导致乳腺的异常发育。

一、乳头内陷

乳头不能凸出而是向内凹陷，称为乳头内陷。乳头内陷的程度因人而异，轻者仅表现为不同程度的乳头低平或回缩，受刺激后可凸出或可挤出乳头。重者表现为乳头完全陷于乳晕内，无法被牵出，呈火山口状，并常伴有分泌物或异味。内陷的乳头即使挤出，也一般较细小，常无明显的乳头颈部，并呈分裂状。女性乳头内陷的发生率为 1%～2%，通常为双侧，亦可仅发生于一侧，乳头内陷程度可不一致，乳头内陷影响乳房外形美观。此外，由于凹陷乳头可积存污垢或油脂，造成感染或异味，更为严重的是，乳头内陷使婴儿难以吸吮乳汁，失去哺乳功能。

(一) 病因

乳头内陷的发生一般是由于先天发育引起，乳腺导管短缩，部分组织纤维化挛缩，乳头平滑肌发育不良。其中乳腺导管短缩和组织纤维化挛缩是引起乳头内陷的主要原因。

继发性乳头内陷 (后天性乳头内陷) 系乳头受乳腺内病理组织牵拉或胸罩或束胸压迫引起。多见于炎症、肿瘤等疾病，侵犯乳房的导管、韧带、筋膜等，使受侵的导管、韧带、筋膜收缩所致；不合理的束胸或穿戴过紧的胸罩发生在 atch 青少年时期，因胸部紧 atch 束，血液循环不好，致乳房发育不良而致乳头内陷。

(二) 临床表现和分型

根据乳头内陷深浅不一可分成三度：

1. 一度为部分乳头内陷，乳头颈部存在，能轻易被挤出，挤出后乳头大小与常人相似；

2. 二度为乳头完全凹陷于乳晕之中，但可用手挤出乳头，乳头较正常小，多半无乳头颈部；

3. 三度为乳头完全埋在乳晕下方，无法使内陷乳头挤出。

乳头内陷极易引起乳头乳晕炎症和乳腺炎症等疾病，严重乳头内陷导致内陷皮肤黏膜化伴有湿疹。可出现出血、糜烂，形成慢性炎症。乳腺导管又与内陷处相通，炎症可向乳腺内扩散逆行性感染，引起乳腺炎。如果乳头内陷得不到及时纠正，炎症长期刺激，致使乳腺导管因慢性炎症而收缩，乳头内陷则更加严重，易形成恶性循环。

乳头内陷严重影响母乳喂养。不论乳头扁平还是内陷，势必影响婴儿的吸吮，使产后母乳喂养发生困难，或无法哺乳。另一方面，由于乳汁不能排出而造成积乳，可能造成乳房继发感染。

（三）治疗

本病的治疗依据患者的年龄、内陷的程度、对手术后哺乳的要求以及局部反复发作的情况而异。未婚未育妇女多要求保留哺乳功能。局部有红肿等急性炎症反应者暂缓手术治疗，待炎症消退后一定时间方可进行。

1. 保守治疗

对青春发育过程中的年轻女性，保守治疗多能奏效，故为第一选择，其方法主要是持续负压吸引乳头，使用一次性注射器的针筒，或市场上出售的持续负压吸出装置等，吸出乳头后保持 15 ～ 20 分钟，每天数次，坚持进行。持续 3 个月以上无效者一般需要手术治疗。

2. 手术治疗

可适用于任何类型乳头内陷经保守治疗无效者，用手术方法可分为保留乳腺导管的手术和切断乳腺导管的手术。彻底松解缩短的纤维束是任何一种手术方法的基本组成部分，区别仅在于是否保留部分乳腺导管。对于尚未生育哺乳的患者，尽量保留部分乳腺导管往往是必需的。

二、多乳房和多乳头畸形

多乳头多乳房畸形一般不需处理，但应注意其乳腺组织有发生各种治病乳房疾病（包括肿瘤）的可能。胚胎期自腋窝至腹股沟连线上，由外胚层的上皮组织发生6～8对乳头状局部增厚，即为乳房始基。出生时除胸前一对外均退化。未退化或退化不全即出现多乳头和（或）多乳房，临床也称副乳。此种异常多见于女性。多乳房在成年妇女行经、妊娠或哺乳时可出现胀痛、有时有乳汁分泌。

多乳头畸形的临床表现为一个小的、隆起于皮肤的病变，出生时即存在，表现为一个乳头。它可以有或无色素沉着，可包括或不包括周围的乳晕组织。多余的乳头常见于腋窝，其次为乳房下皱褶，在乳腺形成线上的任何位置均可见到，包括会阴、腹股沟、腹部和股部。多乳房畸形就是多余乳腺组织的出现，它的发病率少于多乳头畸形。与多乳头畸形不同，多乳房畸形在出生时没有表现，而是仅在乳房生长发育阶段后才表现。它经常双侧发生，最常见于腋窝区域，可伴有乳头和乳晕。

多乳房和多乳头畸形一般不需要特殊治疗，当有下列情况时，可考虑行手术切除。

1. 腺体逐渐增大，疼痛或局部摩擦不适而影响生活者。

2. 腺体内扪及肿块，疑为发生良性、恶性肿瘤者。

3. 腺体较大而影响外观或患者有整形要求者。

三、巨乳症

巨乳症又称乳房肥大、大乳房或巨乳房，是指女性乳房过度发育，含腺体及脂肪结缔组织过度增生，体积超常，与躯体明显失调。可发生胸部压迫感、慢性乳腺炎、疼痛、肩部酸痛沉重及乳房下皮肤糜烂等。巨乳症多见于青春期少女或青年女性，常发生在两侧，偶见限于一侧。乳房过大系因腺体及脂肪结缔组织对雌激素异常敏感所致。遗传因素亦属有关因素之一。许多巨乳患者由于体形欠美，逃避社交，滋生病态心理，故乳房缩小整形术具有治疗及美容的双重意义。理想的缩乳术应兼顾外观与功能。此外，巨乳症应与乳腺肿瘤相鉴别。

（一）病因

雌激素活性的增加可能是乳房快速增大的病因，但是确切的机制并未阐明。另一个假说是肥大的乳房组织在体内正常激素水平作用下的敏感性被提高。还有学者认为，体内含类固醇产物增加的影响，应该在青春期少女的巨乳症患者中考虑到，例如垂体、肾上腺或卵巢肿瘤所分泌的。

（二）临床表现

1. 乳房巨大，鼓胀沉重，皮肤紧张。

2. 胸部压迫感。

3. 常伴慢性乳腺炎及疼痛。

4. 可有乳房下皮肤糜烂。

（三）治疗

有效和及时地治疗可以尽快减轻患者精神、心理和身体的症状，但没有一种方法是完全有效的治疗。甲羟孕酮、脱氧黄体酮、他莫昔芬、溴隐亭、炔睾酮的临床应用取得了有限的成功，但外科手术仍然为主要的治疗手段。通常，缩乳手术的时机是到乳房形态固定后，然而在一些病例中要求早期实施手术。这些患者存在显著的复发风险，多需再次手术。

四、管状乳房

管状乳房是一种罕见的乳房畸形，由于乳房下皱襞位置过高，限制了腺体组织在乳房下极的分布，乳房呈管状而非半球形前凸畸形，多为两侧发病，发病原因尚不清楚。

轻度的管状乳房畸形表现为三角形或三角样乳房，患者无特殊要求可以不予治疗。常用的手术方法是矫正乳房下皱襞过高，重新分布腺体组织。术前标志新的乳房下皱襞，经乳晕周围切口或乳房下皱襞切口，在胸大肌表面充分剥离乳腺基底，松解原乳房下皱襞到新皱襞为止，观察腺体组织复位情况，形态满意后用缝线将乳腺组织下缘固定新皱襞处的胸大肌筋膜上。缝合切口，加压包扎，必要时放置负压引流。

五、Poland 综合征

Poland 综合征即为胸大肌缺损并指综合征，于 1841 年伦敦的医学生 Poland 在做一尸体解剖时发现并首次报道。

临床症状集中于躯体及上肢，男性多见，一般为单侧，极少双侧发病。最轻度者仅为胸大肌的胸骨头部缺损和第 3 ~ 4 指并指畸形。严重的病例除整块胸大肌外，还涉及其下的胸小肌、前锯肌、肋间肌，甚至其邻近的部分背阔肌、腹外斜肌，乃至前胸部的部分肋骨、肋软骨。有的还表现为胸部反常呼吸、肺疝出、肩胛骨高位、患部皮肤和皮下脂肪发育不良，以及乳头高位，或女性乳房发育小或无乳房。手部畸形表现为不同类型的并指、短指、缺指、2 ~ 4 指中节指骨缺损、手指深浅屈腱融合、腕骨融合、尺桡骨融合等。个别病例还可伴有耳廓畸形、半椎体、脊柱侧凸、肾畸形、隐睾等。

目前发病原因尚不清楚，基本病理为因胚胎时期上肢芽发育障碍所致。

女性患有 Poland 综合征可行乳房再造手术，单纯自体组织移植或结合假体植入等。

第六节 乳腺增生症

乳腺增生症是指乳腺上皮和纤维组织增生，乳腺组织导管和乳小叶在结构上的退行性病变及进行性结缔组织的生长，其发病原因主要是由于内分泌激素失调。乳腺增生症是女性最常见的乳房疾病，其发病率占乳腺疾病的首位。近些年来该病发病率呈逐年上升的趋势，年龄也越来越低龄化。据调查有 70% ～ 80% 的女性都有不同程度的乳腺增生，多见于 25 ～ 45 岁的女性。

一、女性乳腺增生症

(一) 发病率

Haagen Sen 报道，本病占乳腺各种疾病的首位。Frantz 等 (1951) 在 225 例生前无乳腺病史的女尸中取材检查，镜下 53% 有囊性病。蚌埠医学院 (1979) 报道 2581 例乳房肿块的病理学检查，发现该病有 636 例，占全部的 25.85%。北京中医学院 (1980) 报道 519 例乳腺病中，该病有 249 例，占 48%。河南医学院附一院 (1981) 门诊活检 1100 例各种乳房疾病中，乳腺结构不良症 260 例，占 26%。栾同芳等 (1997) 报道的 3 361 例乳房病中，乳腺增生及囊性乳房病 600 例，分别占全部病例的 17% 和 9%。足以证明，该病是妇女乳房疾病中的常见病。因本病有一定癌变率，因此应引起医师的注意。近些年来，随着人们的物质及文化生活水平的提高，患者逐年增多，且发病年龄有向年轻化发展趋势。有人称其为妇女的"现代病"，是中年妇女最常见的乳腺疾病，30 ～ 50 岁达最高峰，青春期及绝经后则少见。欧美等西方国家，有 1/4 ～ 1/3 的妇女一生中曾患此病。从文献报告的尸检中，有乳腺增生的妇女占 58% ～ 89%。在乳腺病变的活检中，乳腺增生症占 60%。我国报道的患病率因资料的来源不同，> 30 岁妇女的发生率为 30% ～ 50%。有临床症状者占 50%。河南医科大学附一院近 5 年间 (1991 ～ 1996)，从门诊 248 例乳痛及乳房肿块患者中 (仅占乳房疾病就诊者的 1/20) 做病理学检查，其中 151 例有乳腺不同程度的增生，有 12 例不典型增生至癌变。发病率为 58%，较 16 年前 (1981) 有明显的上升，是原来的 2 倍左右。尽管这种诊断方法是全部乳腺疾病患者的一部分，但也说明了一个问题，从病理学检查中已有半数患者患此病。城市妇女的发病率较农村高，可能与文化知识及对疾病的重视程度乃至耐受程度有关。这些也引起医师对该病的重视。

(二) 病因和发病机制

本病的病因虽不完全明了，但目前从一些临床现象的解析认为与内分泌的失衡有密切关系，或者说有着直接关系。

长期的饮食结构不合理、生活习惯不好、心理压力过大等造成体质酸化，人体的功能下降，进而引起身体代谢循环变慢，大量本物质沉积在体内无法排出，造成气血不畅，内分泌激素失调、月经失调等现象，因此而引起乳腺疾病即乳腺增生。

传统中医认为，它是由于郁怒伤肝、思虑伤脾、气滞血瘀、痰凝成核所致，中医学称之为"乳癖"。

现代医学则认为，它的发生，发展和转归，完全是由于妇女体内的激素周期性变化所导致。当卵巢分泌的雌激素水平过高，黄体孕激素过少，或者这两者分泌不协调，就可以引起乳房中的乳腺导管上皮细胞和纤维组织增生。正常情况下，每一个进入青春期的妇女的乳房的腺泡、腺管和纤维组织，在每一个月经周期里，都要经历增生和复原的组织改变过程。由于这种改变，每一个妇女在每一次月经前，都有可能出现一侧或两侧乳房或轻或重的胀痛，月经过后胀痛又自然消失，这完全不妨碍生活、学习和工作，是正常的生理现象。但是，当机体在某些应激因素的作用下（如工作过于紧张，情绪过于激动，高龄未婚，产后不哺乳及患某些慢性疾病等），就有可能导致乳房本来应该复原的乳腺增生组织得不到复原或复原不全，久而久之，便形成乳腺增生，表现为增厚的乳叶和结节性颗粒、乳房胀痛及乳头溢乳等三大症状和体征。

（三）病理

由于本病组织形态改变较为复杂，病理分类意见纷纭，迄今尚未统一。正常时，乳腺组织随卵巢周期性活动而有周期性变化，经前期表现为乳腺上皮增生，小管或腺泡形成、增多或管腔扩张，有些上皮呈空泡状，小叶间质水肿、疏松。月经期表现为管泡上皮细胞萎缩脱落，小管变小乃至消失，间质致密化并伴有淋巴细胞浸润。月经结束后，乳腺组织又进入新的周期性变化。如果雌激素分泌过多或孕激素水平低下而使其相对过多时，则刺激乳腺实质过度增生，表现为导管不规则出芽，上皮增生，引起小导管扩张而囊肿形成，同时间质结缔组织增生、胶原化和炎性细胞浸润等。上述病理变化常同时存在，但由于在不同个体、不同病期，这些病变的构成比例不同而有不同的病理阶段和不同的病理改变。

乳腺增生症是有着不同组织学表现的一组病变，尽管其病理分型不同，病因都与卵巢功能失调有关，各型都存在着管泡及间质的不同程度的增生为病理特点。各型之间都有不同程度的移行性病理改变，此点亦被多数医师认为是癌前病变。为了临床分类及诊断有一明确概念，按王德修分类意见，使临床与病理更为密切结合，可将本病分为乳腺腺病期和乳腺囊肿期，对临床诊治实属有利。

1. 乳腺腺病

是乳腺增生症的早期，本期主要改变是乳腺的腺泡和小导管明显的局灶性增生，并有不同程度的结缔组织增生，小叶结构基本失去正常形态，甚者腺泡上皮细胞散居于纤维基质中。Foote、Urball 和 Dawson 称"硬化性腺病"，Bonser 等称"小叶硬化病"。根据病变的发展可分 3 期：即小叶增生、纤维腺病和硬化性腺病。有文献报道，除小叶增生未发现癌变外，后 2 期均有癌变存在，该现象有重要临床意义。

(1) 乳腺小叶增生：小叶增生（或乳腺组织增生）是腺病的早期。该期与内分泌有密切关系，是增生症的早期表现。主要表现为小叶增生，小叶内腺管数目增多，因而体积增大，但小叶间质变化不明显。镜下所见：主要表现为小叶数目增多（每低倍视野包括 5 个以上小叶），小叶变大，腺泡数目增多（每小叶含腺泡 30 个以上）。小导管可见扩张。小叶境界仍保持，小叶不规则，互相靠近。小叶内纤维组织细胞活跃，为成纤维细胞所构成。小叶内或周围可见少数淋巴细胞浸润，使乳房变硬或呈结节状。临床特点是乳腺周期性疼痛，病变部触之有弥散性颗粒状感，但无明显硬结。此是由于在月经周期中，乳腺结缔组织水肿，周期性乳腺小叶的发育与轻度增生所引起，是乳腺组织在月经期、受雌激素的影响而出现的增生与复旧的一个生理过程，纯属功能性，也可称生理性，可恢复正常。因此，临床上肿块不明显，仅表现为周期性乳痛。甚者，随月经周期的出没，乳房内的结节出现或消失。本期无发生恶变者，但仍有少数发展为纤维腺病。

(2) 乳腺纤维腺病 (乳腺病的中期变化)：小叶内腺管和间质纤维组织皆增生，并有不同程度的淋巴细胞浸润，当腺管和纤维组织进一步灶性增生时，可有形成纤维瘤的倾向。早期小管上皮增生，层次增多呈 2 ～ 3 层细胞甚至呈实性增生。同时伴随不同程度的纤维化。小管继续增多而使小叶增大，结构形态不整，以致小叶结构紊乱。在管泡增生过程中，由于纤维组织增生，小管彼此分开，不向小叶内管泡的正常形态分化。形成似囊样小圆腔盲端告终者，称 "盲管腺病"。此期的后期表现是以小叶内结缔组织增生为主，小管受压变形分散。管泡萎缩，甚至消失，称 "硬化性腺病"。在纤维组织增生的同时，伴有管泡上皮增生活跃，形成旺炽性硬化性腺病。另有一种硬化性腺病是由增生的管泡和纤维化共同组成界线稍分明的实性肿块，称 "乳腺腺瘤"。发病率低，约占所有乳腺病变的 2%。因此，临床上常见此型腺病同时伴发纤维腺瘤存在。

(3) 硬化性腺病 (又称纤维化期)：乳腺腺病的晚期变化，由于纤维组织增生超过腺管增生，使腺管上皮受挤压而扭曲变形，管泡萎缩消失，小叶轮廓逐渐缩小，乃至结构消失。而仅残留萎缩的导管，上皮细胞体积变小，深染严重者细胞彼此分离，很像硬癌，尤其冷冻切片时，不易与癌区分。本病早期有些经过一定时期可以消失，有些可发展成纤维化，某些则伴有上皮明显乳头状增生的该病理改变尤其值得注意，多数医师正视此为癌前期病变。

纤维腺病与纤维腺瘤病理上的区别点是：后者有包膜，小叶结构消失，呈瘤样增生。与硬癌的区别点是：硬癌表现小叶结构消失，癌细胞体积较大，形态不规则，有间变核分裂易见，两者较易区别。作者 (1998) 从 176 例乳腺结构不良中发现，乳腺腺病期的中期 (纤维性腺病) 及晚期 (硬化性腺病)，均有不同程度癌变 (其癌变率为 17%)。该两期应视为癌前病变，临床上已引起足够重视。

2. 乳腺囊性增生病

与前述的乳腺组织增生在性质有所不同，前者是生理性改变，后者是病理性而且是一种癌前状态。根据 Stout 的 1000 例材料总结，本病的基本病变和诊断标准是：导管或腺泡上皮增生扩张成大小不等的囊或有上皮化生。本期可见肿瘤切面为边界不清或不整的硬结区。硬结区质硬韧，稍固定，切面呈灰白色伴不规则条索状区。突出的特点是囊肿形成。囊肿小者直径在 2 mm 以下，大者 1 ～ 4 cm 不等，有光滑而薄的囊壁，囊内充满透明液体或暗蓝色、棕色黏稠的液体。后者称为蓝顶囊肿 (所谓蓝顶盖囊肿)，镜下可见囊肿由中小导管扩张而来。上皮增生发生于扩张的小囊内，也可发生于一般的导管内。为实体性增生 (乳头状增生)，导管或扩张的小囊上皮细胞可化生。显微镜下，囊性上皮增生的病理表现如下。

(1) 囊肿的形成：主要是由末梢导管高度扩张而成。仅是小导管囊性扩张，而囊壁内衬上皮无增生者，称 "单纯性囊肿"。巨大囊肿因其囊内压力升高而使内衬上皮变扁，甚至全部萎缩消失，以致囊壁仅由拉长的肌皮和胶原纤维构成。若囊肿内衬上皮显示乳头状增生，称乳头状囊肿。增生的乳头可无间质，有时乳头上皮可呈大汗腺样化生，末端小腺管和腺泡形成囊状的原因可能有以下两种说法：①因管腔发炎，致管周围结缔组织增生，管腔上皮脱落阻塞乳管所致；②乳管及腺泡本身在孕激素作用下上皮增生而未复原所致。但多数认为，囊性病变可能是乳管和腺泡上皮细胞增生的结果。作者有同样看法。

(2) 导管扩张：小导管上皮异常增生，囊壁上皮细胞通常增生成多层，也可从管壁多处做乳头状突向腔内，形成乳头状瘤病，也可从管壁一处呈蕈状增生。

(3) 上皮瘤样增生：扩张导管或囊肿上皮可有不同程度的增生，但其上皮细胞均无间变现象，同时伴有肌上皮增生。上皮增生有以下表现。

1) 轻度增生者上皮细胞层次增多，较大导管和囊肿内衬上皮都有乳头状增生时，称"乳头状瘤"。

2) 若囊腔内充满多分支的乳头状瘤，称"腺瘤样乳头状瘤"。

3) 复杂多分支乳头的顶部相互吻合后，形成大小不一的网状间隙，称"网状增生"或"桥接状增生"。

4) 若上皮细胞进一步增生，拥挤于囊腔内致无囊腔可见时，称"腺瘤样增生"。

5) 增生上皮围成孔状时，称"筛状增生"。

6) 上皮细胞再进一步增生而成实体状时，称"实性增生"。

上皮瘤样增生的病理生理变化：雌激素异常刺激→乳腺末梢导管和腺泡增生成囊肿→囊内液体因流通不畅→瘀滞于囊肿内，囊液中的刺激物→先引起上皮的脱落性增生→再促使增生的上皮发生瘤化→进一步可演变为管内型乳癌 (原位癌) →癌由管内浸及管周围组织→浸润性癌。

乳头状瘤可分为：①带蒂型 (细胞多为柱状，排列整齐)，多系良性，但也有可能恶变；②无蒂型 (细胞分化较差，排列不整齐)，多有恶变倾向。

有人认为，小囊肿易恶变，而大囊肿却不易。可能是因为大囊肿内压力较高，上皮细胞常挤压而萎缩，再生力较差之故。但事实上在大囊肿周围常伴有小囊肿。故除临床上不能触及的小囊肿以外，一切能触及的乳腺囊性增生病，都有恶变可能，对可疑的病变应行活检。

(4) 大汗腺样化生：大汗腺细胞样的化身，也是囊性病的一种特征。一般末端导管的上皮呈低立方状，一旦化生为汗腺核细胞，其上皮呈高柱状，胞体大，小而规则的圆形核位于基底部，细胞质丰富，嗜酸性，伴有小球形隆出物的游离缘，称"粉红细胞"。这些细胞有强烈的氧化酶活性和大量的线粒体，是由正常乳腺上皮衍生的，而且具有分泌增生能力。不同于大汗腺细胞。大汗腺细胞核化生的原因不明，生化的意义也不了解。Speet(1942) 动物实验研究认为，此种化生似与癌变无关。乳腺囊性增生病中的乳头状增生与管内乳头状瘤的增生不同之处是，前者发生于中小导管内，而后者则是发生在大导管内，且多为单发性。

(四) 疾病分类

乳腺增生症有很多类型，有的完全是生理性的，不需特殊处理也可自行消退，如单纯性乳腺增生症，有的则是病理性的，需积极治疗，尤其是囊性增生类型，由于存在癌变的可能，不能掉以轻心，下面就按照乳腺增生不同的类型分别讲述其治疗。

1. 乳痛症

也叫单纯性乳腺增生症。在少女和年轻患者中最为常见，其原因是性腺激素分泌旺盛及变化波动较大的缘故，以明显周期性乳房胀痛为特征，月经后疼痛自行消失。疼痛以乳房局部为主，但有时疼痛可放射至同侧腋窝，胸壁，有时甚至放射至肩背部，常影响睡眠，工作与学习，由此而引起焦虑不安，情绪激动的患者还不少。这类增生属于正常的生理现象，患者首先不必过度焦虑和着急，只要调整情绪，保持平衡，一般升高的内分泌激素都可以慢慢地得到纠正，各种症状都可以自行消失。如果疼痛较明显，也可采用具有疏肝理气功能的中药服用，如"竭蛭胶囊"等，服用 1 ～ 2 个疗程，一般都可以收到良好的效果。

2. 乳腺腺病

本类型的病变基础是乳房内的乳腺小叶和乳腺管均有扩张及腺体周围组织增生。对这类增生病的治疗，应以软坚散结为主，辅疏肝理气的中成药。

3. 囊性增生病

有人称本类型的增生病才是真正的病理性增生症。它以乳管上皮细胞增生为主要病变，乳房内出现的肿块多为弥散性增厚，有部分患者呈局限性表现，且呈椭圆形的囊状物居多，很容易与纤维混淆。此类增生可能发展为癌变，常常引起患者的担心和恐慌。因此一旦确诊，就要提高警惕，积极进行系统治疗。

(五) 临床表现

乳腺增生疾病的症状主要以乳房周期性疼痛为特征。起初为游慢性胀痛，触痛为乳房外上侧及中上部为明显，每月月经前疼痛加剧，行经后疼痛减退或消失。严重者经前经后均呈持续性疼痛。有时疼痛向腋部、肩背部、上肢等处放射。大约80%的患者有乳房疼痛的症状，多双侧，也可单侧疼痛，疼痛性质分为胀痛、刺痛、窜痛、隐痛或触痛，乳房疼痛的表现常不稳定，在月经前可加重，也常在情绪变化、劳累、天气变化时加重，乳房肿块是诊断乳房病的主要依据，多数为多发，肿块大小不等，质地硬或硬韧，肿块不与皮肤粘连，肿块表面常不光滑，触之有颗粒感，除以上症状外，部分患者有乳头发痒、溢液及口苦、肋胀、胸闷、厌食、月经紊乱等全身症状。

患者往往自述乳房内有肿块，而临床检查时却仅触及增厚的乳腺腺体。有极少数青春期单纯乳腺小叶增生 2 年左右可自愈，大多数患者则需治疗。

乳房疼痛和肿块为本病主要的临床表现。

1. 乳房疼痛

常为胀痛或刺痛，可累及一侧或两侧乳房，以一侧偏重多见，疼痛严重者不可触碰，甚至影响日常生活及工作。疼痛以乳房肿块处为主，亦可向患侧腋窝、胸胁或肩背部放射；有些则表现为乳头疼痛或痒。乳房疼痛常于月经前数天出现或加重，行经后疼痛明显减轻或消失；疼痛亦可随情绪变化而波动。这种与月经周期及情绪变化有关的疼痛是乳腺增生病临床表现的主要特点。

2. 乳房肿块

肿块可发于单侧或双侧乳房内，单个或多个，好发于乳房外上象限，亦可见于其他象限。肿块形状有片块状、结节状、条索状、颗粒状等，其中以片块状为多见。肿块边界不明显，质地中等或稍硬韧，活动好，与周围组织无粘连，常有触痛。肿块大小不一，小者如粟粒般大，大者可逾 4 cm。乳房肿块也有随月经周期而变化的特点，月经前肿块增大变硬，月经来潮后肿块缩小变软。

3. 乳头溢液

少数患者可出现乳头溢液，为自发溢液，草黄色或棕色浆液性溢液。

4. 月经失调

本病患者可兼见月经前后不定期，量少或色淡，可伴痛经。

5. 情志改变

患者常情志不畅或心烦易怒，每遇生气、精神紧张或劳累后加重。

（六）鉴别诊断

1. 乳腺增生病和乳腺纤维腺瘤的区别

两者均可见到乳房肿块，单发或多发，质地韧实。乳腺增生病的乳房肿块大多为双侧多发，肿块大小不一，呈结节状、片块状或颗粒状，质地一般较软，亦可呈硬韧，偶有单侧单发者，但多伴有经前乳房胀痛，触之亦感疼痛，且乳房肿块的大小性状可随月经而发生周期性的变化，发病年龄以中青年为多。

乳腺纤维腺瘤的乳房肿块大多为单侧单发，肿块多为圆形或卵圆形，边界清楚，活动度大，质地一般韧实，亦有多发者，但一般无乳房胀痛，或仅有轻度经期乳房不适感，无触痛，乳房肿块的大小性状不因月经周期而发生变化，患者年龄多在 30 岁以下，以 20 ～ 25 岁最多见。此外，在乳房的钼靶 X 线片上，乳腺纤维腺瘤常表现为圆形或卵圆形密度均匀的阴影及其特有的环形透明晕，亦可作为鉴别诊断的一个重要依据。

2. 乳腺增生病和乳腺癌的区别

两者均可见到乳房肿块。但乳腺增生病的乳房肿块质地一般较软，或中等硬度，肿块多为双侧多发，大小不一，可为结节状、片块状或颗粒状，活动，与皮肤及周围组织无粘连，肿块的大小性状常随月经周期及情绪变化而发生变化，且肿块生长缓慢，好发于中青年女性。

乳腺癌的乳房肿块质地一般较硬，有的坚硬如石，肿块大多为单侧单发，肿块可呈圆形、卵圆形或不规则形，可长到很大，活动度差，易与皮肤及周围组织发生粘连，肿块与月经周期及情绪变化无关，可在短时间内迅速增大，好发于中老年女性。此外，在乳房的钼靶 X 线片上，乳腺癌常表现为肿块影、细小钙化点、异常血管影及毛刺等，也可以帮助诊断。肿块针吸乳腺癌可找到异型细胞。最终诊断需以组织病理检查结果为准。

（七）治疗

由于对乳腺增生发生的机制和病因尚无确切了解，2010 年左右治疗上基本为对症治疗。部分患者发病后数月至 1 ～ 2 年后常可自行缓解，多不需治疗。症状较明显，病变范围较广泛的患者，可以胸罩托起乳房；口服中药小金丹或逍遥散，或 5% 碘化钾均可缓解症状。2010 年左右使用类似的药物产品较多，如乳块消、乳癖消、天冬素片、平消片、囊癖灵、三苯氧胺等等，治疗效果不一。

此外，尚有激素疗法，有人采用雄激素治疗本病，借以抑制雌激素效应，软化结节，减轻症状；但这种治疗有可能加剧人体激素间失衡，不宜常规应用。仅在症状严重，影响正常工作和生活时，才考虑采用。

二、男性乳腺增生症

男孩青春期乳腺增生又称青春期肥大，是一种比较常见的生理现象，多发生在 13 ～ 16 岁。一般认为男性一生中除了 3 种情况 (新生儿的一过性乳腺增生症，青春期乳腺增大和偶尔发生在老年男性的乳腺增生) 外，可触摸到乳腺组织即视为异常。男子出现单侧或双侧可触及的乳腺组织，呈圆盘状结节或弥散性增大，有时可伴有乳头和乳晕增大。局部可感隐痛不适或触痛，少数患者在挤压乳头时可见少量白色分泌物溢出。

（一）病因

男性乳腺异常发育是指男性一例或双侧乳腺不正常的发育和增大。既可为生理性的，亦可为某些疾病的伴随症状。在男性乳腺异常发育中乳腺增生性疾病较为常见。男性在 12 ～ 17 岁的青春期间，相当一部分人会出现暂时性轻度的乳腺增生，以后逐渐消失而不被察觉。偶尔这种增生比较明显，乳腺有轻度增大，即称青春期男性乳腺发育症。除生理性男性乳腺增生外，其他类型的男性乳腺增生症常伴有其他器官系统的疾病存在，如睾丸疾病、假两性畸形、其他内分泌腺疾病、慢性肝病以及长期应用螺内酯、异烟肼、洋地黄等治疗的疾病。另外，男性乳腺异常发育还包括罕见的男子女性型乳腺，常发生在少年男性，形态与女性青春期乳腺完全相同。常见为单侧，与内分泌功能障碍无关，无其他症状，也不自行消退，原因不明。

（二）病理

睾丸疾病：能够造成睾丸组织被破坏，使睾丸的正常功能减退，雄激素生成减少，体内雌激素水平相对增高的疾病，例如睾丸炎症、肿瘤、外伤或隐睾症、睾丸萎缩等，就会出现如乳房发育等女性化现象。

肝功能损害：在正常情况下，男性体内产生的雌激素是在肝脏内被破坏和灭活的，因此当肝脏发生疾病时，肝脏功能损害，造成对雌激素的灭活作用减弱，体内雌激素水平增高，刺激乳腺增生肥大。这类患者在临床上除乳腺肥大外，还有肝功能等其他方面的损害的表现。

药物因素：洋地黄、桂利嗪、灰黄霉素、氯丙嗪、维生素 D、异烟肼、西咪替丁、螺内酯、甲基多巴等一些药物的结构或某方面的药理作用与雌激素相类似，男性服用后可刺激乳腺组织增生。像前列腺癌患者因为治疗的需要，长时间服用雌激素，更容易直接刺激乳腺引起增生。由这种情况引起的男性乳腺增生可通过减少或避免使用这些药物来让乳腺回复正常。

内分泌疾病：内分泌器官如肾上腺、脑垂体、甲状腺等的病变，分泌异常，都有可能直接或间接地通过其他激素，尤其是雌激素作用于乳腺组织，造成乳腺增生。当然，由这些原因引起的乳腺增生，还会有相应的内分泌紊乱的症状。

其他：营养不良、慢性疾病，包括结核病、麻风、风湿性关节炎、截瘫、慢性肾衰竭等都可与男性乳腺增生并存。

一般情况下，男性乳腺增生除了生理引起外，一般与其他疾病共存，引起治疗需全面。

（三）临床表现

乳房肥大，疼痛。乳头、乳晕下乳房组织增生、质硬、有触痛，少数有乳样分泌物。一般持续多年，久者达两年，多可自行消退；少数不消失，常有触痛。诊断一般不难，但应注意与男性乳癌鉴别。后者单侧多见、质坚硬、无压痛、早期可侵入胸肌，而致活动受限。

（四）鉴别诊断

本病临床诊断容易，但单侧乳房增生应与男性乳腺癌鉴别，后者乳晕下肿块质地坚硬，形状不规则，边界不清，常无明显压痛，早期可出现皮肤粘连和腋窝淋巴结肿大。

（五）治疗

男性如果发现自己有乳房增大，应尽早去医院确诊，如果是生理性或药源性的，则不必过于紧张，能自行消退或在停药后消退。如果是病理性的，则应针对病因予以治疗。广州仁爱医院专家介绍说，对于男性乳腺增生，中药辨证治疗疗效确切，且中药没有许多西药、激素类药物的副作用。代表方剂为益中堂膏。

目前，西医对本病还没有一个切实可行的治疗方法，主要采用激素对抗治疗及手术摘除，但对于手术摘除易留瘢痕，既影响美观又易复发。目前多不采用，除因乳房过大，胀痛明显，甚至引起患者精神上焦虑不安，同时药物治疗无效，而患者坚持要求做切除手术者，否则一般不主张采用手术治疗。另外，男性乳房发育症，由于病因复杂，不同的病因有不同的治疗。青春期的原发性乳房发育症患者，多有自愈倾向，一般在 6 个月内恢复正常。青春期的男性乳腺增生患者，在医生检查后如果确无大恙，无须特殊处理，青春期过后，增生可自行消退；中老年男性乳腺增生患者，需特别留意自身病征的变化，可先行药物治疗，并定期做好体检，排除癌症的可能；肝病患者的增生大多是由肝功能方面的问题引起，需要结合肝病一起治疗。

而成人及老年人的原发性患者，多不易自愈，应积极治疗。继发性的男性乳房发育，因其常为其他疾病的伴发症；因此，针对病因治疗是一项重要措施。多年来，根据中医理论，按其不同的临床表现辨证论治，多采用调补肝肾，以调节下丘脑 - 垂体 - 睾丸轴之间的功能，同时恢复肝功能，加强对过剩雌激素的灭活作用，促进新陈代谢，改善气血循环，达到保肝益肾，合理调节内分泌，使体内激素水平保持相对平衡；现代中医推出五联整合疗法，治疗男性乳房发育症，从病根出发，标本兼治，效果十分显著，从药理研究讲，中药无许多西药，激素类药物的副作用，疗效也十分显著。同时本病的发病与情绪有一定关系。

专家提醒，男性一定不要大量喝酒，酗酒会导致肝功能下降，从而影响到体内雌激素和雄激素之间的互相转化，雌激素正常代谢、降解的功能有了障碍，就会导致雌激素水平过高。

第七节　乳房积乳囊肿

积乳囊肿，亦称乳汁潴留囊肿，或乳汁郁积症。是妊娠期、哺乳妇女的良性疾病。此病是哺乳期乳房的某一小叶或导管因故发生堵塞，导致乳汁排出不畅，潴留于导管内，使之扩张形成囊肿。表现为乳房内肿块，常被误认为乳腺良性肿瘤 (纤维腺瘤)，偶尔也可被误诊为乳腺恶性肿瘤。

一、病理

任何原因引起的乳管 (不论大小乳管) 梗阻。大多数的积乳囊肿是在哺乳期或妊娠期患急性乳腺炎等感染性疾病，或哺乳期和妊娠期的乳腺外伤或手术致各级乳管的不同程度狭窄，尤其乳腺大导管及乳头下输乳管狭窄所引起。也有的是因为哺乳的习惯不好，均可使乳汁不能及时排空而导致所分泌的乳汁积滞在乳腺某一部位。因所属腺泡及末端乳管乳汁积存，腺泡破坏，彼此融合，以致形成大小不等的囊肿，形似球样。囊肿单房或多房，小者直径不足 0.5 cm，大者达 8 cm，一般在 1 ～ 5 cm 之间。囊壁厚薄不一，壁完整，多数为纤维组织构成。囊内大多为黏稠乳酪样或稀薄的白色乳汁，少数为褐色或淡黄色液体。经久不治，可形成致密的乳石。

镜下可见：囊壁为纤维组织及纤维组织透明性变，大部分由肉芽组织构成，并伴有不同程度的炎症细胞浸润。

二、病因

引起积乳囊肿的原因很多，乳汁积聚不能排除是其最主要的原因。

三、临床表现

发病时间常在哺乳期或妊娠期，尤其是哺乳期断奶后。可有急慢性炎症、外伤或手术史，发病部位多在曾发生过乳腺炎症、外伤以及手术处。

1. 疼痛

多数患者有轻微胀痛，如伴继发感染局部皮肤发红、有压痛。同侧腋窝淋巴结常增大并有触痛。

2. 肿块

乳内肿块呈圆形，表面光滑可活动，有囊性感，边界清无压痛，直径多在 2 ～ 5 cm。停止哺乳后自行缩小，或因按摩后缩小。大的肿块触之有囊性感，似有弹性。当囊内容物变浓稠时，弹性感消失，硬度增加而变得较坚实，易误诊为乳癌。

四、辅助检查

1. X 线表现

多呈圆形或椭圆形的透亮区，大多数体积较小，直径在 1 ～ 1.5 cm 之间，偶尔可大至 3 cm，轮廓锐利光滑，呈脂肪样密度。可见于乳腺的任何部分，但最常见于乳房的较深部位。

2. 超声检查：

在乳腺的反射波中，相当于乳腺的囊肿部位出现典型的液性平段或液性暗区，其边界清楚。回声图显示液平前后有明显的进出囊壁反射，两囊壁反射间的距离即代表囊肿的前后径。

3. 针吸细胞学检查

对积乳囊肿的穿刺多易成功。病程较短者，抽出液为新鲜乳白色乳汁或乳白色混浊液体；病程较长者，抽出液多为黄白色黏稠乳酪样物。穿刺吸出乳汁后肿块常可缩小但不能消失。其细胞学特点是：镜下可见大小不等的脂肪滴和大量肿胀变性的乳汁分泌细胞。

五、诊断和鉴别诊断

1. 诊断

根据病史及体征，再做穿刺常可确诊。本病有以下特点。

(1) 发病时间常在哺乳期或妊娠期，尤其是哺乳期断奶后。

(2) 有过急、慢性炎症，外伤或手术史，而且发病部位多在曾发生过乳腺炎症，外伤以及手术处。

(3) 乳内肿块呈圆形，光滑可活动，有囊性感，边界清无压痛。

(4) 穿刺可抽出乳汁或乳酪样物。

(5) X 线检查有轮廓清晰的囊肿阴影。

2. 鉴别诊断

(1) 乳房纤维腺瘤：发病年龄多 < 25 岁，绝大多数为未婚女性，与囊肿常见于哺乳后发病不同，纤维瘤是光滑活动的实性肿块，其硬度较积乳囊肿为高，活动度也较大，无囊性感，若

穿刺检查，则更易鉴别。

(2) 乳腺癌：在乳腺癌的早期，尚无局部软组织浸润和腋窝淋巴结转移，仅表现为乳内肿块者，有时与晚期积乳囊肿不易鉴别，但乳腺癌的肿块形状较不规则，表面高低不平，边界不清，硬度也更为坚硬，不像积乳囊肿那样边界清楚，表面光滑，有囊性感或波动感。两者较易区别，穿刺有确诊意义。

(3) 乳腺增生症：乳腺增生症囊肿期的乳腺囊肿，其囊肿常为多发性，乳内常有许多细小的、如绿豆样的小囊肿可触及，病变常不限于一侧乳房，囊内容物永远是浆液状而不是乳汁样的，而且常在月经来前的几天内有明显的乳房胀痛或刺痛。积乳囊肿没有此症状。

(4) 乳腺结核性脓肿：乳腺结核的寒性脓肿有胸壁或乳腺结核病史，其脓肿周围可有浸润及粘连，穿刺检查抽出物是脓液而不是乳汁。脓液涂片做抗酸染色可查到抗酸杆菌是区别的佐证。

六、治疗

1. 非手术治疗

(1) 穿刺抽液：行肿物针吸细胞学检查时，若吸出乳样液体，应将囊内乳汁一次性吸尽。当乳汁吸出后，囊肿即见缩小，残留囊腔再加压包扎，少数情况下，一次吸尽即能治愈。

(2) 如囊肿反复发作，多次穿刺无效可考虑手术。

2. 手术治疗

囊肿单纯摘除术若囊肿反复炎症感染或不断增大者，可在局麻下行囊肿单纯摘除术。本病为良性病变，仅行单纯囊肿摘出即可，不必将乳腺切除。如伴有急性炎症时，先行抗感染治疗后再行手术。若为哺乳期待回乳后再行手术。

第八节　乳房纤维腺瘤

乳腺纤维腺瘤是发生于乳腺小叶内纤维组织和腺上皮的混合性瘤，是乳房良性肿瘤中最常见的一种。乳腺纤维腺瘤可发生于青春期后的任何年龄的女性，但以 18～25 岁的青年女性多见。本病的发生与内分泌激素失调有关，如雌激素相对或绝对升高可引起本病。

本病极少恶变为纤维肉瘤，变为癌者则更少见。

一、病因

本病产生的原因是小叶内纤维细胞对雌激素的敏感性异常增高，可能与纤维细胞所含雌激素受体的量或质的异常有关。雌激素是本病发生的刺激因子，所以纤维腺瘤发生于卵巢功能期。

二、病理

1. 肉眼所见

肿瘤通常有完整的纤维性包膜，少数尚属早期的腺纤维瘤包膜不完整或不清楚。肿瘤多呈球形或分叶状，与周围组织分界清楚，直径多在 3 cm 以内，质地较韧而富有弹性。肿瘤包膜为质硬的纤维膜，肿瘤实质韧，切面呈瘤实质，边缘外翻状，并且呈不同的形态，当乳房腺上皮较多时呈棕红色，质地软，有黏液感，可见小颗粒状轻微隆起；纤维成分较多者呈灰白色，半透明，质地硬韧；当间质出现黏液变或水肿时，可见切面带有光泽、黏滑、质较脆，瘤间可出现大小不等的裂隙。病程长者病理可见纤维成分增多，切面呈编织状或玻璃样变性、钙化或骨化，乳房囊性增生性纤维瘤切面上可见小囊。

2. 镜下所见

本病的特点是腺上皮和结缔组织均有小同程度的增生，根据增生的比例不同可分为腺瘤、腺纤维瘤、纤维腺瘤 3 种基本类型。根据腺上皮和纤维组织结构的相互关系可分为管内型（又称管型腺纤维瘤）和管周型（又称乳管及腺泡周围型腺瘤纤维瘤）。这只是人为的分型，其实它们之间并没有绝对的界限，生物学特点也无本质的差别，往往可以在同一肿瘤中存在着两种类型。

(1) 腺瘤：是由大量的小腺管上皮腺胞和少量纤维组织构成的腺瘤样结构，多数有完整的包膜。在妊娠期、哺乳期腺管上皮腺胞可呈现分泌现象，形成腺泡，腺泡内可见染色的乳汁，此期肿瘤可迅速增大。

(2) 腺纤维瘤或纤维腺瘤：是指肿瘤组织内腺管增生不明显，而足纤维组织构成瘤体的主要成分；纤维腺瘤是指瘤体以增生的腺管上皮细胞（包括肌上皮、立方上皮或柱状上皮）为主，纤维结构组织较少。其病理学上又分为两种类型。

1) 管内型腺纤维瘤：特点为间质增生的纤维组织挤压一个或多个乳管系统，使其变长、弯曲或变形，多呈狭长分支裂隙，横切面上可见增生的纤维组织好似在管内生长，故命名为管内型腺纤维瘤。实际上纤维组织仍在管外。较大的腔隙内，存在上皮包围或伸入间质的乳头结构，腺上皮虽然仍为双层，但往往因受挤压而萎缩，变为扁平而紧密靠拢呈两排密贴状，甚至完全消失。时间较长的肿瘤，纤维组织可以变得致密，发生胶原变或玻璃样变，甚至可以发生钙化或骨化。此类型有恶变倾向，有报道在 1% 以下，应引起注意。

2) 管周型腺纤维瘤：主要由腺管和腺泡及腺管弹力纤维层外的纤维组织构成，腺体成分较多，增生的腺体大小、形态不一，可呈圆形、腺管形，部分腺管较细长，可伴有弯曲或分支。腺体由两层细胞构成，外层为细胞质透明的肌上皮，内层为单层立方或柱状上皮构成。增生的纤维组织围绕在腺管周围，大多较疏松而纤细，伴有黏液变性或较致密的纤维组织，部分可伴有胶原化及玻璃样变性或钙化等改变。

三、病程

从 4 天到 23 年，2/3 的患者在 2 年以内就诊，多在无意中发现而就诊。初发现时常为 1～2 cm 大小，在最初半年生长较迅速，大多数直径生长到 2～3 cm 后，则生长变缓或停止生长。少数在月经期间肿块稍增大，月经期后再度缩小。如果近期内肿块生长突然增大加速，直径超过 6 cm 时，应考虑恶变的可能。

四、临床表现

乳房纤维腺瘤是乳房的常见良性肿瘤，一般认为与雌激素作用活跃有密切关系，好发于性功能旺盛时期(18～25 岁)。乳房纤维腺瘤好发于乳房外象限，约75%为单发，少数属多发性（同时或不同时）。除出现肿块外，患者通常无明显自觉症状。乳房纤维腺瘤虽属良性，但有恶变可能，故一旦发现乳腺纤维瘤，应予手术切除。乳腺纤维腺瘤最主要的临床表现就是乳房肿块，而且多数情况下，乳房肿块是本病的唯一症状。乳腺纤维腺瘤的肿块多为患者无意间发现，一般不伴有疼痛感，亦不随月经周期而发生变化。少部分病例乳腺纤维腺瘤与乳腺增生病共同存在，此时则可有经前乳房胀痛。

乳腺纤维腺瘤的肿块好发于乳房的外上象限。腺瘤常为单发，亦有多发者。腺瘤呈圆形或卵圆形，直径以 1～3 厘米者较为多见，亦有更小或更大者，偶可见巨大者。表面光滑，质地坚韧，边界清楚，与皮肤和周围组织无粘连，活动度大，触之有滑动感。腋下淋巴结无肿大。腺瘤多无痛感，亦无触痛。其大小性状一般不随月经周期而变化。肿块通常生长缓慢，可以数年无变化，但在妊娠哺乳期可迅速增大，个别的可于此时发生肉瘤变。

1. 肿块

大多在无意中发现乳房有肿块，2/3 的肿块大小在 1～3 厘米，个别有达 10 厘米以上者，最大可达 24 厘米。部位多在乳腺外上方，大多为单发性，少数为多发，呈圆形或椭圆形，边界清楚，表面光滑，具韧性，活动良好，与表皮和胸肌无粘连。

2. 疼痛

大多为无痛性肿块，仅 14% 有轻度疼痛，呈阵发或偶发或月经时激发。

3. 乳头有清亮溢液，但少见，约占 0.75%。

4. 腋窝淋巴结不肿大。

五、诊断

1. 病史

询问发病年龄，该肿瘤多见于青年女性。一般表现为无痛性乳房肿块，生长常较缓慢。

2. 体检

可发现乳房肿块呈卵圆或椭圆形；大小不一，小者如樱桃，大的瘤径可超过 10 厘米 (如瘤径 ≥ 7 厘米即称为巨纤维腺瘤)；质坚如硬橡皮，表面光滑，边界清楚，与周围组织不粘连，触之易滑动。该肿瘤可为多发，但大多系单发。

3. 辅助检查

可做乳房钼靶 X 线片、B 超、红外线热像仪检查，有助于诊断。

(1) 钼靶 X 线片检查：乳腺内脂肪较丰富者，纤维腺瘤表现为边缘光滑、锐利的圆形或阴影，密度均匀，有的在瘤体周围见一层薄的透亮晕。无血管增多现象。致密型乳腺中，由于肿瘤与乳腺组织密度相似，在 X 线片上显示不清。有的肿瘤发生钙化，可为片状或轮廓不规则的粗颗粒钙化灶，大小为 1～25 ㎜不等，与乳腺癌的细砂粒样钙化完全不同。

(2)B 超检查：B 超检查能显示乳腺各层次软组织结构及肿块的形态、大小和密度。纤维腺瘤的瘤体多为圆形或椭圆形低回声区，边界清晰整齐，内部回声分布均匀，呈弱光点，后壁线完整，有侧方声影。肿瘤后方回声增强，如有钙化时，钙化点后方可出现声影。近年，使用彩色 Doppler 超声检测乳腺肿瘤的血状况判断肿瘤的良、恶性，对诊断本病甚有帮助。

(3) 细针穿刺细胞学检查：针感介于韧与脆之间，针吸细胞量常较多。导管上皮细胞分布多呈团片状，排列整齐、不重叠，如铺砖状，有较多双极裸核细胞。诊断符合率达 90% 以上，少数胞核较大，有明显异形性，染色质粗糙，细胞大小不等，可被误诊为癌，造成假阳性，应特别注意。

(4) 红外线扫描检查：肿瘤与周围乳腺组织透光度基本一致，或呈相对边缘锐利的灰色阴影，无周围血管改变的暗影。

六、鉴别诊断

乳腺纤维腺瘤需与乳腺增生症，乳腺癌相鉴别。

1. 乳腺增生症

多见于 30 ～ 40 岁年龄组，且多为两侧乳内可触及结节或肿块，肿块大小及疼痛常与月经周期有关，常有触痛，偶见乳头溢液。

2. 乳腺癌

多发生于 40 岁以上年龄组，为无痛性单个肿块，肿块边缘不整，境界不清，常见腋窝淋巴结肿大和变硬，细针吸取细胞学检查，常找到癌细胞。

七、治疗

乳腺纤维瘤最有效的治疗方法就是手术。此外，尚有中医中药治疗及激素疗法等病因治疗。目前除手术治疗外，主要采用中医中药治疗，现代中医推出"中医药三联步平衡周期消肿化瘤法"，该方法治疗乳腺纤维瘤通过三个阶段，达到五大突出功效，治疗乳腺纤维瘤标本兼治，不复发；激素治疗不常用，但是做手术的话复发率会比较高。

1. 手术

乳房纤维腺瘤虽属良性，但有恶变可能，故一旦发现，应予手术切除。手术可在局麻下施行。显露肿瘤后，连同其包膜整块切除。切下的肿块必须常规地进行病理检查，排除恶性病变的可能。

疗效评价：治愈，肿瘤切除，切口愈合；但其他部位可以再次出现，复发率较高。

2. 疗效标准

治疗本病一般以 3 个月为 1 个疗程，其疗效判定分为以下四级。

(1) 痊愈：乳房疼痛及肿块完全消失。

(2) 显效：经前、生气及劳累后，乳房疼痛的程度较治疗前明显减轻，肿块体积缩小一半以上，有轻微压痛。

(3) 有效：经前、生气及劳累后，乳房疼痛减轻，肿块质地变软，体积缩小不足一半。

(4) 无效：治疗后，症状与体征未能改善，甚或加重。

3. 中医治疗

中医学认为，本病是思虑伤脾，郁怒伤肝，致使气滞痰凝而成，故治疗原则是佐以理气疏络之品，使乳络通畅，则壅者可通，郁者可达，结者可散，坚者可软。服中药和外用药 1 ～ 3 个月，疗效不显著时，可行手术切除。

(1) 中医内治：治疗原则是疏肝解郁，化痰散结，方选逍遥散加减。

1) 常用方药：柴胡、焦白术、莪术各 15 g，当归、广郁金、瓜蒌、制半夏、青皮、陈皮各 12 g，毛慈菇、大贝各 6 g，赤芍 9 g，白花蛇舌草 30 g。兼有肝火者，加香附 15 g，夏枯草 9 g，橘叶 6 g，栀子 12 g。水煎服，1 剂 / 天。

2) 远志酒：远志 12 g 浸泡 60 度白酒中，20 分钟后加入适量白开水 (40 mL)，煮沸 10 ～ 15 分钟，滤过后服用 1 ～ 2 个月为 1 个疗程，有些肿瘤可以消失。

3) 中成药：小金丹，2 次 / 天，1 粒 / 次，或小金片，3 次 / 天，4 片 / 次 (口服)。

(2) 中医外治：山慈菇、大贝、生半夏、生南星、僵蚕、白芷、细辛、牛川乌、白蔹、樟脑各 10 g，共同研成细末，用黄酒、蛋清调敷患处。

八、预防

1. 爱护乳房，坚持体检

每个不同年龄段的女性都应坚持乳房自查，每月的月经干净后进行；30 岁以上的女性每年到乳腺专科进行一次体检，40 岁以上的女性每半年请专科医生体检一次，做到早发现、早治疗。

2. 保持良好的心态和健康的生活节奏

克服不良的饮食习惯和嗜好，有规律的工作，生活是预防乳腺疾病发生的有效方法。

3. 正确对待乳腺疾病，不可讳疾忌医

发现乳房有肿块后立即找乳腺专科医生检查，配合治疗。尽管乳腺纤维瘤是良性肿瘤，但也有恶变的可能，特别是妊娠哺乳期间瘤体增长很快或年龄偏大，病程较长，或伴有乳腺增生或多次复发者，应提高警惕，及时就诊，防止病情变化。每个女性朋友应做到早预防、早发现、早治疗，特别关注自己的乳房。

九、预后

本病是乳房的良性肿瘤，如能手术完整切除，术后很少复发。少数患者乳房纤维腺瘤已经切除，但在同侧乳房内的其他部位或在对侧乳房内发生新的纤维腺瘤，这种情况主要是由于病因的持续存在所引起的，不应视为复发。普通型较小的纤维腺瘤，用中药治疗后，肿瘤可以消失，远期疗效有待观察。极少数患者由于手术切除不彻底，导致局部复发。因此，手术范围应是包括肿瘤在内的周围少部分正常乳腺组织的肿瘤切除，以防残留肿瘤包膜，避免肿瘤复发。

第九节　乳房导管内乳头状瘤

乳房导管内乳头状瘤又称大导管乳头状瘤，囊内乳头状瘤等，是发生于乳头及乳晕区大导管的良性乳头状瘤。

中医学称本病为"乳衄"。中医学认为，乳头为肝经所系，脾虚失摄，肝气郁结，瘀血阻络则局部肿硬；郁久化热，热分血络则乳头溢血。《病医大全》中描述，妇女乳房不坚肿结核，惟乳窍常流鲜血，此称"乳衄"。

一、病因

发病原因目前尚不十分明确，多数学者认为与孕激素水平低下、雌激素水平增高有关，是雌激素异常刺激的结果，与乳腺囊性增生病的病因相同，几乎 70% 的导管内乳头状瘤是乳腺增生病的一种伴随病变。

二、病理

主要病理改变为：

1. 大体形态

大导管内乳头状瘤，瘤体位于乳头或乳晕下的大导管内，肿瘤直径一般为 0.5 ～ 1.0 cm，

边界清楚，无纤维性包膜，多数为单发，少数可同时在几个大导管内发生，瘤体突出导管腔内，由许多细小的树枝突或乳头粘连在一起而形成"杨梅样"结节，结节有粗细，长短不同的蒂，也可无蒂，一般粗短的乳头状瘤纤维成分较多，切面呈灰白色，质地韧；细长且顶端呈颗粒状鲜红的乳头状瘤，质脆易出血，也易恶变，瘤体所在的部位导管扩张，内有浅黄色或棕色的液体存留，有时杂以黏液或血性液中，小导管内乳头状瘤位于中小导管内，瘤体呈白色半透明小颗粒状，无蒂，附着于管壁上，大小不等，数量不一，组织较韧，上皮生长旺盛，属癌前病变，癌变率为 5% ～ 10%。

2. 组织形态

由导管上皮细胞及间质增生形成的乳头状肿物突入由扩张导管围成的腔内，以纤维组织和血管构成乳头的轴心，外面被覆 1 ～ 2 层立方或柱状上皮细胞，根据乳头状瘤细胞分化的程度及间质细胞的多少，可将其分为以下 3 种类型。

(1) 纤维型管内乳头状瘤：其特点为乳头粗短，间质内纤维组织层丰富，乳头的表面被覆的上皮多为立方或柱状，也可为上皮与肌上皮双层细胞，细胞排列整齐，分化良好，无异形性，由于瘤体内纤维组织成分较多，故称纤维型管内乳头状瘤，是临床上较为常见的一种。

(2) 腺型管内乳头状瘤：导管增生的上皮细胞构成细小的乳头，反复分枝，迂曲，相互吻合形成不规则的腺样结构，间质内纤维组织较少，常呈细条索状夹杂在上皮细胞之间。

(3) 移行型管内乳头瘤：其特点为导管上皮高度增生，形成乳头，突入管腔，增生的上皮为立方或砥柱状上皮细胞，细胞排列均匀一致，无异形性，排列似移行上皮，Saphir 认为本型既无间质又无腺样结构的实性细胞团，具有潜在的恶性。

三、临床表现

1. 乳头溢液

约占就诊患者的 80%，是导管内乳头状瘤的主要症状，患者往往在无意中发现衬衣上有血迹，乳头溢液来自于乳管，为自溢性，常呈血性或浆液性。据 Stout 统计，血性溢液占 78%，浆液性溢液为 22%，年轻女性的分泌物常为浆液性，而老年妇女多为混浊或乳样液，因肿瘤组织脆弱，血管丰富，轻微的挤压即可引起出血或分泌物呈铁锈色，是导管内乳头状瘤呈血性乳溢液的最常见原因。乳头状瘤是否发生乳头溢液与乳头状瘤的类型和部位有关，发生在乳头中心部位的大导管内的乳头状瘤的乳头溢液症状最为常见，而当肿瘤位于乳头边缘部分，在中小导管内或腺泡内的乳头溢液的发生较少见。

对男性乳头溢液，应首先考虑为导管乳头状瘤，并高度警惕恶性的可能，有文献报道，如果年龄在 45 岁以上的乳头溢血性液伴有乳房肿块，应考虑到导管乳头状瘤恶变的可能。

2. 疼痛

本病仅有少数患者有局部疼痛及压痛，常为乳房导管扩张，导管内类脂样物质溢出及炎症所致。

3. 乳房肿块

乳房肿块是乳房导管内乳头状瘤的主要体征，据国内文献报道，本病伴肿块者占66% ～ 75%，触诊时可在乳头处，乳晕区或乳房的中心处触及肿块，直径多在 1 ～ 2 cm，亦有小于 1 cm，或为 3 ～ 7 cm 或更大者，单发性导管内乳头状瘤可因导管阻塞扩张而引起，触及质地较软，光滑且活动的肿块，有时在乳晕旁可触及放射状条索，如患者乳头溢液并触及小肿块，则95%的可能为导管内乳头状瘤，也有的患者扪不到肿块，仅在乳晕区触到几个点状结节，实则为病变所在部位，按压乳晕处的肿块，可见血性液自相应的腺导管的乳头流出，由于肿块主要是乳头状瘤出血淤积而成，肿块往往在按压后变小或消失，因此在体检检查时应轻轻按压肿块，以便留下部分血液，在手术时可根据乳头出血的相应乳管做标记，行乳房区段切除。

四、诊断

患者就诊时主诉乳头溢出血性或棕色浆液性液体，时有时无，具有间歇性。在乳房内可触及小肿块，可因挤压液体排出，肿块缩小或消失。体格检查时在乳晕内可扪及直径1 cm左右的结节样肿块，伴有压痛。用示指沿乳管走行方向，自乳房基底部向乳头方向轻轻按压，按顺时针走行逐一按压，可避免症状、体征的遗漏。可在相应的乳头输乳孔处，见到有血性或浆液性液体流出。根据这些特点，临床诊断多不困难，对可疑病例可采用以下方法确定诊断。

1. 乳房 X 线片

对本病的定位准确率不到30%，但可排除隐性乳腺癌引起的出血。由于乳管内乳头状瘤体积较小，密度淡，故 X 线片很难发现。当瘤体较大时，表现为导管扩张条索状阴影，或局部圆形致密影，边缘完整锐利，偶尔可见钙化。

2. 乳腺导管造影

对乳管内的乳头状瘤具有较高的诊断及定位价值，尤其是对扪不到肿块的病例。肿瘤多位于1～2级乳腺导管内，表现为单发或多发的局限性圆形或椭圆形充盈缺损。可见远端导管扩张或梗阻现象，在主导管梗阻处可见杯口状肿块影，管壁光滑。无外浸现象。在分支导管主要为单个导管截断现象。导管造影可鉴别囊性增生或癌，亦能发现同一导管系统内的其他性质的病变，该检查方法简便，只用一钝头注射针头插入出血的乳管内，向内注射造影剂即可摄片诊断。

3. 乳房透照试验

在暗室内，用于电筒对乳房进行透照检查，以便根据积血的肿块可显示出不透光的区域，确定肿块的部位。

4. 超声检查

具有无创性、无痛苦、简便易行的特点，超声可见扩张的导管及其内的液性暗区，有时可见导管内的乳头状瘤及充盈缺损。

5. 乳头溢液细胞学检查

连续多次的乳头溢液细胞学检查，对良、恶性乳头溢液的鉴别诊断具有十分重要的价值。

6. 乳管内镜检查

对未触及肿块的乳头溢液病例可提高其诊断率。乳管内镜观察乳头状瘤为黄色或充血发红的实质性肿块，表面光滑呈桑葚状突向腔内，或呈息肉样隆起而周围管壁光滑，无凸凹不平现象。乳管内镜为最有价值的检查手段。

五、鉴别诊断

本病应与乳腺结构不良症的囊性增生期，导管扩张症，大导管或壶腹部炎症，乳头状癌，Paget 病等相鉴别。

1. 乳腺囊性增生症

本病溢液多为浆液性或黄绿色，临床上本病呈周期性疼痛，月经前疼痛明显，乳腺可扪及结节状物，韧且压痛。乳导管造影无充盈缺损的表现，硬化型腺病表现为乳管及其分支变细，呈细线状；囊肿型表现为与导管相连的较大囊性扩张；小导管及腺泡性增生型表现为终末导管腺泡呈均匀的小囊状或串珠状扩张。

2. 大导管或壶腹部炎症

偶尔可见乳头溢液，多为脓血性，同时有明显炎症病史，溢液涂片细胞学检查，可见炎症细胞，诊断多不困难。

3. 导管扩张症

该病的乳房肿块位于乳晕区，局部发红，灼烧样疼痛，痒和肿胀等，本病的急性期，有急性乳房感染的表现，全部乳房水肿及乳头内陷，似炎性乳腺癌，部分患者有乳头溢液，但溢液为黏稠的凝块状，非自溢性，大部分因挤压而出，乳管造影示：乳晕下大导管显著扩张，迂曲，严重者叶囊状，无充盈缺损。

4. 乳头状癌

乳头状癌肿块多位于乳房中央或乳晕深处，或乳晕区以外的乳腺组织中，往往伴有乳头血性溢液，临床上易与乳管内乳头状瘤相混淆，欲将两者区别开来，必须行病理学检查，显微镜下观察，乳头状瘤可见腺上皮，肌上皮两层细胞形成的乳头和排列规则的腺管细胞，无异形性，核分裂少见或缺如，往往伴有大汗腺样化生，乳头分支少，间质多且乳头较粗大，可融合成复杂的腺样结构，而乳头状癌则相反，细胞异形明显，核分裂常见，邻近乳腺组织内一般无硬化性腺病，癌细胞内可见筛状结构。

5. Paget 病

Paget 病虽起于乳头处的大导管，但乳头表面有湿疹样改变，而且皮肤增厚，常伴有乳头刺痛、瘙痒和烧灼感等症状，增厚的皮肤往往与正常组织分界清楚，血性分泌物不多，故易鉴别，但最后还须经病理确诊。

六、治疗

本病有一定的恶变率。临床凡确诊为本病者，手术治疗为其治疗原则。凡发现乳头有血性溢液者，应先明确出血导管的部位和性质，再根据具体情况确定手术方案。

1. 局部切除术

乳房导管内乳头状瘤是一良性病变，恶变的概率不大。虽有部分学者认为本病为癌前病变，但大量的临床资料支持本病为良性病变。韩企夏等 (1998) 报道，73 例乳头状瘤按此术式进行手术后，无 1 例复发。杨金巧等 (1988) 报道 110 例乳头状瘤以局部切除为主，3 年后仅有 1 例癌变其他未见复发。因此，局部切除范围充足者，理应获得满意的疗效，在定位准确的条件下，可作为乳头状瘤的首选术式。

术前准确地定位是手术成功的关键。因为部分患者术前触不到肿块，部分即使术前触到肿块，而在术中因挤压而缩小或消失。因此术前沿乳晕顺序轻压，当看到乳头有血性液溢出时，说明此处为病变部位所在，然后再用一钝性针头从溢液的乳头导管开口插入，再沿着针的方向做放射状切口或在乳晕边缘作弧形切开皮肤，游离皮肤至乳头，轻轻将针头上下挑动，辨明乳管，找到扩张的乳腺管。

在乳晕下游离导管，直到乳头处，用中号丝线结扎切断，沿乳腺导管做锐性分离，横行剪除有病变的导管组织。分层缝合切口，或在放入乳管的针头内注入少量无菌亚甲蓝，作为手术切除病变的指标，将有着色的组织（包括导管）楔形切除，避免遗留病变。

本手术方法须注意：

(1) 先以乳晕缘的弧形切口切开皮肤。

(2) 在游离乳晕皮肤时不能过深，以防损伤乳腺管。

(3) 在游离的皮下行放射状切开乳腺组织，避免损伤更多的乳管。

(4) 如果要求哺乳者，仅游离出病变乳管，单行病变乳管切除。

(5) 不要求哺乳者可行乳腺的楔形切除。

2. 乳房区段切除术

临床上症状和体征符合乳头状瘤，病理也确定本病者，可行乳房区段切除，即将整个乳管连同肿瘤及部分周围正常乳房组织一并切除。如肿块不明显，临床上出现血性溢液者，可行乳房局部或区段的按压，如出现溢液，在乳晕区未探及肿块指压无出血者或有多发性乳头状瘤者，也可行乳房区段切除术。

3. 乳房单纯切除术

本手术主要适用于以下患者。

(1) 年龄＞ 50 岁的患者。

(2) 挤压乳房的多个区段，导致多乳管血性溢液者。

(3) 病理诊断有局限性上皮高度不典型增生，细胞生长活跃，有恶变趋势者。

(4) ＞ 45 岁、乳头状瘤为多发性病灶范围广者。

4. 乳房导管内乳头状瘤治疗过程中的注意事项

(1) 以乳头溢液就诊者，术前应排除生理状态、内科疾病或其他因素（如药物）引起的乳头溢液。

(2) 明确病变部位可行局部或单纯乳管切除。

(3) 无肿块发现而出血的乳管口不能明确者或压迫乳晕之外有出血者，可行局部或区段的乳腺切除。

(4) 无肿块的多乳管出血，为某区段出血，＞ 40 岁的患者乳房单切，＜ 40 岁的患者局部切除或区段切除。

(5) 双乳多乳管溢液且以血性为主，必须排除内分泌疾病所引起，不能贸然行双侧乳房切除。

(6) ＜ 35 岁的患者仅在乳头挤压时有乳头溢液（非自溢者）而无肿块可严密观察，定期复诊，排除乳房囊肿病及导管扩张症。

(7) 术前 2 天禁止挤压乳房避免排净积液，导致术中定位困难。

(8) 切除组织均应行病理学检查，如提示细胞恶变，应及早行乳腺癌根治术或改良根治术。

七、预防

1. 营养充足，保持乳房部的肌肉强健，脂肪饱满。行端坐正，保持优美的体态，特别是不能含胸，应挺胸、抬头、收腹、直膝，使优美的乳房能骄傲地挺出，女性的风采充分展示。

2. 注意保护乳房，免受意外伤害，在拥挤的公共汽车上及逗弄小孩时，尤其应该注意。

3. 根据自己乳房的情况佩戴质地柔软、大小合体的乳罩，使乳房在呈现优美外形的同时，还能得到很好的固定、支撑。

4. 期对乳房实施自我检查，定期到专科医生处做乳房部的体格检查，有必要时还可定期做乳腺 X 线片。在自我感觉不适或检查发现问题时，应及时就诊，以早期诊断、早期治疗各种乳房疾病。

八、预后

本病是一种良性疾病，是否会发生恶变尚有争议。对 208 例乳房导管内乳头状瘤患者追踪 5 ～ 18 年，未见恶变成癌。Haagesen 等对 427 例导管乳头状瘤患者随访，1 ～ 22 年仅有 2 例恶变，他们认为，乳房导管内乳头状瘤是良性病变，是独立起源的，不应视为癌前病变。但 Geschicketer、Buh-J orgensen 等则认为，乳房导管内乳头状瘤是一种潜在的恶性肿瘤，他们对 72 例患者的观察中，19 例导管内乳头状瘤与癌并存。国内文献报道的一般恶变率为 6% ～ 8%。

第十节 其他乳腺良性肿瘤

一、乳房脂肪瘤

乳房脂肪瘤是体表最常见的良性肿瘤，可以发生在有脂肪组织的任何结构中，但以体表及乳房最多见。多发生于较肥胖的女性患者，发病年龄以 30 ～ 50 岁多见。

(一)病因

1. 过度饮酒，经常进食肥肉、动物内脏、无鳞鱼或蛋黄等人群。因为进食过多肥腻之品，高胆固醇食物，可造成脾胃湿热，痰湿内生，运化失调，即新生脂肪组织过多，使体内过多的脂肪细胞异聚，变硬。治疗原则是：解热除湿，健脾和胃，软坚散结。

2. 工作压力过大，心情烦躁，经常生气的人。因为肝气郁结，气血不畅，经脉不通，可造成正常的脂肪组织和瘀血交织在一起，长时间可形成结缔组织包裹脂肪细胞，形成脂肪瘤。治疗原则：疏肝理气，活血化瘀，软坚散结。通过治疗打通经脉，疏通经血，消散脂肪瘤。

3. 经常熬夜，想问题过多的人。因为伤及脾胃，使脾失健运，阴阳失调，这样人体对脂肪的分解能力下降，原有的脂肪组织和新生的脂肪不能正常排列，形成异常的脂肪组织，即"脂肪瘤"。治疗原则：益气健脾，调理阴阳平衡，软坚散结。

脂肪瘤是异聚的脂肪组织，多发于皮下，瘤体被一层薄的结缔组织包裹，内有被结缔组织束分成叶状成群的正常脂肪细胞，有的脂肪瘤在结构上除大量脂肪组织外，还含有较多结缔组织或血管，即形成复杂的脂肪瘤。多发于肩、背、臀部及大腿内侧，头部发生疖、痈也较常见，位于皮下组织的脂肪瘤大小不一，大多呈扁圆形、分叶、边缘清楚，对于边界不清的病例，要提防恶性脂肪瘤的可能。肿瘤质软、有弹性、不粘连、皮肤表面完全正常，基部较大的病例，治疗一般采用药物治疗或手术治疗，但是手术治疗后，复发率较高。

（二）病理

1. 大体所见肿物质地软，有完整的包膜，呈结节状或分叶状，形状不规则，多为圆形或椭圆形，瘤组织与正常乳腺内的脂肪极为相似，其颜色较正常脂肪黄，且脂肪瘤组织有包膜是与乳房皮下脂肪组织及乳房脂肪小叶的不同之处。

2. 显微镜下瘤体由分化良好的成熟脂肪组织所构成。有时混有少许幼稚的脂肪细胞，细胞小且位于细胞中央。细胞质内充有丰富的脂滴，瘤细胞间有少许纤维组织及小血管。

（三）临床表现

脂肪瘤好发于肩、背、臀部及大腿内侧，头部发病也常见。位于皮下组织内的脂肪瘤大小不一，大多呈扁圆形或分叶，分界清楚；边界分不清者要提防恶性脂肪瘤的可能。肿瘤质软有弹性（注意与较大的囊肿区别），有的可有假性波动感。肿瘤不与表皮粘连，皮肤表面完全正常，基部较广泛。检查时以手紧压脂肪瘤基部，可见分叶形态。皮肤可出现"橘皮"状。肿瘤发展甚缓慢，大多对机体无严重不良影响，恶性变者甚少。

此外，另有一类多发性圆形或卵圆形结节状脂肪瘤，常见于四肢、腰、腹部皮下。肿瘤大小及数目不定，较一般脂肪瘤略硬，压迫时疼痛，因而称为痛性脂肪瘤或多发性脂肪瘤。

乳腺脂肪瘤治疗以手术切除为主。但手术应彻底，若有残留，必将造成复发。切除组织应送病理检查，以免合并其他肿瘤而漏诊。

（四）辅助检查

可行 X 线片鉴别肿瘤的性质。恶性者，在肿块周围有毛刷状阴影出现；良性则无此现象。脂肪瘤的 X 线表现为境界清楚、密度较低的肿块阴影，呈圆形或卵圆形，也有呈分叶状的。有时病变位居皮下，其密度与脂肪组织相似，因此往往不能在 X 线片上显示。位居乳房内的脂肪瘤，可显示乳腺内占位性病变。边缘呈现薄层纤维脂肪包膜的透亮带，将邻近的乳腺条索状结缔组织推开，以此作为诊断参考。

（五）治疗

乳房的脂肪瘤与其他部位的脂肪瘤一样，为良性肿瘤，很少发生恶变，且生长缓慢，对机体的危害不大。若瘤体不大，无须处理。对于乳腺间脂肪瘤，因手术探查遇到本病可随时摘除。位于乳房后的脂肪瘤，如诊断清楚，瘤体又不大，不影响其乳房功能者，不必手术。而对瘤体较大，明显压迫周围组织，甚至影响乳腺功能者，或继发癌变者，以手术切除为原则。

二、乳房血管瘤

蔓状血管瘤外观常由口径较大、壁薄扭曲的血管构成特殊的蔓状或蚯蚓状突起。有时蔓状血管内可见有局灶性海绵状血管瘤的结构。镜下组织由大量壁薄而血腔扩大、互相吻合、大小不一、外形不规则的血管组织，病程长者可见灶性钙化或骨化。

（一）分类

疾病分类

乳房血管瘤又称乳腺血管瘤，其分型：

1. 海绵状血管瘤

乳腺血管瘤较少见，多为海绵状，见于中青年妇女。

2. 蔓状血管瘤

肿块呈结节状、条索状或分叶状。

（二）病理

蔓状血管瘤外观常由口径较大、壁薄扭曲的血管构成特殊的蔓状或蚯蚓状突起。有时蔓状血管内可见有局灶性海绵状血管瘤的结构。镜下组织由大量壁薄而血腔扩大、互相吻合、大小不一、外形不规则的血管组织，病程长者可见灶性钙化或骨化。良性血管瘤生长缓慢，可有血肿形成，肿瘤迅速增大为恶变表现。

（三）临床表现

肿块呈圆形，有时呈分叶状，边缘光整，可形成灶性钙化或骨化，血管肿瘤形成时，可见有细线透亮包膜。与其他乳腺良性肿瘤难于鉴别，临床上乳腺局部皮肤色泽有改变，可考虑为该病表现。

（四）疾病治疗

乳房血管瘤通常采用外科手术的治疗，很难保持乳房的完整性和泌乳功能，复发率较高，近几年来采用 HB 血管腔内治疗仪治疗，效果较为理想。

三、乳房平滑肌瘤

乳房的平滑肌瘤来源于乳腺的平滑肌组织。可见于乳头、乳晕区内的平滑肌及腺内血管平滑肌组织。

乳房平滑肌瘤生长缓慢，可对瘤周围组织产生压迫，阻碍乳腺的正常功能。如果生长迅速者，应想到平滑肌瘤有恶变的可能是平滑肌肉瘤。发生于乳腺上的平滑肌瘤可分为乳头平滑肌瘤和乳腺内平滑肌瘤。乳腺平滑肌瘤又可分为 3 型：即浅表型、血管型和腺型。浅表型平滑肌瘤来自乳腺区真皮内的平滑肌；血管型平滑肌瘤来源于乳腺本身血管壁上的平滑肌；腺型平滑肌瘤来自深层血管的平滑肌，也可能来源于管周平滑肌。

（一）乳头平滑肌瘤

源自乳头的平滑肌细胞（乳头及乳晕处无皮下组织，而主要由平滑肌构成）。一般肿物不超过 1 cm。发病年龄为 20 ～ 40 岁女性，多数单发，偶尔见多发者。

1. 病理

(1) 大体所见：乳头内有平滑肌瘤生长，使其肿胀增粗，触之呈结节状，质地坚实，体积不大，直径一般均＜ 1.0 cm，切面隆起，呈灰红色。如果瘤内含纤维成分增多则呈乳白色，包膜可有可无。

(2) 镜下所见：平滑肌瘤由分化比较成熟的平滑肌细胞所构成。瘤细胞呈长梭形，细胞质丰富，红染，边界清楚。细胞核呈杆状，两端钝圆，位于细胞中央，少见或不见核分裂。瘤细胞排列成束状或编织状，有时可见瘤细胞呈栅栏状排列，间质为少量的纤维组织。

2. 临床表现

肿物位于乳头内，直径一般≤ 1 cm。触之较硬，富于弹性，活动性差。时而疼痛，生长缓慢，可有局部压迫症状，如在哺乳期可影响哺乳，肿瘤压迫乳管使乳汁流出不畅。可继发乳腺炎，使乳腺出现红肿、疼痛等炎性表现。

（二）乳腺内平滑肌瘤

1. 临床表现

乳腺内平滑肌瘤罕见，有些特点与乳头平滑肌瘤相似，不同的是它可以发生在乳头以外的乳腺任何部位，呈圆形或椭圆形，有时扁平，直径为 0.5～2.5 cm，生长缓慢，无疼痛。由于生长部位及来源和结构不同，可分为 3 型。

（1）浅表型平滑肌瘤：发生于乳晕区真皮内，与皮下组织无关，皮肤包膜隆起呈结节状，大量分化良好的平滑肌细胞呈编织状排列。

（2）血管型平滑肌瘤：起源于乳腺血管平滑肌细胞，肿瘤边界清楚，有完整包膜，间质略软，大小≤ 2.5 cm。

（3）腺型平滑肌瘤：此型肿瘤由平滑肌细胞和上皮细胞构成，肿瘤大小不定，一般直径＜ 3 cm。

2. 诊断

本病少见，早期患者无症状，瘤组织生长缓慢，多见于乳头、乳晕区。1 个或数个 1～3 cm 大小的圆形或椭圆形肿块，质地硬韧，有弹性，周界清楚。由于肿瘤呈膨胀性生长，压迫乳腺导管，使乳汁潴留可继发乳腺炎。少数患者主诉乳腺有阵痛。

（1）浅表型平滑肌瘤：肿瘤生长在乳头内，使乳头变粗变硬。瘤细胞呈梭形，细胞质丰富而红染，核呈杆棒状，平直而两端钝圆，位于细胞中央。

（2）血管型平滑肌瘤：瘤组织由平滑肌和厚壁的血管构成。血管大小不等。

（3）腺型平滑肌瘤：肿瘤较大，直径可达 3 cm，在乳腺皮下较深处。肿瘤由平滑肌和腺胞或腺上皮细胞所构成。

3. 辅助检查

X 线片可见有边界清楚、整齐、锐利、瘤体直径 1～3 cm 的密度很高的阴影区。

（三）乳房平滑肌瘤的鉴别诊断和治疗

1. 鉴别诊断

（1）平滑肌肉瘤

1）平滑肌肉瘤一般体积较大，无完整包膜，侵犯周围组织，切面呈鱼肉状。

2）平滑肌肉瘤的瘤细胞间变明显，每高倍视野可见 1 个以上核分裂。平滑肌瘤几乎不见核分裂象。

3）平滑肌肉瘤可发生转移，术后易复发。

（2）皮肤纤维瘤

1）皮肤纤维瘤细胞界限不清，常见胶原成纤维细胞。

2）皮肤纤维瘤细胞核两端尖锐呈枣核状。

3）Masson 染色：胶原纤维染成绿色，平滑肌细胞呈红色。

4）Vangison 染色：纤维组织呈红色，而平滑肌细胞呈黄色。

3. 治疗

本病是良性肿瘤，手术切除预后良好。如果瘤体较大，生长迅速，疼痛加剧，说明有恶变的可能，则应及早做乳腺单纯切除或区段切除。

平滑肌瘤恶变最重要的指征是瘤细胞的核分裂数量，对决定其良、恶性有极为重要的意义。一般认为高倍视野 (×400) 能找到一个肯定的病理性核分裂，即可做出低度恶性的诊断；如果查到 5 ～ 25 个核分裂，可以认为是中度恶性平滑肌瘤；若 25 个以上核分裂，可定为高度恶性肿瘤。

四、乳腺神经纤维瘤

神经纤维瘤是发生在神经主干或神经末梢的一种良性肿瘤，可单发或多发。多发性神经纤维瘤常伴有其他系统疾病，临床上称为神经纤维瘤病。神经纤维瘤多见于皮肤组织，也可发生在胸、腹腔内。表浅的神经纤维瘤不会发生恶变，较深在位于软组织内的神经纤维瘤，发展迅速者有恶变为神经纤维肉瘤的可能性。乳腺神经纤维瘤是神经纤维瘤病的一部分，好发于乳晕附近的皮肤组织，为周围神经发生的良性肿瘤。乳腺的神经纤维瘤一般不发生恶变，任何年龄均可发生，但发生率极低。

(一) 病理

1. 大体所见

神经纤维瘤一般局限于皮下，无包膜，表面光滑，灰白色，质地坚实，富有弹性。切面观：灰白色，细嫩，实性，肿瘤血管丰富。

2. 镜下特点

神经纤维瘤的瘤细胞呈长棱形，细胞核细长或椭圆，细胞质呈丝状伸出，相互连接成疏松旋涡状或波浪状或细网状无核分裂象。

(二) 临床表现

乳腺神经纤维瘤多发生在女性乳晕区或附近的皮肤或皮下，呈圆形或梭形小结节，或呈局限性脂肪样包块，直径多为 1 ～ 2 cm，边界清楚，活动度好，带蒂的肿瘤突出于皮肤表面，形成赘生物。早期无症状，仅少数伴有压痛。可单发亦可多发，生长缓慢。多发的患者若数个肿瘤聚集在一起，可出现乳腺皮肤损害。

(三) 诊断

本病多见于女性，生长缓慢，早期无自觉症状，肿瘤常位于乳晕区或附近的皮下组织中。扪诊时可触及一个或数个直径≤ 3 cm 质稍软的肿块。边界清楚，可有压痛或阵发性疼痛，偶尔也会有放射样疼痛。而神经纤维瘤病可在表皮出现大小不一的咖啡牛奶斑，也可出现神经纤维瘤结节隆起于皮肤，质较硬，直径为 1 ～ 2 cm，可单发也可多发，后期可有疼痛。

(四) 鉴别诊断

乳腺神经纤维瘤主要临床表现为乳腺皮肤无痛性小结节，应注意与下面疾病鉴别。

1. 神经纤维瘤病

是一种具有家族倾向的先天性疾病。其特征性的皮肤病变是咖啡牛奶色素斑 (此斑色棕，有如咖啡牛奶色而得名)，多数患者在出生时或婴儿期就能被发现，儿童期后可出现多发的皮肤结节，呈圆形或椭圆形，有的结节隆起形成赘生物，质软硬兼有，多数较软，少则几个，多则数百上千难以计数。神经纤维瘤多发生于躯干，也有的发生于四肢及面部，患者除多发神经纤维瘤外尚伴有周围神经、中枢神经、骨骼、肌肉和内分泌器官的病变。神经纤维瘤病无法彻底治愈，手术切除仅限于那些引起疼痛，影响功能与美容或疑有恶变的患者。

2. 皮肤转移性癌

最常见的临床表现为皮肤结节，其色泽可与正常皮肤相同，也可为红色、浅红色或紫红色，质地较硬、韧，可与皮下组织粘连，少有破溃。皮肤转移癌通常出现于原发肿瘤确诊后，多为恶性肿瘤发展到晚期的临床表现，所以对确诊的肿瘤患者乳腺出现皮肤结节应重视，尤其是那些以皮肤转移为首发症状，尚未确定原发肿瘤的患者。故此临床上若发现患者有原因不明的无痛性皮肤结节，应及时进行活检，行病理组织学诊断。

3. 与伴有乳腺肿物的其他乳腺疾病鉴别

如：乳腺增生、乳腺囊肿、乳腺纤维腺瘤、乳腺癌等。可进行乳腺影像学检查，确诊必须依据病理学诊断。

（五）治疗

对肿瘤体积较小者可做完整切除，一次治愈。如果肿瘤体积较大与周围组织粘连，特别是神经纤维瘤无完整包膜，与周围组织的界限不清，连同肿物周围的部分乳腺组织一并切除是治疗原则，术后很少复发。

五、乳腺错构瘤

乳腺错构瘤是由乳腺组织中各种成分组成，是临床上比较罕见的乳腺良性肿瘤。乳腺最具代表性的错构瘤为腺脂肪瘤，还有腺冬眠瘤和黏液样错构瘤等变形。主要发生于分娩后或绝经期妇女，其发生的年龄跨度较大，青少年也有发生。由于肿瘤边界清楚，手术切除完整，预后良好。

（一）命名

由于本病是混合有不同数量的纤维组织、脂肪组织及乳腺导管和小叶组织所组成的乳房良性肿块，因此临床上命名不甚统一。Prgm(1928) 见有纤维的肿瘤内夹杂着脂肪及乳腺组织，而又不同于纤维瘤，故称假性腺病。Egan 发现纤维腺体组织内包含着不同量的脂肪组织，在脂肪区域内散布有许多纤维和腺体组成的小岛，故称"腺脂肪瘤"，Durso Spalding(1945) 以同样的命名做了叙述，放射学称"混合瘤"，病理学又称"错构瘤""纤维脂肪混合瘤""脂肪纤维瘤"等多种名称。Puente(1958) 称"腺纤维脂肪病性增生"。以上命名均未能反映本病的真实性质和特点，显然这些命名是不妥当的。Arringoni 结合自己的临床所见，并按着 ALbrecht 的标准提出了乳腺错构瘤这个名称。目前临床工作者基本上用此名来介绍本病。

（二）发病率

本病是一种较少见的乳房良性肿瘤。Hessler 通过 10 000 例乳腺 X 线片检查，仅发现 16 例（占 0.16%）：Arringoni 查阅 20 年 (1949～1969) 的乳腺良性病理组织学检查材料，仅发现 10 例。贾振英在 300 例乳腺 X 线片中，发现 4 例 (0.12%)。至今我国报道仅 50 例。何春年 (1997) 报道 10 年 (1986～1996) 中经病理证实的 1013 例乳腺病中有 30 例乳腺错构瘤，占全部乳腺手术标本的 3%，占各种乳腺肿瘤的 4.6%。因此可以说，标本并非太少见，这可能与临床及病理对此缺乏认识或认识不足有关。

（三）病因和病理

乳腺错构瘤与其他部位的错构瘤一样，可能是胚胎期乳腺组织结构错乱，导致乳腺正常结构比例改变，残留的乳腺管胚芽及纤维、脂肪组织出生后异常生长，形成一种良性瘤样增生。

肿瘤发展到一定程度，其生长速度会明显减慢或停止。也有学者认为，乳腺错构瘤主要发生在分娩后或绝经期，与影响乳腺组织的激素改变有关。

病理可分 3 个类型。①以乳腺的小叶为主者：腺性错构瘤；②以脂肪组织成分为主者：脂肪性错构瘤；③以纤维组织为主者：纤维性错构瘤。

1. 大体标本所见

首先乳腺错构瘤具有包膜，切面见脂肪和纤维成分混合存在的病灶脂肪组织特别丰富，肉眼观察类似脂肪瘤。

2. 显微镜观

显微镜下可见到发育良好的乳腺小叶或有异常增生的乳腺组织病灶，导管和小叶结构常有不同程度的改变，但仍清晰可见。另外，同时又有成熟的脂肪组织和纤维组织，3 种成分不同比例混合存在，即是确诊本病的组织学依据。

如缺乏对本病的认识，未重视观察包膜或因取材不当，在切片上仅看到类似增生的乳腺小叶，可伴导管扩张，易误诊为小叶增生性腺病；仅看到脂肪组织时，易误诊为脂肪瘤；看到小叶增生紊乱伴同有纤维组织增生未注意其他成分时，易误诊为纤维腺瘤。乳腺错构瘤以脂肪组织为主时，要注意从切面呈星芒状灰白色区取材，找到少量腺体方可确诊。以腺纤维组织为主时，虽然乳腺小叶增生紊乱，与纤维瘤相似，但仔细观察其仍具有小叶结构并有少量脂肪成分时，即可确诊。该瘤中导管上皮可有增生，或伴导管扩张，长期带瘤者，腺导管上皮增生能否癌变有待进一步观察。

（四）临床表现

乳腺错构瘤常为单发圆形、卵圆形或扁圆形肿物，边界清楚，质软，若周围有纤维组织包绕，会触之较硬。肿物大小据文献报道为 1～20 cm，活动度好，与周围无粘连。生长缓慢，无症状，患者常无意中发现。

（五）辅助检查

X 线检查：在 X 线片上可见肿物处乳腺组织密度增高，瘤体的结构和形态清晰，呈圆形或椭圆形，边缘光滑。界限清楚，肿物密度不均，外有紧密的包裹，乳腺组织失去指向乳头的三角形结构，瘤体将正常的乳腺组织推向一边。X 线片呈现密度不均的低密度区是本病的特点。

（六）诊断

乳腺错构瘤临床体征较为典型，乳腺多可触及柔软的、边界清楚的、可活动的肿块。乳腺 X 线摄影可显示特异性征象，乳腺可见圆形或椭圆形肿块影，中央密度不均，边缘光滑且伴有一圈透明带（脂肪晕）。乳腺超声显示乳腺组织内界限较清楚的类圆形肿物，有包膜，内部回声不均。确诊应依据石蜡切片。由于乳腺错构瘤由多种成分构成，切面可与正常乳腺组织、脂肪瘤或纤维瘤相似，本病变的组织学特征是既有导管成分又有小叶成分，而一般纤维腺瘤小叶成分很少或几乎没有。

（七）治疗

本病是良性肿瘤，药物治疗及放射治疗无效。手术切除肿物是该病治疗的首选方法。切除肿物应严密止血，术后可不放引流条，均可一期缝合。所要提及的是：根据肿瘤位置和患者年龄选择不同的既能方便切除肿块又能使乳房外形不破坏的切口。放射状或弧状等切口可视情况选用。

（八）预后

本病为良性肿瘤，术后无复发也不影响乳房的功能。也有报道，术后局部组织可恢复正常结构。

六、乳房汗腺肌上皮瘤

乳房汗腺肌上皮瘤为一位居皮内孤立性肿瘤，偶尔为多发。可发生在乳房任何部位的皮肤上，瘤体质坚硬，表面皮肤正常，或轻微发红，直径多为 0.5～2 cm，往往易误诊为乳腺癌。

本病的组织学检查，可见肿瘤为包膜完整的界限清晰的实体瘤，其肿瘤的大多数细胞为肌上皮细胞，排列成带状或团块状，多位于边缘部分，可呈现不规则增生，向周围基质突入。其次为分泌细胞，位居中央，排列成团，细胞团块中间出现小管腔，有时肿瘤呈小叶结构。小叶中间有管腔，腔壁为分泌细胞，其余多为肌上皮细胞，此瘤位居皮内，易与癌区别。

本病行局部病变切除，即可达治疗目的。

第十一节 乳腺癌

乳腺癌是女性最常见的恶性肿瘤之一，在我国乳腺癌的发病率占全身各种恶性肿瘤的 7%～10%，在妇女中仅次于子宫癌，并且乳腺癌的发病率有逐年增高的趋势，早在 2000 年上海市女性的乳腺癌的发病已达到了 52.98/10 万，在女性的各种肿瘤中跃居首位，已成为威胁妇女健康的主要病因。它的发病常与遗传有关，以及 40～60 岁之间，绝经期前后的妇女发病率较高。它是一种通常发生在乳房腺上皮组织，严重影响妇女身心健康甚至危及生命的最常见的恶性肿瘤之一。乳腺癌男性罕见，仅为 1%～2% 的乳腺癌患者是男性。

一、乳腺癌的流行病学

（一）地理分布

全球范围，北美、北欧是乳腺癌的高发地区，南欧和南美属中发区，大多数亚洲和非洲国家属低发区。在国内沿海大城市的发病率和死亡率高于内陆地区。从城乡分布来看，城市发病率高于农村。乳腺癌死亡率的地区分布则与发病率基本一致，死亡率高发区仍为欧洲和北美洲，在我国乳腺癌的平均死亡率为 2.61/10 万，以沿海几个城市的死亡率显著偏高，城市的死亡率比农村高出 1.4 倍。近年来乳腺癌的发病率都有上升的趋势，各年龄组乳腺癌的发病率也上升。死亡率基本上无变化，呈稳定状态。乳腺癌的发病率与日照强度呈负相关，从世界各国乳腺癌发病率的地区来看，其低发区在赤道附近，随着地球纬度的增加，其发病率也增加，在美国北半部乳腺癌的发病率为南半部发病率的 1.5～2.0 倍，我国也是北方地区乳腺癌的发病率高于南方。

（二）人群分布

乳腺癌以女性居多，男性少见，男性乳腺癌仅占 1% 左右。成年女性同年龄组中，未婚女性较已婚女性为高。从年龄组来看，发病率随着年龄的增加而上升，到 55 岁时女性人群的发病率稍微降低。我国的年龄分布 25 岁以后随着年龄增大乳腺癌的发病率陡然增加，直到绝经期前后才较平稳，绝经后可稍降低。

（三）种族特点

乳腺癌的发病率存在一定种族差异，美国白人比黑人发病率高，我国汉族人发病率比少数民族高，死亡率则以蒙古族和藏族为低。

（四）移民关系

低发病率国家的妇女移居到高发病率国家后，其发病率高于出生地，低于移居地。旧金山华裔妇女的发病率是上海妇女的 4 倍，低于当地妇女；而第二代的发病率接近当地人。

（五）乳腺癌发病率的流行趋势

1975 年全世界新发生乳腺癌为 541 000 人／年，2000 年发病率超过 8 000 000 人／年，按照乳腺癌的发病有向年轻者发展的趋势，乳腺癌将成为常见病。目前乳腺癌流行病学调查已显示出这个趋向，在处于低发展阶段时，重视该病的预防性研究实属必要。

二、病因

有关乳腺癌病因的研究，国内外学者在流行病学和实验室方面取得了许多进展，但迄今为止，其病因尚未完全弄清，各种危险因素在乳腺癌发病中的作用仍在探索中。研究乳腺癌及其相关因素，目的是寻找发病原因，提示高危因素，监护高危人群，以期做到三早（早发现、早诊断、早治疗）和干预控制，为乳腺癌的预防和治疗开辟新的途径。多数学者认为，月经初潮早、第一胎生育年龄晚、绝经年龄晚、有乳腺癌家族史、有乳腺良性疾病史，以及乳腺癌患者的对侧乳房是乳腺癌发病的高危因素。与乳腺癌相关的其他因素有婚姻、哺食、膳食、生活习惯、肥胖、某些药物、精神因素和病毒因素等。因此，乳腺癌是多种因素在一定条件下综合作用的结果。

（一）月经和婚姻

月经初潮年龄早是乳腺癌的重要危险因素，认为初潮年龄在 12 岁以前者，比 13 岁以后患乳腺癌的危险性可增加 4 倍以上，通常认为初潮年龄迟一年，则乳腺癌的危险性可减少约 20%。初潮年龄则与儿童的营养、饮食有密切关系，营养得到改善，月经初潮年龄将逐渐随之提前，这可能于乳腺癌发病率上升有关。另外，月经周期长短反映了人一生中所经历激素水平的变化次数，月经周期短，变化次数多，乳腺受雌激素刺激的次数也多，则乳腺癌发病的危险性就越高。绝经年龄晚增加乳腺癌的危险性，有人统计 45 岁绝经者比 55 岁绝经者患乳腺癌的危险性减少 50%。绝经前，乳腺癌的危险性大，而绝经后乳腺癌的危险性较小，绝经后仅是绝经前患乳腺癌的 1/6。人工绝经后乳腺的乳腺癌发病率降低。更年期长和月经不规则时间长的妇女，乳腺癌的危险性增大。未婚是乳腺癌的危险因素，事实证明，未婚女性、结婚晚和婚后持续时间短的女性，乳腺癌的发病率均高。经研究得知，初潮年龄小，绝经年龄晚，行经时间长为各自独立的乳腺癌危险因素。

（二）产次和哺乳

产次是否是影响乳腺癌的因素，其结果尚不完全一致，多产次可降低乳腺癌的危险性，高产次对乳腺癌有保护作用，可能为胎盘有大量雌三醇产生，对妇女有保护作用。有人认为哺乳月数多对乳腺癌的发生有保护作用，考虑与产次的混杂造成的，近年有人研究认为哺乳是独立作用的保护因素，尤其对绝经前妇女。但多产需有多哺乳的机会，多哺乳不能视为乳腺癌重要的保护因素。

（三）良性乳腺疾病

乳腺囊性增生病是否属于癌前期病变，目前尚有争议，有人认为，这种疾病在结婚后或结婚后怀孕时可自行消失，即使复发绝经后也可自愈。21 世纪 80 年代，乳腺良性病使乳腺癌的危险性可升高达 3 ～ 6 倍，以乳腺囊性增生和乳腺纤维瘤最重要。乳腺纤维瘤一直被认为不增加乳腺癌的危险性，但近年来研究提示趋向于是易发生乳腺癌的危险因素。

（四）内源性因素

乳腺癌是雌激素依赖性肿瘤，其发生发展与内分泌功能失调密切相关。雌激素主要来源于卵巢，分泌雌酮、雌二醇、雌三醇三种成分，主要作用于乳腺导管。当卵巢分泌激素过多，长期作用于敏感的乳腺组织时，可导致乳腺细胞的增殖和癌变。检查乳腺癌患者血中、尿中的睾酮和二氢雄脂酮，其雄激素平均值均高于对照组。甲状腺功能低下或有甲状腺疾病的乳腺癌患者预后不良，对病情稳定的乳腺癌患者施行甲状腺手术可引起癌变突然播散。

（五）外源性因素

1982 ～ 1988 年 WHO 进行协作研究，发现避孕药物与乳腺癌有一定的关系，生育期服用比不育期服用发生乳腺癌的相对危险性增高，低社会阶层比高社会阶层发生乳腺癌的相对危险性增高。观察第一次服用后间隔若干年未用者，不增加乳腺癌的危险性，而持续服用者或近期服用，可增加乳腺癌的危险性，在 35 岁以前妇女服用，则乳腺癌的危险性将增加。WHO 还将不同类型的避孕药与组织类型不同乳腺癌的关系进行分析。无卵巢者服用雌激素增加乳腺癌的危险性，有卵巢者短期服用雌激素与乳腺癌无关，长期服用 5 年以上者，乳腺癌的危险性增加。有卵巢者每日服用剂量与月服用累计剂量和乳腺癌的关系认识尚不一致。有人检查硒的含量，吸烟者比不吸烟者低，月经初潮小于 13 岁者比大于 13 岁者低。另分析乳腺癌患者头发中锰和铬的含量比正常人高。乳腺癌组织中含钾量比正常组织高数倍。这些元素是乳腺癌的原因还是病变的结果，还需进一步的探讨。

（六）生活习惯

高脂肪膳食可提高乳腺癌的诱发率。高脂肪膳食对乳腺癌危险性的影响原因可能是：

1. 长期高脂肪膳食可使肠道细菌状态发生改变，肠道细菌通过代谢可将来自胆汁的类固醇物质转化为致癌的雌激素。

2. 高脂肪膳食可使催乳素分泌增加，进而使体内的雌激素分泌增加。

3. 脂肪可使体重增加甚至肥胖，体重越大，患乳腺癌的危险性越高。

4. 营养过度可使月经初潮提前，绝经日期延后，绝经后雌激素来源于脂肪组织。总之高脂肪膳食可使月经初潮提前、肥胖等均可增加乳腺癌的危险性。有人研究，饮酒使乳腺癌的危险性升高 1.5 ～ 2.0 倍，生物学研究认为，乙醇能影响细胞膜的通透性，其代谢产物对乳腺有刺激作用，但至今未确定由乙醇引起乳腺癌的危险性到底有多大。

（七）病毒

1936 年，Bittner 发现了患乳腺癌的小鼠乳汁中有一种可遗传给后代的因子 - 乳汁因子。1958 年，有人在鼠乳腺癌切片上发现了这一物质并把它分为 A、B 两型，这就是鼠类乳腺肿瘤病毒 (MuMTV)，10 年后 Bermbaro 证明了 MuMTV 就是 B 型病毒颗粒，即 B 型 RNA 病毒。

Schlom 等 (1971) 在乳腺癌患者的乳汁中也找到了与鼠的乳汁因子 MuMTV 形态相似的 B 型 RNA 病毒颗粒。Axel 等 (1972) 报道，在乳腺癌患者的乳汁中发现了一种依赖 RNA 的反转录酶，而这种反转录酶只能在 B 颗粒的乳汁中发现。Hageman(1978) 从患者乳腺癌组织中分离出 4 种抗原物质，它们与 MuMTV 抗原有关，这就有力地说明了在人乳腺癌组织中存在着与 MuMTV 相关的病毒。

（八）遗传

乳腺癌在家族中多发早已有统计学证实，有乳腺癌家族史者其发病率比普通人群高 3～5 倍。临床上经常见到母女俩或姐妹俩同时或先后患乳腺癌，且发病年龄在第二代人提前 10～20 年，母亲有乳腺癌其女儿患乳腺癌的危险性是无家族史者的 40～50 倍。显而易见，乳腺癌具有家族遗传倾向。在小鼠实验时已证实母鼠乳汁传播诱发乳腺癌具有遗传性。人乳腺癌的遗传证据逐渐增多，基因连锁分析发现染色体长短臂交换位点可能与乳腺癌的敏感基因有关。基因分离分析发现，乳腺癌基因型传递方式与染色体显性遗传方式一样。然而大部分乳腺癌患者并无家族史，多数双胞胎并不同时患病，说明基因并非发病的唯一原因。

（九）体型

Deward 等报道，体形瘦的绝经期妇女，乳腺癌的发病率并不随年龄而上升，但有国家报道肥胖开始的年龄与乳腺癌有关，年龄在 50 岁以下肥胖多与乳腺癌无关，而 60 岁以上体重每增加 10 kg，乳腺癌的危险性增加 80%。长期体育锻炼。防止体重增加而肥胖，可预防乳腺癌的发生。

（十）放射线

日本原子弹爆炸幸存者及暴露于医学 X 线人群资料，都显示高剂量放射线能升高乳腺癌的危险性。乳腺癌危险性的大小，取决于接受放射线的年龄和照射剂量。一般 10～30 岁为有丝分裂活跃阶段，对放射线照射效应最敏感，30 岁以后危险性较小。第一次妊娠暴露于放射线患乳腺癌的危险性比在此期前或后都要高，未生育妇女，乳腺暴露于放射线而产生乳腺癌的危险性比生育妇女高。总之，妇女的月经期和妊娠期时对放射线敏感。关于乳腺暴露于放射线的潜伏期，估计最短 5 年，一般 10～15 年，年轻人潜伏期较老年人长。低剂量放射线用来普查乳腺，发生乳腺癌的危险性甚小。

（十一）受教育年限

受教育年限越长，发生乳腺癌的危险性越高，一般认为受教育年限长的人发生乳腺癌的危险性高是一个综合因素，这些人往往结婚晚、生育晚、产次少、口服避孕药、经济水平高、营养状态好等，对乳腺癌的发生都有促进作用。

（十二）精神作用

当神经在焦虑紧张或压抑的强烈刺激下，作用于大脑皮质的中枢神经，使自主神经功能紊乱，免疫功能抑制，则可抑制抵抗癌瘤的免疫机制。如果大脑皮层因强烈刺激反复存在，使机体始终处于一种紧张状态，导致机体内环境失衡，最终将影响机体抗癌机制的功能，经研究表明乳腺癌的危险性增高与情绪障碍有关。

三、乳腺癌的分类、病理和分级

（一）组织学分类

1. 非浸润性癌

是乳腺癌的早期阶段，当癌瘤局限在乳腺导管或腺泡内，未见突破其基底膜时称非浸润性癌。

(1) 导管内癌：癌细胞局限于导管内，未突破管壁基底膜。多发生于中小导管，较大导管少见，一般为多中心散在性分布。

(2) 小叶原位癌：发生于小叶导管及末梢导管上皮细胞的癌，多见于绝经前妇女，发病年龄较一般乳腺癌早 5 ～ 10 年。小叶增大，管、泡增多，明显变粗，充满无极性的癌细胞。小叶原位癌发展缓慢，预后良好。

2. 早期浸润性癌

(1) 小叶癌早期浸润：癌组织突破管壁基底膜，开始向小叶间质浸润，但仍局限于小叶范围内。

(2) 导管癌早期浸润：导管内癌的癌细胞突破管壁基底膜，开始生芽、向间质浸润。

3. 浸润性特殊型癌

(1) 乳头状癌：发生于大乳管的上皮细胞，癌实质以有纤维脉管束或无纤维脉管束的乳头状结构为主者，可为非浸润性与浸润性乳头状癌。其浸润往往出现于乳头增生的基底部。

(2) 髓样癌伴有大量淋巴细胞浸润：切面常有坏死和出血，镜下可见大片癌细胞间质中有大量淋巴细胞及浆细胞浸润。以癌周边部更明显，一般认为是机体对肿瘤产生的抵抗。

(3) 小管癌：发生于导管或小导管上皮细胞，是恶性度较低的一类型，预后良好。

(4) 腺样囊性癌：由基底细胞样细胞形成大小、形态不一的片块或小染，内有数目不等，大小较一致的圆形腔隙。腔面及细胞片块周边可见肌上皮细胞。

(5) 大汗腺样癌：癌细胞胞质丰富，嗜酸，有时可见顶浆突起，胞核轻度到中度异型，形成腺管、腺泡或小乳头结构。

(6) 黏液腺癌：发生于乳腺导管上皮黏液腺化生的基础上，多见于近绝经期或绝经后的妇女，尤以 60 岁以上妇女多见。癌实质中，上皮黏液成分占半量以上。黏液绝大部分在细胞外，形成黏液湖；偶见在细胞内，呈印戒样细胞。

(7) 鳞状细胞癌：来源于鳞状上皮化生的乳腺导管上皮。癌实质全部为典型的鳞状细胞癌，即可见细胞间桥和角化。若其他型癌发生部分鳞状上皮化生，则不在此列。

(8) 乳头派杰氏病：又称乳头湿疹样癌，Paget(1874) 首先描述此病。经过多年的研究，目前认为其镜下瘤细胞形态具有体积大，胞质丰富淡染，常呈空泡状，核较大，明显不规则，偶见核分裂象。

4. 浸润性非特殊型癌

(1) 浸润性小叶癌：小叶癌明显向小叶外浸润，包括小细胞型浸润癌。

(2) 浸润性导管癌：导管癌明显浸润间质，但浸润部分不超过癌实质一半。若超过一半，则以浸润性癌的主要形态命名。

(3) 硬癌：癌细胞排列成细条束或零散分布，很少形成腺样结构，纤维间质成分占 1/3 以上，且致密。

(4) 髓样癌：癌巢呈片状或团块状密集，可有腺样结构，癌实质占 2/3 以上，间质可有少量淋巴细胞及浆细胞。

(5) 单纯癌：介于硬癌与髓样癌之间，即癌实质与纤维间质成分比例近似。癌细胞主要形成不规则的实性索束或小染，也可有腺样结构。

(6) 腺癌：癌细胞大小尚一致，胞质丰富，可有分泌，核深染，核分裂象多见，癌细胞呈腺管样排列，层次多，极性紊乱，缺少基底膜，在间质中呈浸润性生长，癌细胞亦可呈条索片块排列，腺管样排列需占 1/2 以上。

（二）分级

肿瘤的组织学分级与患者预后的关系早已引起肿瘤学家的重视。乳腺癌的分化程度与预后有十分密切的关系，但各种分级标准的差异颇大。乳腺癌组织学分级主要从腺管形成的程度、细胞核的多形性以及核分裂计数 3 个方面进行评估。以下为不同的分级标准。

1.SBR 分级标准

(1) 分化程度估计：根据形成腺管或乳头的能力。①整个肿瘤可看到为 1 分；②不容易发现为 3 分；③ 1 分与 3 分之间为 2 分。

(2) 多形性：①核规则、类似乳腺上皮为 1 分；②核明显不规则，有巨核、畸形核为 3 分；③ 1 分与 3 分之间为 2 分。

(3) 核分裂数 (×400)：① 1/10 HPF 为 1 分；② 2/10 HPF 为 2 分；③＞ 2/10 HPF 为 3 分。

2.WHO 分级标准

(1) 腺管形成：①＞ 75% 为 1 分；② 10% ～ 75% 为 2 分；③＜ 10% 为 3 分。

(2) 核的多形性：①核小、规则、形态一致为 1 分；②核的形状、大小有中等度的变化为 2 分；③核的形状、大小有明显变化为 3 分。

(3) 核分裂数 (×400)：① 0 ～ 5/10 HPF 为 1 分；② 6 ～ 10/10 HPF 为 2 分；③＞ 11/10 HPF 为 3 分。

3.我国常见恶性肿瘤诊治规范的分级标准

(1) 腺管形成：①有多数明显腺管为 1 分；②有中度分化腺管为 2 分；③细胞呈实性片块或条索状生长为 3 分。

(2) 细胞核大小、形状及染色质不规则：①细胞核大小、形状及染色质一致为 1 分；②细胞核中度不规则为 2 分；③细胞核明显多形性为 3 分。

(3) 染色质增多及核分裂象 (×400)：① 1/10 HPF 为 1 分；② 2 ～ 10 HPF 为 2 分；③＞ 3/10 HPF 为 3 分。

各标准的 3 项指标所确定的分数相加，3 ～ 5 分为 I 级 (分化好)，6 ～ 7 分为 II 级 (中等分化)，8 ～ 9 分为 III 级 (分化差)。

4.乳腺癌组织学分级的意义

乳腺癌组织学分级的预后意义早为大家所认识。我们对有 5 年以上随访的 476 例乳腺癌患者进行了分级研究，其结果是组织学分级和生存情况为 I 级、II 级和 III 级的 5 年生存率分别是 82%、63.4% 和 49.5%，其差别有显著性意义 ($P <$ 0.01)。在同一临床分期内，患者的 5 年生

存率随着组织学分级的提高而下降。

组织学分级与 DNA 增殖指数和 DNA 倍体有关，分化好的乳腺癌增殖指数低，反之分化差的增殖指数高。利用流式细胞证实了二倍体的乳腺癌，常常是分化好的，而异倍体的乳腺癌常常是分化差的。组织学分级和生长因子受体、癌基因产物的表达也有关，Ⅲ级乳腺癌常有上皮生长因子受体的表达，提示预后差，某些癌基因产物如 C-erbB-2 的表达提示患者预后较差，常在Ⅲ级乳腺癌中表达。

乳腺癌的组织学分级和组织学分型均为影响乳腺癌预后的病理因素，两者中组织学分级比分型对判断患者的预后更有意义。

虽然组织学分级和分型均为独立的预后因素，但淋巴结有无转移、肿瘤大小更是影响患者预后的重要因素。1982 年，'Ilaybiffle 和 Elston 等认为与预后有关的 3 个因素：①肿瘤大小（病理测量）；②组织学的淋巴结分期；③组织学分级。并在 Cox 分析中得出预后指数的公式：预后指数 =0.2× 肿瘤大小 + 淋巴结分期 + 组织学分级，预后指数增高的患者预后差，以后多量的病例分析也证实了他们的论点。

（三）乳腺癌 TNM 分期

T_0：原发癌未查出。

Tis：原位癌。

T_1：癌瘤长径小于等于 2 cm。

T_2：癌瘤长径大于 2 cm，小于等于 5 cm。

T_3：大于 5 cm。

N_0：同侧腋窝无肿大淋巴结。

N_1：同侧腋窝有肿大淋巴结，尚可推动。

N_2：同侧腋窝肿大淋巴结融合，或与周围组织粘连。

N_3：有同侧胸骨旁淋巴结转移。

M_0：无远处转移。

M_1：有锁骨上淋巴结转移或远处转移。

四、临床表现

（一）隐性乳腺癌

指临床上触不到肿块，乳腺切除后病理检查证实的乳腺癌。常为 X 线检查等方法发现或以腋淋巴结转移为首发症状，应与副乳腺癌相鉴别。治疗上，现在一般认为，一旦诊断为隐匿性乳腺癌，若无锁骨上及远处转移，应行根治术治疗。多数报道其疗效优于或相似伴有腋窝淋巴结转移的乳腺癌。

（二）男性乳腺癌

男性乳腺癌并不多见，发病率为乳腺癌中 1%，为男性恶性肿瘤中 0.1%。发病年龄较女性乳腺癌平均高出 6 ～ 11 岁。

男性乳腺癌的症状主要是乳晕下无痛性肿块，20% 的患者有乳头内陷、结痂、排淮，肿块边界常不清，常早期有皮肤或胸肌粘连，腋淋巴结转移率较高。男性乳腺癌的病理表现与女性乳腺癌相似，绝大多数是浸润性导管癌，男性乳腺无小叶组织，因而病理上未有小叶原位癌的报道。男性乳腺癌的治疗同女性乳腺癌，但因男性病例乳腺组织较小，且易早期侵犯胸肌，手术方式应以根治术或扩大根治术为主。

对晚期或复发病例应用内分泌治疗，效果比女性乳腺癌为好。主要治疗方法是双侧睾丸切除，有效率可达 50% ～ 60%，之所以如此高疗效率是由于近 84% 的肿瘤组织 ER 阳性。有效期平均持续 12 月。如果患者不愿接受睾丸切除，或既切除后病情再发，尚可服用女性激素、男性激素或 TAM 而获得好效，类此添加性内分泌疗法在患者已显示睾丸切除术无效的情况下将产生佳效，这种二线内分泌疗法的显效率界于 30% ～ 50% 之间，化疗仅在内分泌治疗，包括祛除性和添加性，失败后方宜开始，其用药和给法相当于女性乳癌。

（三）炎性乳癌

是一种极为罕见的临床类型，常呈弥散性变硬变大，皮肤红、肿、热、痛和水肿明显。发病呈爆发性，十分近似急性炎症，因而又称为癌性乳腺炎。本病的诊断要点为：①局部虽表现为红肿热痛，但无发冷发热等全身炎症反应；②体温和白细胞计数多在正常范围；③早期皮肤呈典型的紫罗兰色，呈斑片状水肿，境界清楚，边缘稍隆起，毛孔粗大如橘皮样改变，红肿范围大于乳腺的 1/3 以上，消炎治疗 1 周后红肿不见消退；④在红肿乳腺组织内有时能触及质地硬韧的肿块；⑤同侧腋窝多能触及质地较硬的淋巴结；⑥细针穿刺细胞学检查及病理切片能提供诊断依据。

炎性乳腺癌以往应用手术或放射治疗的预后很差，平均生存期为 4 ～ 9 个月，因而对炎性乳腺癌不主张用手术治疗。目前大多数作者对炎性乳腺癌均采用化疗及放疗的综合治疗，即先用 3 ～ 4 个疗程化疗后做放疗，放疗后再做化疗。

（四）妊娠期和哺乳期乳腺癌

乳腺癌发生于妊娠期或哺乳期者约占乳腺癌病例中 0.75% ～ 31%，妊娠期及哺乳期由于体内激素水平的改变，可能使肿瘤的生长加快，恶性程度增高。同时在妊娠期及哺乳期乳腺组织的生理性增大、充血，使肿瘤不易早期发现，同时易于播散。

妊娠期乳腺癌的处理原则与一般乳腺癌相似，但治疗方法的选择还决定于肿瘤的病期及妊娠的不同时期。早期妊娠时是否中止妊娠应根据不同的病期，病期较早时可不必中止妊娠，病期是 II、III 期或估计术后需要化疗及放疗者则宜先中止妊娠能提高生存率，相反常由于中止妊娠延迟了手术治疗，反而影响治疗效果。

哺乳期乳腺癌的治疗首先应中止哺乳，术后辅助治疗方法与一般乳腺癌相似。预防性去除卵巢并不能提高生存率。

五、辅助检查

1.超声检查

超声显像检查无损伤性，可以反复应用，对乳腺组织较致密者应用超声显像检查较有价值，但主要用途是鉴别肿块系囊性还是实性，超声检查对乳腺癌诊断的正确率为 80% ～ 85%，癌肿向周围组织浸润而形成的强回声带，正常乳房结构破坏以及肿块上方局部皮肤增厚或凹陷等图像，均为诊断乳腺癌的重要参考指标。

2.X 线检查

乳腺照相是乳腺癌诊断的常用方法，常见的乳腺疾病在 X 线片上表现一般可分为肿块或结节病变，钙化影及皮肤增厚征群，导管影改变等，肿块的密度较高，边缘有毛刺征象时对诊断十分有助，毛刺较长超过病灶直径时称为星形病变，X 线片中显示肿块常比临床触诊为小，此亦为恶性征象之一，片中的钙化点应注意其形状、大小、密度，同时考虑钙化点的数量和分布，当钙化点群集时，尤其集中在 1 厘米范围内则乳腺癌的可能性很大，钙化点超过 10 个以上时，恶性可能性很大。

3. MRI 检查

MRI 检查对于小乳腺癌检出优于普通 X 线检查。MRI 检查以其良好的软组织分辨率和无 X 线辐射的优点，更适合乳腺的影像学检查。乳腺 MRI 检查对浸润性乳腺癌的检出率很高，达 86% ～ 100%，特异性亦高达 90% 以上，越来越多的临床研究显示，MRI 检查能检出乳腺 X 线摄片及临床上隐匿性的早期的小乳腺癌，且对致密型乳腺内乳腺癌病灶的检出及乳腺癌术前分期有显著优势。动态增强 MRI 检查对绝大多数乳腺肿瘤的鉴别诊断和乳腺癌的预后判断具有重要价值，对于意向行保乳根治术的乳腺癌患者，术前行常规乳腺 MRI 检查，对乳腺癌组织的病变范围、浸润程度做评估。而对乳腺癌保乳手术后并局部进行放射治疗的患者，对其早期局部复发病灶的检出 .MRI 检查较 X 线及 B 超检查更有优势。

MRI 检查图像上显示肿块边缘不规则，可见较长的毛刺结构等，一般提示恶性肿瘤；相反，圆形、卵圆形边缘较光滑或略有分叶者常提示为良性肿块。病灶内部结构不甚均匀。部分区域显著强化而其他区域轻度强化，甚至仅见不规则边缘环形强化者，倾向于恶性病灶；而病灶内部较均匀，但有低信号，无明显强化的间隔常提示良性肿瘤。

4. 乳腺导管内视镜检查

乳腺导管内视镜应用于检查有乳头溢液的患者，操作简单、痛苦小、影像清晰、病变定位准确、可重复操作，甚至可以进行活检，兼有治疗作用。对于乳腺癌却表现为单纯乳头溢液、临床触不到肿块者，进行乳腺导管内视镜检查或活检，优于乳头溢液涂片细胞学检查和乳腺导管造影，可早期诊断乳管内乳腺癌。对部分良性病变可以通过注药、局部治疗，减少盲目切除造成的组织损伤。

5. 热图像检查

应用图像显示体表温度分布，由于癌细胞增殖块血运丰富则相应体表温度较周围组织高，用此差异可做出诊断，但是这种诊断方法缺乏确切的图像标准，热异常部位与肿瘤不相对应，诊断符合率差，近年来渐少应用。

6. 近红外线扫描

近红外线的波长为 600 ～ 900 μm，易穿透软组织，利用红外线透过乳房不同密度组织显示出各种不同灰度影，从而显示乳房肿块，此外，红外线对血红蛋白的敏感度强，乳房血管影显示清晰，乳腺癌常有局部血运增加，附近血管变粗，红外线对此有较好的图像显示，有助于诊断。

7. CT 检查

可用于不能扪及的乳腺病变活检前定位，确诊乳腺癌的术前分期，检查乳腺后区、腋部及内乳淋巴结有无肿大，有助于制订治疗计划。

8. 肿瘤标志物检查

在癌变过程中，由肿瘤细胞产生，分泌，直接释放细胞组织成分，并以抗原酶激素或代谢产物的形式存在于肿瘤细胞内或宿主体液中，这类物质称肿瘤标志物。

(1) 癌胚抗原 (cEA)：为非特异性抗原，在许多肿瘤及非肿瘤疾病中都有升高，无鉴别诊断价值，可手术的乳腺癌术前检查 20%～30% 血中 cEA 含量升高，而晚期及转移性癌中则有 50%～70% 出现 cEA 高值。

(2) 铁蛋白：血清铁蛋白反映体内铁的储存状态，在很多恶性肿瘤如白血病、胰腺癌、胃肠道肿瘤、乳腺癌中有铁蛋白的升高。

(3) 单克隆抗体：用于乳腺癌诊断的单克隆抗体 cEA，15-3 对乳腺癌诊断符合率为 33.3%～57%。

9. 活体组织检查

乳腺癌必须确立诊断方可开始治疗，目前检查方法虽然很多，但至今只有活检所得的病理结果方能做唯一肯定诊断的依据。

(1) 针吸活检：针吸细胞学检查由 Gutthrie 于 1921 年建立，现已发展为细针针吸细胞学检查，其方法简便、快速、安全，可代替部分组织冰冻切片，阳性率较高在 80%～90% 之间，且可用于防癌普查，若临床诊断恶性而细胞学报告良性或可疑癌时，需选择手术活检以明确诊断。

(2) 切取活检：由于本方法易促使癌瘤扩散，一般不主张用此法，只在晚期癌为确定病理类型时可考虑应用。

(3) 切除活检：疑为恶性肿块时切除肿块及周围一定范围的组织即为切除活检，一般要求从肿瘤边缘至少 1 厘米左右尽可能完整切除，从下列切除标本的切面检查可初步判断恶性。

1) 髓样癌的质地较软，切面呈灰白色，可有出血点，坏死和囊腔形成。

2) 硬癌的切面呈灰白色，收缩状，有如瘢痕感，向四周放射状伸出，无包膜。

3) 管内癌的特点累及多处导管，甚至可向乳头方向浸润，切面呈灰白色，有时可挤出粉刺样物。

4) 小叶癌的质地较软，外形多不规则，切面呈灰白、粉红色，有时瘤块不明显，仅见乳腺增厚。

六、诊断

乳腺癌的诊断方法很多，常用的是乳腺钼靶片，最准确是病理诊断，一般先行影像检查，如有怀疑再进行病理检查，随着西医的病理结果与中医证型密切关系的深入研究，乳腺的中医诊断也不可轻视，诊断的最终目的是治疗，中西医联合诊断会对合理的中西医综合治疗起到重大的推动作用。

(一) 乳腺癌的诊断方法 - 西医影像检查

乳腺癌的早期检出影像检查占重要地位。

(1) 超声检查：乳腺肿块内微小钙化，边缘"毛刺"征，纵横比大于 1，癌的可能性最大，通过半定量法和彩色捕获技术观察癌肿血流峰值流速，彩色像素平均密度，血管平均密度对鉴别良、恶性肿瘤有很大帮助，穿入型血管和 MVD 对诊断乳癌有较高敏感性。

(2)MRI 检查：采用顺磁对比剂强化再行 MIP 重建对乳癌的显示率为 100%，MRI 强烈提示乳癌组织内胆碱水平增高，水 / 脂肪比率明显大于正常组织，是诊断乳癌重要标准。

(3)CT 检查：薄层扫描能发现直径 0.2 cm 癌灶，乳癌增高的相关参数和 MVD 密切相关，较好显示转移淋巴结情况。

(4)X 线检查：对乳癌钙化灶的检出最具优势，X 线数字摄影有助 CAD、MWA 和 CMRP 技术能提高判定乳癌的可靠性。

(5)红外热像图：通过数字化定量系统对乳癌热区温度量化分析，标定病变中心与周围组织温差，判断肿块良、恶性。

(6)微创影像：对缺乏影像特征的微小病灶开展超声引导活检，3D CE PDU 改善超声呈像 CT 引导下活检定性。

（二）西医诊断乳腺癌方法的评价

综合评价针吸细胞学检查，癌细胞 DNA 含量分析，癌胚抗原检测和乳腺钼靶片在诊断乳腺癌中的作用针吸细胞学检查诊断符合率最高，为 85.35% 流式细胞术测定细胞 DNA 含量的假阳性率最高，为 34.20% 钼靶 X 线片的假阴性率最高，为 44.54% 而 4 项指标联合诊断使乳腺癌诊断符合率提高到 92.35%，假阳性率降至 1.96%，假阴性率降至 5.93%，4 项指标联合诊断可以明显提高乳腺癌的正确诊断率，并有助于早期诊断。

乳腺针吸细胞病理学不仅对乳腺疾病诊断有重要实用价值，而且对乳腺癌早期诊断及分型诊断有重要价值，特别对鉴别乳腺增生及乳腺纤维腺瘤有否癌变有重要指导意义，穿刺成功率高达 100%，早期诊断率为 16.9%，总诊断准确率高达 98.6%，乳腺针吸细胞病理学具有创伤小，简单快速，安全可靠，经济实用，结果准确等优点，各项技术指标明显高于传统诊断方法，是目前任何方法无法取代的，有较高推广实用价值。

（三）中医证型与西医病理的相关性

研究肝郁痰凝型乳腺癌的钼靶 X 线影像特点，探讨其病理基础。例肝郁痰凝型乳腺癌中，乳腺类型以致密型及混合型居多（占 78%），异常血管征及透环征出现频率较高（占 80% 以上），腋淋巴结转移出现频率偏低（占 12%）。

七、鉴别诊断

（一）隐性乳腺癌

指临床上触不到肿块，乳腺切除后病理检查证实的乳腺癌，常为 X 线检查等方法发现或以腋淋巴结转移为首发症状，应与副乳腺癌相鉴别。治疗上，现在一般认为，一旦诊断为隐匿性乳腺癌，若无锁骨上及远处转移，应行根治术治疗，多数报道其疗效优于或相似伴有腋窝淋巴结转移的乳腺癌。

（二）男性乳腺癌

男性乳腺癌并不多见，发病率为乳腺癌中 1%，为男性恶性肿瘤中 0.1%，发病年龄较女性乳腺癌平均高出 6 ～ 11 岁。

男性乳腺癌的症状主要是乳晕下无痛性肿块，20% 的患者有乳头内陷，结痂，肿块边界常不清，常早期有皮肤或胸肌粘连，腋淋巴结转移率较高，男性乳腺癌的病理表现与女性乳腺癌相似，绝大多数是浸润性导管癌，男性乳腺无小叶组织，因而病理上未有小叶原位癌的报道，男性乳腺癌的治疗同女性乳腺癌，但因男性病例乳腺组织较小，且易早期侵犯胸肌，手术方式应以根治术或扩大根治为主。

对晚期或复发病例应用内分泌治疗，效果比女性乳腺癌为好，主要治疗方法是双侧睾丸切除，有效率可达 50% ～ 60%，之所以如此高疗效率是由于近 84% 的肿瘤组织 ER 阳性，有效期平均持续 12 月，如果患者不愿接受睾丸切除，或既切除后病情再发，尚可服用女性激素，男性激素或 TAM 而获得好效，类此添加性内分泌疗法在患者已显示睾丸切除术无效的情况下将产生佳效，这种二线内分泌疗法的显效率界于 30% ～ 50% 之间，化疗仅在内分泌治疗，包括祛除性和添加性，失败后方宜开始，其用药和给法相当于女性乳癌。

（三）炎性乳癌

是一种极为罕见的临床类型，常呈弥散性变硬变大，皮肤红、肿、热、痛和水肿明显，发病呈爆发性，十分近似急性炎症，因而又称为癌性乳腺炎，本病的诊断要点为：①局部虽表现为红肿热痛，但无发冷发热等全身炎症反应；②体温和白细胞计数多在正常范围；③早期皮肤呈典型的紫罗兰色，呈斑片状水肿，境界清楚，边缘稍隆起，毛孔粗大如橘皮样改变，红肿范围大于乳腺的 1/3 以上，消炎治疗 1 周后红肿不见消退；④在红肿乳腺组织内有时能触及质地硬韧的肿块；⑤同侧腋窝多能触及质地较硬的淋巴结；⑥细针穿刺细胞学检查及病理切片能提供诊断依据。

炎性乳腺癌以往应用手术或放射治疗的预后很差，平均生存期为 4 ～ 9 个月，因而对炎性乳腺癌不主张用手术治疗，目前大多数作者对炎性乳腺癌均采用化疗及放疗的综合治疗，即先用 3 ～ 4 个疗程化疗后做放疗，放疗后再做化疗。

（四）妊娠期和哺乳期乳腺癌

乳腺癌发生于妊娠期或哺乳期者占乳腺癌病例中的 0.75% ～ 31%，妊娠期及哺乳期由于体内激素水平的改变，可能使肿瘤的生长加快，恶性程度增高，同时在妊娠期及哺乳期乳腺组织的生理性增大，充血，使肿瘤不易早期发现，同时易于播散。

妊娠期乳腺癌的处理原则与一般乳腺癌相似，但治疗方法的选择还决定于肿瘤的病期及妊娠的不同时期，早期妊娠时是否中止妊娠应根据不同的病期，病期较早时可不必中止妊娠，病期是Ⅱ、Ⅲ期或估计术后需要化疗及放疗者则宜先中止妊娠能提高生存率，相反常由于中止妊娠延迟了手术治疗，反而影响治疗效果。

哺乳期乳腺癌的治疗首先应中止哺乳，术后辅助治疗方法与一般乳腺癌相似，预防性去除卵巢并不能提高生存率。

八、乳腺癌的综合治疗

乳腺癌治疗学的研究是癌症治疗的典范。手术、化学药物治疗、放射治疗、内分泌治疗及生物治疗等在乳腺癌治疗中都有一定的疗效。乳腺癌的治疗原则仍是以外科手术为主的综合治疗。因此，外科治疗在乳腺癌治疗中的地位相当显著。自从 1894 年 Halsted 创立经典的乳腺癌根治术以后的一百多年间，乳腺癌的外科治疗模式发生了多次变革，而最大的变革是 20 世纪后 30 年间迅速发展的保乳、保腋窝等新的治疗方法，使外科治疗模式从"可以耐受的最大治疗"转变到"最小有效治疗"的理性手术方式上来；使乳腺癌的治疗从单一的解剖生物学模式向生物 - 心理 - 社会学模式转化。

（一）手术治疗

手术治疗仍为乳腺癌的主要治疗手段之一，术式有多种，对其选择缺乏统一意见，总的发展趋势是，尽量减少手术破坏，在设备条件允许下对早期乳腺癌患者尽力保留乳房外形，无论选用何种术式，都必须严格掌握以根治为主，保留功能及外形为辅的原则。

1. 手术适应证

Halsted 首创乳癌根治术，因手术合理，疗效明确，近百年来成为人们治疗乳癌所遵循的标准方式，近半个世纪以来，对乳癌术式进行了不少探索性修改，总的趋势不外保守和扩大两方面，至今仍争论不休，乳房局部切除和全乳切除是保守手术的代表性手术，术后需辅以放疗，放射剂量不一，一般为 30 ～ 70 Gy，对严格选择的局限性早期癌，可以收到较好的疗效，但是否作为早期乳癌的常规治疗方法，以及如何准确无误地选择此类早期癌，还难得出结论。

2. 手术禁忌证

(1) 全身性禁忌证

1) 肿瘤远处转移者。

2) 年老体弱不能耐受手术者。

3) 一般情况差，呈现恶病质者。

4) 重要脏器功能障碍不能耐受手术者。

(2) 局部病灶的禁忌证

III 期患者出现下列情况之一者。

1) 乳房皮肤橘皮样水肿超过乳房面积的一半。

2) 乳房皮肤出现卫星状结节。

3) 乳腺癌侵犯胸壁。

4) 临床检查胸骨旁淋巴结肿大且证实为转移。

5) 患侧上肢水肿。

6) 锁骨上淋巴结病理证实为转移。

7) 炎性乳腺癌，有下列五种情况之二者：①肿瘤破溃；②乳房皮肤橘皮样水肿占全乳房面积 1/3 以内；②癌瘤与胸大肌固定；④腋淋巴结最大长径超过 2.5 cm；⑤腋淋巴结彼此粘连或与皮肤，深部组织粘连。

3. 手术方式

(1) 乳腺癌根治术

1894 年，Halsted 及 Meger 分别发表乳腺癌根治术操作方法的手术原则：①原发灶及区域淋巴结应做整块切除；②切除全部乳腺及胸大、小肌；③腋淋巴结做整块彻底的切除。Haagensen 改进了乳腺癌根治手术，强调了手术操作应特别彻底，主要有：①细致剥离皮瓣；②皮瓣完全分离后，从胸壁上将胸大，小肌切断，向外翻起；③解剖腋窝，胸长神径应予以保留，如腋窝无明显肿大淋巴结者则胸背神经亦可以保留；④胸壁缺损一律予以植皮。术中常见并发症有：①腋静脉损伤：多因在解剖腋静脉周围脂肪及淋巴组织时，解剖不清，或因切断腋静脉分支时，过于接近腋静脉主干所致，因此，清楚暴露及保留少许分支断端，甚为重要；②气胸：在切断胸大肌，胸小肌的肋骨止端时，有时因钳夹胸壁的小血管穿通支，下钳过深，而致触破肋间肌及胸膜，造成张力性气胸，术后并发症有：①皮下积液：多因皮片固定不佳或引流不畅所致，可采用皮下与胸壁组织间多处缝合固定及持续负压引流而防止；②皮片坏死：皮肤缝合过紧及皮片过薄等均可为其发生原因，皮肤缺损较多时，宜采用植皮；③患侧上肢水肿，患侧上肢抬举受限；主要是术后活动减少，皮下瘢痕牵引所致，因此，要求术后及早进行功能锻炼，一般应在术后 1 个月左右基本可达到抬举自如程度。

(2) 乳腺癌扩大根治术：乳癌扩大根治术包括乳癌根治术即根治术及内乳淋巴结清除术，即清除 1～4 肋间淋巴结，本时需切除第二、三、四肋软骨，手术方式有胸膜内法及胸膜外法，前者创伤大，并发症多，因而多用后者。

(3) 仿根治术 (改良根治术)

主要用于非浸润性癌或Ⅰ期浸润性癌，Ⅱ期临床无明显腋淋巴结肿大者，亦可选择应用。

1) Ⅰ式：保留胸大肌，胸小肌，皮肤切口及皮瓣分离原则同根治术，先做全乳切除 (胸大肌外科筋膜一并切除)，将全乳解剖至腋侧，然后行腋淋巴结清除，清除范围基本同根治术，胸前神经应予保留，最后，将全乳和腋淋巴组织整块切除。

2) Ⅱ式：保留胸大肌，切除胸小肌，皮肤切口等步骤同前，将乳房解离至胸大肌外缘后，切断胸大肌第 4、5、6 肋的附着点并翻向上方以扩大术野，在肩胛骨喙突部切断胸小肌附着点，以下步骤同根治术，但须注意保留胸前神经及伴行血管，最后将全乳腺，胸小肌及腋下淋巴组织整块切除。

(二) 化学药物治疗

1. 辅助化学药物治疗的原理

多数乳腺癌为一全身性疾病，目前已被众多的实验研究和临床观察所证实。当乳腺癌发展到 > 1 cm，在临床上可触及肿块时，往往已是全身性疾病，可存在远处微小转移灶，只是用目前的检查方法尚不能发现而已。手术治疗的目的在于使原发肿瘤及区域淋巴结得到最大限度的局部控制，减少局部复发，提高生存率。但是肿瘤切除以后，体内仍存在残余的肿瘤细胞。基于乳腺癌在确诊时已是一种全身性疾病的概念，全身化学药物治疗 (简称化疗) 的目的就是根除机体内残余的肿瘤细胞以提高外科手术的治愈率。自 20 世纪 70～80 年代，大量的临床试验证实化疗能明显提高乳腺癌患者的生存率、改善患者的生存质量，化疗便成为浸润性乳腺癌的主要疗法之一。

2. 术后辅助化疗

(1) 术后辅助化疗的适应证

1) 腋窝淋巴结阳性的绝经前妇女，不论雌激素受体情况如何，均用已规定的联合化疗，应当作为标准的处理方案。

2) 腋窝淋巴结阳性和雌激素受体阳性的绝经后妇女，应当首选抗雌激素治疗。

3) 腋窝淋巴结阳性而雌激素受体阴性的绝经后妇女，可以考虑化疗，但不作为标准方案推荐。

4) 腋窝淋巴结阴性的绝经前妇女，并不普遍推荐辅助治疗，但对某些高危患者应当考虑辅助化疗。

5) 腋窝淋巴结阴性的绝经后妇女，不论其雌激素受体水平如何，无辅助化疗的适应证，但某些高危患者应考虑辅助化疗。

淋巴结阴性乳腺的高危险复发因素有如下几点：①激素受体 (ER，PR) 阴性。②肿瘤 S 期细胞百分率高。③异倍体肿瘤。④癌基因 C-erbB-2 有过度表达或扩增者。

(2) 术后辅助化疗的现代观点

1) 辅助化疗宜术后早期应用，争取在术后 1～2 周应用，最迟不能超过术后 1 个月，如果待病灶明显后再用，将降低疗效。

2) 辅助化疗中联合化疗比单药化疗的疗效好。

3) 辅助化疗需要达到一定的剂量，达到原计划剂量的 85% 时效果较好。

4) 治疗期不宜过长，对乳腺癌术后主张连续 6 个疗程的化疗。

3. 术前辅助化疗

新辅助化疗又称术前化疗、初始化疗和诱导化疗。新辅助化疗是指在手术或加放射治疗的局部治疗前，以全身化疗为乳腺癌治疗的第一步治疗，然后再行局部治疗。局部治疗后继续完成拟定的化疗。新辅助化疗是与乳腺癌术后的辅助化疗相对而言的。新辅助化疗现已成为局部晚期乳腺癌 (LABC) 和无远处转移的炎性乳腺癌的规范疗法。

新辅助化疗与外科关系密切，它能使肿瘤降期，便于手术切除或行保乳手术。经 3～4 周期的新辅助化疗后，有 50%～70% 的乳腺癌肿块可缩小 50% 以上。病理达完全缓解 (CR) 的介于 6%～19%。对于局部晚期乳腺癌 (LABC) 的病例来说，新辅助化疗不但使手术易于切除，而且可便不可切除的肿块变为可切除，显著地提高了对肿瘤局部的治疗效果。湘雅二医院近 3 年来对 LABC 进行新辅助化疗，取得满意效果。

新辅助化疗对乳腺癌外科治疗及预后有着重要意义

(1) 肿瘤大的可手术乳腺癌，经新辅助化疗治疗后明显缩小，降低临床分期，为原本应行乳房切除的病例能成功地施行保乳手术创造了条件，使更多的患者得到保乳治疗的机会。

(2) 与术后辅助化疗相比，采用新辅助化疗还可观察到化疗前后肿瘤的大小、病理学及生物学指标的变化，区别对化疗药物敏感还是抗药，对实现个体化的治疗方案有重要意义。

(3) 乳腺癌易早期发生血行播散，在初诊的患者中有半数以上已存在有周身的微小转移。原发肿瘤切除后，转移灶肿瘤细胞的倍增时间缩短，肿瘤迅速增长；同时，耐药细胞增多。新辅助化疗使已存在有全身亚临床转移灶得以控制，防止术后肿瘤细胞的增生及耐药细胞的产生，提高患者的生存率。在迄今发表的临床试验结果中，虽然从患者总的生存率看，术前化疗组未见优于术后化疗组，但在术前化疗组中，原发肿瘤对化疗反应好的 (CR、PR) 及淋巴结转为阴性的生存率有明显的提高。最著名的是美国乳腺癌大肠癌外科辅助治疗计划组织 (NSABP)B-18 实验结果显示，使用多柔比星加环磷酰胺方案做术前化疗 4 周期，肿瘤临床缓解率达 79%，其中 CR 为 36%，PR 为 43%，达 CR 患者的 5 年无病生存率为 76%，达 PR 的患者则为 64%。新辅助化疗的疗效直接影响患者的预后。第 9 届全国乳腺癌会议中，辽宁省肿瘤医院报告新辅助化疗可手术乳腺癌 52 例，乳腺癌新辅助化疗后达到原发肿瘤病理完全缓解 (TPCR) 能显著提高患者的无病生存率 (DFS)，原发肿瘤和腋淋巴结均为病理缓解的，能明显地延长患者的总生存率 (OS)。

(三) 内分泌治疗

内分泌治疗乳癌是非治愈性的，但对于激素依赖性乳癌却可收到不同程度的姑息疗效，癌细胞胞质和胞核内雌激素受体 (ER) 含量愈多，其激素依赖性也愈强，而且应牢记，闭经前发生的乳癌与闭经后发生的乳癌在治疗上有所不同。

1. 绝经前 (或闭经后 1 年内) 患者的治疗

(1) 去势治疗：包括手术去势和放射去势，前者用于全身情况较好，急需内分泌治疗生效者；后者用于全身情况差，难于耐受手术者，未经选择的病例应用卵巢切除的有效率为 30% ~ 40%，而激素受体阳性的病例有效率可达 50% ~ 60%，目前预防性去除卵巢主要用于绝经前 (尤其 45 ~ 50 岁) 淋巴结转移较广泛的高危险复发病例，同时激素受体测定阳性者，对绝经后或年轻病例则不适合做预防性去除卵巢。

(2) 内分泌药物治疗

1) 丙酸睾酮：100 mg，肌内注射，每日 1 次，连用 5 次后，减为每周 3 次，视症状缓解情况及全身反应，可减量使用，持续 4 个月左右，如用药 6 周无效，可停用。

2) 氟羟甲睾酮：与丙酸睾酮相似，但雄激素作用相对较少，可供口服，剂量 10 ~ 30 mg/d，该药分 2 mg、5 mg 和 10 mg 三种剂型。

3) 二甲睾酮：睾酮衍生物，作用较丙酸睾酮强 2.5 倍，可供口服，150 ~ 300 mg/d。

2. 绝经后 (闭经 1 年以上) 患者的治疗，可选用下列药物

(1) 三苯氧胺 (TAM)：是一种抗雌激素药物，它与癌细胞的雌激素受体结合，抑制癌细胞的增生，常用剂量为 10 mg，口服，2 次 / 日，再增加剂量不能提高疗效，主要副作用有：①胃肠道反应：食欲缺乏，恶心，个别有呕吐和腹泻；②生殖系统：闭经，阴道出血，外阴瘙痒；③精神神经症状：头痛，眩晕，抑郁；④皮肤：颜面潮红，皮疹；⑤血常规：偶有白细胞和血小板减少，血象低者慎用；⑥个别患者肝功能异常；⑦对胎儿有影响，妊娠，哺乳期忌用；⑧对视网膜有损害，可影响视力。

(2) 氨鲁米特：125 mg，口服，4 次 / 日，同时口服氢化可的松 25 mg，2 次 / 日，或泼尼松 5 mg，2 次 / 日，一周后氨鲁米特增量至 250 mg，2 次 / 日，氢化可的松 25 mg，4 次 / 日，或泼尼松 5 mg，3 次 / 日。

(3) 甲羟孕酮 200 ~ 300 mg，肌内注射，2 次 / 日。

(4) 己烯雌酚 1 ~ 2 mg，口服，3 次 / 日。

(5) 炔雌醇 (乙炔雌二醇) 本品为合成雌激素，活力较强 0.5 ~ 1 mg，口服，3 次 / 日。

(四) 放射治疗

放射治疗是治疗乳腺癌的主要组成部分，是局部治疗手段之一，与手术治疗相比较少受解剖学，患者体质等因素的限制，不过放射治疗效果受着射线的生物学效应的影响，用目前常用的放疗设施较难达到"完全杀灭"肿瘤的目的，效果较手术逊色。因此，目前多数学者不主张对可治愈的乳腺癌行单纯放射治疗，放射治疗多用于综合治疗，包括根治术之前或后做辅助治疗，晚期乳腺癌的姑息性治疗，十余年来，较早的乳腺癌以局部切除为主的综合治疗日益增多，疗效与根治术无明显差异，放射治疗在缩小手术范围中起了重要作用。

1. 术前放射治疗

(1) 适应证

1) 原发灶较大，估计直接手术有困难者。

2) 肿瘤生长迅速，短期内明显增长者。

3) 原发灶有明显皮肤水肿，或胸肌粘连者。

4) 腋淋巴结较大或与皮肤及周围组织有明显粘连者。

5) 应用术前化疗肿瘤退缩不理想的病例。

6) 争取手术切除的炎性乳腺癌患者。

(2) 术前放疗的作用

1) 可以提高手术切除率，使部分不能手术的患者再获手术机会。

2) 由于放射抑制了肿瘤细胞的活力，可降低术后复发率及转移率，从而提高生存率。

3) 由于放射，延长了术前观察时间，有使部分已有亚临床型远处转移的病例避免一次不必要的手术。

(3) 术前放疗的缺点

增加手术并发症，影响术后正确分期及激素受体测定。

(4) 术前放疗的应用方法

术前放射应尽可能采用高能射线照射，可以更好地保护正常组织，减少并发症，放射技术方面，目前多数采用常规分割，中等剂量，一般不用快速放射或超分割放射，放射结束后 4～6周施行手术较为理想。

2. 术后放射治疗

根治术后是否需要放射，曾经是乳腺癌治疗中争论最多的问题，近年来，较多作者承认术后放疗能够降低局部，区域性复发率，自从 Fishor 对乳腺癌提出新的看法后，乳腺癌的治疗已逐渐从局部治疗转向综合治疗，术后辅助化疗广泛应用，术后放射已不再作为根治术后的常规治疗，而是选择性地应用。

(1) 适应证

1) 单纯乳房切除术后。

2) 根治术后病理报告有腋中群或腋上群淋巴结转移者。

3) 根治术后病理证实转移性淋巴结占检查的淋巴结总数一半以上或有 4 个以上淋巴结转移者。

4) 病理证实乳内淋巴结转移的病例 (照射锁骨上区)。

5) 原发灶位于乳房中央或内侧者做根治术后，尤其有腋淋巴结转移者。

(2) 放疗原则

1) Ⅰ、Ⅱ期乳腺癌根治术或仿根治术后，原发灶在乳腺外象限，腋淋巴结病理检查阴性者，术后不放疗；腋淋巴结阳性时，术后照射内乳区及锁骨上下区；原发灶在乳腺中央区或内象限，腋淋巴结病理检查阴性时，术后仅照射内乳区，腋淋巴结阳性时，加照锁骨上下区。

2) Ⅲ期乳腺癌根治术后，无论腋淋巴结阳性或阴性，一律照射内乳区及锁骨上下区，根据腋淋巴结阳性数的多少及胸壁受累情况，可考虑加或不加胸壁照射。

3) 乳腺癌根治术后，腋淋巴结已经清除，一般不再照射腋窝区，除非手术清除不彻底或有病灶残留时，才考虑补加腋窝区照射。

4) 放疗宜在手术后 4～6 周内开始，有植皮者可延至 8 周。

3. 放射治疗为主的治疗

以往对局部晚期肿瘤，无手术指征者做放射治疗，往往是姑息性的。近年来，随着放射设备和技术的改进及提高，以及放射生物学研究的进展，放射可使局部肿瘤获较高剂量，而周围正常组织损伤较少，治疗效果明显提高。目前，开始进行小手术加放射治疗早期乳腺癌的研究，使放射治疗在乳腺癌的治疗中从姑息转向根治性，多数作者认为对原发灶小于 3 cm，N_0 或 N_1 的患者可考虑小手术加放疗，对于局部晚期的乳腺癌，放射治疗仍是一种有效的局部治疗手段，放射前切除全部肿瘤或做单纯乳房切除可提高疗效。

4. 复发，转移灶的放射治疗

乳腺癌术后复发是一个不良征兆，但并非毫无希望。

适当的局部治疗可以提高生存质量，延长生存期，照射方面，大野照射比小野照射疗效好，应当尽量采用大野照射，对于复发病例，应当使用放射，化疗综合治疗，尤其对于发展迅速的复发病例，乳癌发生远处转移时首先考虑化疗，适当地配合放射可缓解症状，减轻患者痛苦，如骨转移患者经放疗后疼痛可减轻或消失，对于有胸、腰椎转移的患者，放射可以防止或延迟截瘫的发生。

（五）生物靶向治疗

生物靶向治疗是指针对癌症发生和进展中重要的分子机制（靶点）进行的治疗。理想的靶点应是恶性肿瘤而非宿主正常组织的关键机制。靶点的临床样本应易获得、易检测，其检测结果也应与临床结果相关。在对肿瘤异常生长、凋亡抑制、细胞浸润和转移以及肿瘤血管形成方面的信号传到通路认识不断加深的基础上，一系列针对这些信号传到通路的关键靶点的生物治疗药物不断出现。

曲妥珠单抗（赫赛汀）是一种理想的生物靶向治疗药物，针对 HER-2/new 原癌基因产物的单克隆抗体，能特异性地作用于 HER-2/new 受体过度表达的乳腺癌细胞。Herceptin 单独或与化疗药物联合应用治疗 HER-2/new 过度表达的乳腺癌患者，均取得了非常好的疗效。另外，针对 EGFR 酪氨酸激酶的一些特异性小分子已被开发，包括 ZD1839 或吉非替尼（gefitinib）和 OSI-774。吉非替尼和曲妥珠共同处理乳腺癌细胞有协同抑制作用。在对血管生成的靶向治疗中，贝伐单抗这种人源重组抗体，可降低血浆中游离的 VEGF（血管内皮生长因子）且耐受性良好。

（六）中医治疗

1. 中医治疗原则

(1) 以毒攻毒法：历代医学家治疗癌症大多以攻毒为主，利用其开结拔毒的功效，逐步消灭残余的癌细胞，但临床上必须慎重掌握，适可而止。

(2) 清热解毒法：在清热解毒药中，有许多中药具有抗癌作用。清热解毒法是治疗恶性肿瘤最常用的法则之一。在中、晚期乳腺癌患者中，一般多伴有毒热内蕴或邪热瘀毒的症状，此时本方法可与其他方法结合治疗，多获良效。

(3) 活血化瘀法：中医专家认为，肿瘤与瘀血有关，瘀血是乳腺癌的病理病因之一。活血化瘀药的应用，不但能改善乳腺癌患者的"高凝状态"，使癌细胞处于抗癌药物及患者自身免疫活性细胞抑制之下，而且能降低血小板凝聚，减少肿瘤的转移，有利于癌症的控制和癌灶的清除。

(4) 扶正祛邪法：中医认为，当人体正气亏虚时，邪气才能所奏，即致病因子得以发挥作用，而导致乳腺癌的发生，并使肿瘤得以浸润、扩散和转移，所以扶正祛邪是治疗乳腺癌的根本方法之一。

(5) 软坚散结法：中医理论指出，对坚硬如石的肿瘤，"坚者削之""结者散之""客者除之"。此法已普遍应用于临床。与其他疗法结合，可增强消除癌瘤的效果。

(6) 化痰祛湿法：许多肿瘤是痰湿凝聚所引起，因此，化痰祛湿法在肿瘤中医治疗中占有重要地位，它不但可减轻症状，对有些肿瘤亦可得以控制。

2. 中医辨证施治法

中医治疗乳腺癌历来是采用内治的方法，按辨证施治的原则进行，主要根据"辨证求因，审因论治"之法分为肝郁气滞、冲任失调、毒热蕴结、气血亏虚 4 型分别施治。

(1) 肝郁气滞型

1) 主症：七情所伤，所愿不遂，肝郁气滞，引起体内气血失调，脏腑功能紊乱而出现乳腺肿块，胀痛，两胁作胀，心烦易怒，脉弦滑，舌苔薄黄或薄白。

2) 治法：疏肝理气，活血散结。

3) 方药：当归、白芍、柴胡、橘叶、茯苓、白术各 9 g，白芷、青皮各 6 g，瓜蒌 30 g。

4) 按语：乳房位于胸胁，为肝经所布，肝失疏泄则出现乳腺胀满疼痛、胁疼痛及肝郁不舒症状。气滞日久致成瘀血，结于乳中成块。方中柴胡、青皮、橘叶疏肝理气散结；当归、白芍养血柔肝；瓜蒌、白芷消肿散结止痛；茯苓、白术健脾利湿益气。

(2) 冲任失调型

1) 主症：除有上述肝郁气滞型的症状外，兼有月经失调，腰腿酸软，五心烦热，脉细数无力，舌质红，苔少有龟裂。

2) 治法：疏肝理气，滋补肝肾，调理冲任。

3) 方药：香附、郁金、女贞子、川楝子、橘叶、川芎、当归各 10 g，生地黄、熟地黄、枸杞子、生山药、白芍、野菊花各 15 g，瓜蒌 30 g。

4) 按语：肝郁化火，灼伤阴液致肝肾阴虚，冲任失调。方中当归、川芎、熟地黄、白芍调理经血；生地黄、枸杞子、女贞子滋阴补肾；香附、郁金、川楝子、橘叶疏肝理气；生山药健脾；野菊花、瓜蒌解毒散结。

(3) 毒热蕴结型

1) 主症：乳房肿块迅速增大，疼痛，甚则溃烂、翻花。

2) 治法：攻毒解毒。

3) 方药：白毛藤、猫爪草各 30 g，凤尾草、刘寄奴、蜂房、鬼箭羽、蜣螂虫各 9 g，蛇蜕 3 g，山慈姑、铁树叶各 15 g。

4) 按语：热毒蕴结，宜攻毒解毒。方中凤尾草、白毛藤、刘寄奴、铁树叶清热解毒；蜂房、蛇蜕、蜣螂虫、猫爪草、山慈姑、鬼箭羽活血化瘀解毒。

(4) 气血亏虚型

1) 主症：乳腺溃烂，久则气血衰败，正气大亏，而见苍白贫血，消瘦乏力，口干，舌质暗红，舌苔黄白，脉滑数。

2) 治法：扶正祛邪，气血双补。

3) 方药：土炒白术 12 g，人参、茯苓、陈皮、熟地黄、川芎、当归、贝母、香附、白芍各 6 g，桔梗、甘草各 3 g。

4) 按语：乳腺癌晚期，病情呈现正虚邪实情况，治应扶正祛邪，补气养血。方中土炒白术、人参、茯苓、熟地黄、川芎、当归健脾益气，补血活血；陈皮、香附、桔梗行气散结；甘草调和诸药，扶正祛邪。白芍柔肝养血，缓中止痛；贝母清热润肺，化痰止咳。

3. 中医古医方举例

古代中医文献中，治疗乳腺癌的方药很多，有内治外治诸方，以下举几例供参考。

(1) 生螃蟹壳瓦上焙焦，研末酒冲，每服 6 g，以消为度。治乳腺癌初起，坚硬，肿物如豆大。

(2) 川郁金、玫瑰花、橘叶、赤芍、白芍、山慈姑、僵蚕各 10 g，当归 15 g，瓜蒌 30 g，青皮、陈皮各 8 g，水煎分服。主治乳腺癌初起，或乳腺癌手术后治疗。

(3) 十六味流气饮：当归、白芍、人参、桔梗、川芎、枳壳、厚朴、白芷、紫苏叶、防风、乌药、槟榔各 10 g，黄芪 20 g，官桂、木通各 4 g，甘草 6 g，煎服。治疗乳腺癌气滞肝郁、气血亏虚者。

(4) 季芝鲫鱼膏：活鲫鱼、鲜山药（去皮）各等份，共捣如泥，如麝香少许，涂核上，觉痒极，勿骚动，7 天 1 换。治乳岩初起。外敷。

(5) 鞭蓉膏：芙蓉叶、泽兰叶、黄檗、黄芩、黄连、大黄各等份，共研成细末，过重箩，入冰片 6 g，用凡士林调成 20% 软膏。主治炎性乳腺癌。此外，抗癌中药中常用于治疗乳腺癌的有：山慈姑、土贝母、瓜蒌、橘叶、蒲公英、漏芦、留行子、穿山甲、天葵子、龙葵、青皮、芙蓉花、重楼等。

（七）晚期转移性乳腺癌的治疗

1. 乳腺癌骨转移的治疗

乳腺癌是骨转移癌的第一位因素，骨转移又是乳腺癌的第一位的远隔转移癌。骨转移早期不会有任何症状，随病情进展逐渐产生骨骼疼痛、局部压痛、活动能力下降等症状。

骨转移的治疗主要是缓解症状，避免或延迟严重并发症的后果，改善生活质量，并在此基础上延长生存时间。治疗上以内分泌治疗为首选，不适合内分泌治疗或者内分泌治疗无效的，以化疗为主要治疗。具体药物和方案的选择与其他转移癌一样。

双膦酸盐类药物（如唑来膦酸盐）是溶骨性转移的特有辅助治疗药物。临床证实，双膦酸盐类药物可以有效缓解骨痛、降低病理性骨折和高钙血症危险，并减少放疗、手术等有创局部治疗的需求。同时应用枸橼酸钙和维生素 D，可加快钙质吸收和利用。

另外，对骨转移病灶局限者，局部放疗或静脉注射放射性药物均可以控制骨转移进展、缓解骨转移所致疼痛症状、防止病理性骨折的发生。对于病理性骨折患者可考虑行手术内固定恢复活动能力。

2. 乳腺癌癌性胸腔积液的治疗

乳腺癌癌性胸腔积液在晚期乳腺癌中常见，往往是肿瘤直接侵犯胸膜导致的渗出液；或是肿瘤侵犯心脏、心包，阻塞胸膜下淋巴管导致静脉、淋巴回流障碍，引起胸腔的漏出液。常见症状是呼吸困难、咳嗽、胸痛。胸部 X 线片、B 超检查均可发现胸腔积液；而胸腔积液的细胞学检查则有助于确诊。

对于癌性胸腔积液患者，其治疗仍是以全身性应用化疗、内分泌治疗为主，对于呼吸困难比较严重及全身性治疗不能或难以很快缓解症状的患者应尽早使用局部治疗措施，包括穿刺抽液、置管引流和硬化治疗。其中，硬化剂需在多次或持续排液后液体生成速度减慢时注入胸膜腔内，才易获得成功。对于以上局部治疗无效者，也有行胸腔 - 腹腔短路手术，使胸腔内液体流入腹腔，通过自体吸收暂时缓解症状。

3. 乳腺癌脑转移的治疗

脑转移是乳腺癌最常见的中枢神经系统损害。绝经前、病情进展迅速、转移较为广泛的乳腺癌患者最容易发生脑转移。2/3 以上的脑转移会或早或晚地出现神经损害症状。约半数脑转移患者会有头痛，其他常见的还有行为改变和精神活动异常、局部肌肉无力与瘫痪、步态不协调、局限性或全身性癫痫发作、语言障碍、肢体协调障碍、感觉异常、认知功能障碍、单侧感觉缺失、视野异常等。CT 检查可以检查出多数脑转移，是最常用的检查方法。目前应用造影剂增强的 MRI 检查是国际推荐的标准检查方法。

脑转移致死的原因主要是颅内压增高导致昏迷和脑疝。治疗的主要目的是解除神经损害症状并获得对肿瘤的长期控制。具体治疗方法可分为对症处理和抗肿瘤治疗两部分。地塞米松是处理肿瘤周围水肿的标准药物；发生癫痫的患者可以治疗性使用抗癫痫药物。放疗是控制脑转移灶的主要治疗手段，疗效确切。孤立性脑转移患者，或者其他部位转移已经得到满意控制的单发脑转移患者也可以考虑手术治疗。文献报道乳腺癌脑转移化疗的有效率可以达到50%以上，X 线刀、γ 刀等立体定向放疗技术的价值还没完全肯定，内分泌治疗的研究资料就更少了。

九、乳腺癌的预后

乳腺癌属于生物学行为相对良好的恶性肿瘤，其预后主要决定于肿瘤的生物学特性以及宿主与肿瘤的相互作用。迄今为止，肿瘤大小、淋巴结转移情况及其组织病理学性质是乳腺癌的3 个重要预后指标，而激素受体水平则是预测乳腺癌患者对内分泌治疗反应性的唯一指标。另外，癌细胞分化程度、脉管浸润、甾体类激素受体等也与乳腺癌的预后密切相关。随着新的检测方法的出现，一些新的预后指标也不断涌现，如 DNA 倍体、S 期细胞百分率、生长因子、癌基因和基因表达谱等。近年来，心理因素对乳腺癌的预后影响也越来越多地受到国内外临床医师的关注。但临床医师及病理科医师必须认识到常规采用的肿瘤的病理学特性，如肿瘤大小、病理类型等仍然是目前对于乳腺癌最有效可行的预后评估手段。以下介绍的是目前常用的乳腺癌的预后指标以及一部分未来可能有实用价值的预后因素。

（一）肿瘤侵犯范围

1. 肿瘤大小

在没有区域淋巴结转移及远处转移的情况下，原发灶越大和局部浸润越严重，预后越差。

2. 腋淋巴结转移

腋淋巴结无转移时预后好，有转移时预后差。且转移数目越多预后越差。转移位置高，预后差。

3. 远处转移

多于 1 年左右死亡。

(二) 肿瘤的病理类型和分化程度

肿瘤的病理类型、分化程度，肿瘤的侵袭性以及宿主对肿瘤的免疫能力是影响预后的重要因素。特殊型乳腺癌的预后较非特殊型好，非特殊型癌中非浸润性癌比浸润性癌预后好，分化好的肿瘤预后比分化差的好。有些肿瘤恶性程度高，在生长迅速时可出现坏死，肿瘤坏死严重说明肿瘤的侵袭性强，预后较差。

(三) 临床分期

TNM 分期为临床医师所熟悉，期别高预后差。但需认识两点，其一，从分期来讲同属一个期别的病例，腋淋巴结有无转移较肿瘤大小更为重要；其二，临床腋淋巴结检查有无转移常有误差。

(四) 甾体激素受体与预后

甾体激素受体测定不仅可作为选择激素治疗的参考，也可作为估计预后的一个指标，受体阳性患者的预后较阴性者好，两者的预后相差约 10%，尤其在淋巴结转移阳性的病例中更明显。在雌激素受体和黄体酮受体中，黄体酮受体更为重要，两项都是阳性者的预后较单一项阳性或两项都是阴性者预后好。

十、乳腺癌的随访

随访是指定期按计划地对治疗后无症状的患者进行检查。乳腺癌的复发和转移可能发生于治疗后的任何时间，因此，乳腺癌患者治疗后的随访应该是一个终身的过程。随访可以给患者带来生存期延长、生活质量提高的益处，通过随访可以早期发现复发与转移、第二原发肿瘤以及治疗相关的并发症，并指导康复。另外，通过随访可以积累自然病程、治疗有效率和治疗毒性不良反应的资料，因此，对于治疗水平的提高，随访起到了极其重要的作用。然而，并不是越频繁、检查项目越多的随访则越好。目前认为，随访性检查的频率应与复发的风险平行，术后 5 年内乳腺癌患者复发和转移的风险较高，随访的时间间隔较短。术后 5 年以上的患者肿瘤复发和转移的风险明显降低，随访的时间间隔可适当延长。乳腺癌患者治疗后的基本随访项目为定期询问病史、进行体格检查及乳腺 X 线检查，服用他莫昔芬的患者尚需进行盆腔检查。而骨显像、血液学检查包括肿瘤标志物检查、CT 等检查不推荐作为常规随访检查项目。

1. 随访时间

以手术当月为起始时间，术后第一年内每三个月随访一次，第二年和第三年内每半年随访一次，以后每年随访一次，直至终身。

2. 随访门诊

为了保证随访资料的完整性，要求患者 (包括外地患者) 在随访时间内到乳腺专科门诊随访。随访内容包括：检查手术伤口愈合情况；监督术后化疗、放疗等辅助治疗的实施情况；检查有无复发或转移病灶，并及时治疗；检查对侧乳房；新药、新方案的疗效评估等。若无特殊情况，建议患者自行前来门诊随访，就诊时应有 1 名家属陪同。

3. 随访信

随访信通常以问卷的形式询问患者术后的辅助治疗情况、健康状况等，希望患者或患者家属收到来信后尽快予以恢复，并按信中指定的时间前来随访。若有特殊原因无法前来随访，应当在回信中说明。为便于投寄随访信，希望患者在出院前向医务人员提供最直接的联系地址和电话；随访中若地址搬迁，也希望能及时来电来函告知。

十一、乳腺癌的普查

（一）乳腺癌普查的基本措施

目前在全球范围内普遍采用的乳腺癌普查的基本措施主要有 3 种：乳腺 X 线筛查、临床体检及自我检查。

1. 乳腺 X 线筛查

大量的研究已经证实，乳腺 X 线检查是目前最有效的早期发现乳腺癌的方法。乳腺癌在 X 线中的直接征象主要包括肿块结节影和微小钙化。恶性肿块影常不规则，边缘有毛刺，密度较周围腺体高。微小钙化灶在乳腺癌早期诊断中具有十分重要的临床意义。研究发现，在乳腺普查中约一半的未扪及肿块的乳腺癌是由于微小钙化灶的存在而检出的；而 70% 的乳腺导管内癌的检出归功于 X 线发现了微小钙化灶。但是并非所有的乳腺 X 线片上的微小钙化灶都是恶性的。乳腺癌的钙化点一般表现为泥沙样，成簇或沿导管呈区段分布。若在每平方厘米中有 15 个以上的细小钙化点时常需考虑为乳腺癌。

尽管 X 线对人体有害并诱发乳腺癌，但随着乳腺 X 线摄影技术的不断发展，设备的更新换代使检查者所接受的 X 线量也明显下降（每次检查接受的辐射剂量＜ 0.2 cGy)，乳腺 X 线片对患者可能带来的伤害已大大减小；X 线片的清晰度较前大大提高，同时计算机辅助技术等的联合应用使乳腺 X 线检查在普查中的效果也大幅度提高。美国放射学会建议，每位健康妇女应拍摄乳腺的资料 X 线片，以供今后普查和诊断时做参考。由于年轻妇女的乳腺正处于对射线敏感的时期，故摄片的年龄不宜迟于 40 岁。若受检妇女本人有乳腺癌病史，或有乳腺癌家族史者，摄片的年龄应该提前。以后根据物理检查，X 线检查情况和患者的高危因素等，再决定摄片的间隔时间是 1 年还是 2 年。随着放射技术的不断改进，明确了应用的乳腺 X 线摄影对妇女的危害，尤其是诱发乳腺癌的可能性已是极小。因此，目前国内多主张乳腺癌普查年龄应掌握在 ≥ 35 岁。

尽管乳腺 X 线检查是目前最有效的早期发现乳腺癌的方法，但仍可能存在漏诊的情况。目前对于乳腺 X 线检查间歇期的乳腺癌是漏诊还是新发生的病例尚无有效的区分方法，但一般将乳腺 X 线漏诊定义为影像学诊断阴性者 1 年之内发生乳腺癌的情况。根据这一定义，文献报道，乳腺 X 线对 40 ～ 49 岁妇女的敏感性为 53% ～ 81%；50 岁以上妇女为 73% ～ 88%。另有文献报道，乳腺 X 线普查中发现异常的概率为 5% ～ 7%，而其中 70% 是良性病变。由此可见，为提高乳腺癌早期诊断的敏感性和特异性，必须将乳腺 X 线普查和其他一种或几种早期诊断措施联合起来。

2. 临床体检 (CBE)

定期接受临床体检是早期发现乳腺癌的有效方法之一。专科医师对受检妇女进行认真、细致的 CBE，不遗漏乳腺内的微小结节和细微改变，包括乳头溢液、乳晕皮肤改变等。触诊的范围主要包括双侧乳房的 4 个象限及各区域淋巴结。专科医师可检查出＜ 1 cm 的早期乳腺癌。对腺体组织片膜状增厚和孤立性小结节应仔细检查，尤其要注意肿块大小、形态、活动度及肿块表面和边缘情况、与皮肤和深部组织关系等。但早期乳腺癌不一定具有典型的临床表现，故而容易造成漏诊。我们不能以"肿块"作为诊断乳腺癌必不可少的首要体征。李树玲等曾报道了 77 例不伴肿块的早期乳腺癌，主要是由于重视局部腺体增厚、乳头溢液和乳头糜烂等表现，经进一步检查后发现乳腺癌的存在。此外，诸如乳头轻度回缩、乳房皮肤轻度凹陷、乳晕轻度水肿以及绝经后出现乳房疼痛等均是有价值的临床表现。在乳腺癌的普查实践中发现，CBE 的作用明显弱于乳腺 X 线检查，但由于体格检查的某些发现可以为放射科医师阅读乳腺 X 线片提供重要的参考依据，所以许多专家建议将乳腺体检和乳腺 X 线检查结合起来用于乳腺癌的筛检。美国癌症协会 (ACS) 推荐 CBE 应该在进行影像学检查之前或之后短时间内进行。

临床体检对既往曾患乳腺癌的妇女亦有重要的意义，对早期发现、早期诊断复发性乳腺癌起着重要的作用。乳腺癌术后的定期临床体检一般为术后 2 年内间隔 3 ～ 6 个月；术后 3 ～ 5 年间隔 6 个月；术后 5 年以上间隔 1 年。体检应包括对侧乳房，并结合 1 年 1 次的乳腺 X 线检查。定期临床体检亦适用于其他的乳腺癌高危人群，例如有乳腺小叶原位癌或非典型增生病变的妇女、有明显家族乳腺癌遗传倾向的妇女或者 BRCA-1 或 BRCA-2 基因突变者，检查的间隔时间一般为半年。

3. 乳房的自我检查

约 70% 的乳腺癌是由患者自己检查发现的，因此自我检查乳房，是早期发现乳腺癌的最好方法。> 35 岁的妇女发生乳腺癌的机会逐渐增加，故> 35 岁的妇女应定期进行乳房的自我检查。检查的时间最好在每次月经后 7 ～ 11 天，此时内分泌激素 (主要为雌激素) 对乳腺影响最小，乳腺处于相对静止状态，这时乳腺最松软，乳腺组织较薄，乳腺如有病变或异常容易被查出。而经前期乳腺处于充血状态，常使乳腺组织变厚成块状改变，以致难以辨认正常或者异常及病变性质。根据乳腺癌生长速度，大多数专业人员认为妇女自我检查每个月 1 次较为合理，切不可间隔时间超过半年。且随着年龄的增长，自我检查乳房间隔时间应缩短。原有乳房病变的患者更该如此。

乳房自我检查的优点是经济、便捷、很少受时间限制及对人体无损伤等。目前对于乳房自我检查的效果还存在争议，相当一部分研究提示自我检查有助于发现小的或淋巴结阴性的乳腺癌。尽管 Foster 等的临床对照研究报告，自检组中乳腺癌的 5 年生存率为 75%，而对照组则为 57%，但也有大规模的前瞻性对照研究结果显示自检组和对照组乳腺癌的死亡率并无差异。然而应当认识到有许多因素会影响效果评价的准确性。例如在设立对照组时除了存在选择偏倚外，还会有"对照组污染"的情况，即对照组有部分患者也可能自觉地进行乳房自我检查或定期临床检查，另外妇女对乳房自我检查方法的掌握程度和依从性也是重要的影响因素，北京市的一项乳房自检研究报告显示参与对象为知识分子者乳腺癌的发现率较高，因此强调对参加乳房自我检查的妇女应进行充分合理的宣教与指导，如在月经周期的哪个时期进行自我检查为最佳，早期乳腺癌的临床表现等。

(1) 自我检查步骤

1) 对镜子，双手叉腰，观察双乳房外形、轮廓有无异常。

2) 举起双臂，观察双乳房外形、皮肤、乳头、轮廓有无异常。

3) 用拇指和示指挤压乳头检查流出的液体：①正常：透明或白色的液体；②不正常：铁

锈色或脓性液体。

4) 仰卧平躺，肩部稍垫高，举起右手臂，用手触摸对侧腋下、乳房尾叶有无肿块。

5) 用手触摸双侧乳房，转小圈，尽量覆盖所有的区域，轻压感觉皮肤下的改变，重压感觉深部乳房组织的改变。

(2) 自我检查时间：乳房自我检查最适合的时间为每次月经期后一星期内，进入更年期之妇女则选择每个月的第一日或自定某一日，一般每月自我检查乳房一次。

(二) 其他早期诊断乳腺癌的措施

除上述 3 种普查的基本措施外，乳腺超声检查、乳腺 MRI 检查、乳头溢液筛检及影像学引导下的微创活检等在早期发现乳腺癌中也有较大的应用价值。乳腺超声检查具有快捷、安全、灵便的特点，是一种易被接受的乳腺检查方法，通常用于乳腺 X 线或体检普查发现的异常病灶的进一步筛检，亦是常规乳腺普查的一种辅助或补充检查措施。乳腺 MRI 检查较乳腺 X 线与超声检查在早期诊断乳腺癌方面有更高的敏感性和特异性。但由于目前 MRI 检查费用较昂贵，检查时间也明显长于乳腺 X 线检查，且它需要向血管内注射造影剂，属于一种有创性的检查措施，因此不适合于大规模的人群普查。其主要适用于有明显乳腺癌家族史或携带乳腺癌相关基因的高危妇女的乳腺癌筛查。对乳头溢液筛检常用的方法有乳头溢液细胞学检查、乳腺导管造影、乳腺导管内视镜 (FDS)。FDS 是出现于 20 世纪 90 年代的一种新的筛检技术，其优势在于不仅操作简便、诊断敏感性高 (> 90%)，而且还能准确定位，直观乳管内病变，以便于组织学活检。FDS 大大提高了乳头溢液病因诊断的准确率，基本解决了乳头溢液的病因诊断问题。组织学活检是乳腺癌确诊的金标准，也是早期诊断中的最后一步。目前，组织学活检应用最广泛的是影像学引导下的微创活检，主要包括细针吸取细胞学检查 (FNA) 及空芯针活检 (CNB)。FNA 是一种安全、便捷、微创的病理检查方法，但它仅能提供细胞学的诊断，无法区分病理上的乳腺原位癌和浸润性癌，也无法对某些细胞形态异常做出明确的判断，因而存在许多不确定性，限制了其的广泛应用。CNB 是目前应用广泛的乳腺肿瘤微创诊断方法，用于可扪及肿块和不可扪及肿块乳腺病变的确定性诊断，具有简便、快速、经济、瘢痕微小、可获取足够的标本量、可获得更明确的组织病理学诊断、能够区分乳腺原位癌和浸润性癌、适合所有医院开展的优势。第一代 CNB 使用的弹道装载穿刺枪，最常用的是巴氏活检枪，其使用简单、方便、快捷和经济，但需多点穿刺，主要适用于乳腺肿块和不能扪及肿块的病变等。第二代空芯针活检 (CNB) 及真空辅助乳腺穿刺活检 (VABB.Mammatome 和 Vacora 微创旋切系统) 问世于 20 世纪 90 年代中期，使一次穿刺能切取多个标本，避免穿刺枪多次穿刺带来的痛苦，且是目前对于钙化灶活检最好的方法。其定位准确，获取的组织量较多，诊断准确率高，且不留明显的瘢痕。推广影像学引导下的乳腺微创活检可明显降低乳腺癌筛检的成本，并且因其无须住院及手术而使妇女积极地参与乳腺癌的早期诊断工作中来。

(三) 乳腺癌普查的指导原则

1997 年美国癌症协会 (ACS) 制定了乳腺癌早期发现的推广原则，包括以下 3 点。

(1)18 ～ 39 岁：每个月 1 次乳房自我检查，3 年 1 次临床体检。

(2) 40 ～ 49 岁：每年 1 次临床体检和乳腺 X 线检查，高危妇女向医师咨询是否需在 40 岁以前开始普查，以及 40 ～ 49 岁时乳腺 X 线检查的间期。

(3)50 岁以上：每年 1 次临床体检和乳腺 X 线检查，每个月 1 次乳房自我检查。

2003 年 ACS 的乳腺癌普查指南建议如下。

(1)40 岁开始进行乳房 X 线片检查。

(2) 建议 20 ～ 40 岁的女性定期进行健康体检，至少每 3 年 1 次。

(3) 将 CBE 作为 ≥ 40 岁的女性健康体检的一部分，最好每年 1 次。

(4) 应当告诉 ≥ 20 岁的女性乳腺自我检查的优点和不足，让其自行选择是否进行乳腺自我检查。

(5) 应当依据老年女性的健康状况和预期寿命确定乳腺 X 线片的可能益处和危险，健康的女性应当继续进行乳房 X 线片。

(6) 对于患乳腺癌危险增加的女性，应当更早开始普查，缩短普查间期，应用除乳腺 X 线片之外的普查方式，例如体格检查、超声和磁共振检查等，但目前还不清楚这些检查手段的效力如何。

乳腺癌的严重高危妇女，如有明显乳腺癌家族遗传史倾向、一级亲属绝经前患乳腺癌以及有乳腺癌相关基因阳性的妇女、既往有乳腺癌或非典型增生者应采取更严密的检测措施。

(1) 从发现高危因素起，每个月 1 次乳房自我检查，每 4 ～ 6 个月 1 次临床体检。

(2)35 岁起每年 1 次乳腺 X 线检查。

(3) 必要时每年 1 次乳腺 MRI 检查。

临床医师或相关专业人员应积极宣传上述指导原则，并将其推广开来，使之成为有效的控制乳腺癌的方法。

十二、乳腺癌的预防

(一) 乳癌的早期发现

众所周知，癌瘤并非不治之症，关键是早期发现和早期治疗。多年来，临床实践已经证实，对大多数癌瘤来说，若想提高治愈率，单靠改进治疗方法，收效是难以令人满意的，就乳房癌来讲，近数十年来，国内外在治疗方法上虽然经过了多方面的种种改进，但其病死率未见明显下降，究其原因，最主要的仍由于就诊较晚，在所治疗的患者中，中晚期病例占多数所致，这就要求我们提倡检出早期癌以减少晚期癌的出现，将是提高乳房癌生存率的有效途径。

现代对早期乳房癌的要求应是微小癌 (直径 0.5 cm) 和临床上触不到肿块的 To 癌列为早期，因为此类癌甚少转移，经手术治疗后，其 10 年生存率一般可达 90% 以上，大量检出此类癌，将有可能对生存率起到积极的作用，为了更多的检出此类早期癌，提出以下几点。

1. 建立早期癌的新概念

在日常受检的患者中，早期癌并非少见，而且理应多于常见的中晚期癌，因为在乳腺癌生长的自然病程中，临床前期约占全程的 2/3，尽管如此，早期癌却甚少被检出，表明在检查时大多数早期癌从检查者手下漏过，究其原因，主要由于检查者对早期癌还缺乏足够的认识，迄今绝大多数检查者仍沿用以乳房肿块作为诊断乳房癌首要体征的传统概念，而前述早期癌未必都形成明显的肿块，在此概念指导下，早期癌必然难得检出，因此应重新认识早期癌的新概念。

2. 认真查询乳腺癌易患因素

乳腺癌的易患因素很多，常见的有以下几项。

(1) 乳癌家族史，特别是受检者的母亲和姊妹曾否患本病。

(2) 月经初潮过早 (小于 12 岁)，或闭经过迟 (大于 50 岁)。

(3) 大于 40 岁未育。

(4) 一侧乳房曾患癌，对侧乳房也属易患部位等，凡有这些因素的人都应视为易患乳癌者，应作为重点检查对象。

3. 对乳房出现的任何异常均应查明原因

(1) 乳头溢液，特别是血性溢液，较多与乳癌并存，尤其 50 岁以上妇女出现血性溢液时，约半数以上可能为恶性。

(2) 乳房腺体局限性增厚，这是临床上甚为常见但又不被重视的体征，此种情况如出现在未绝经的妇女，尤其随月经周期有些大小变化时，多属生理性，如果增厚组织长期存在，与月经周期变化无关，或日益增厚及范围增大，尤其出现在绝经后妇女时，必须予以重视。

(3) 乳头糜烂经反复局部治疗无效，多应考虑佩吉特病，做细胞涂片阳性率很高，均应及时做出诊断。

(4) 乳房痛，在绝经前妇女，尤其随月经周期改变，痛的程度也有或轻或重的不同变化时，多属生理性，如痛为局限性，有固定的部位，与月经周期无关或为绝经后妇女，均应查明原因。

(5) 不明原因的乳晕皮肤水肿，乳头回缩以及乳房皮肤局限性凹陷等，均需认真查清原因。

(二) 化学药物预防

化学药物预防的定义为：通过应用化学药物 (天然或合成) 阻止或逆转致癌因素来预防癌症的发生。乳腺癌的化学预防主要有选择性雌激素受体调节药类和非选择性雌激素受体调节药类药物。选择性雌激素受体调节药类药物主要依赖雌激素受体而发挥作用，目前最常见的有他莫昔芬及雷洛昔芬。非选择性雌激素受体调节剂类药物则可以不依赖雌激素受体而发挥化学预防的作用，此类药物主要包括视黄素及植物性雌激素。

1. 他莫昔芬 (TAM)

美国食品药物管理局 (FDA) 于 1999 年正式批准他莫昔芬为预防乳腺癌用药，应用 TAM 作为乳腺癌的化学性预防的随机前瞻性临床研究主要有 4 项： NSABP 的 BCPT-I 乳腺癌预防试验、RMH 化学预防试验、国际乳腺癌干预研究、意大利 TAM 预防研究。其中 NSABP 的 BCPT-I 乳腺癌预防试验和国际乳腺癌干预研究 I 显示，用他莫昔芬可以降低患乳腺癌的危险性，RMH 化学预防试验和意大利 TAM 预防研究的初步分析显示，他莫昔芬在降低乳腺癌发病率方面上没有作用。

NSABP 的 BCPT-I 试验以健康的美国妇女作为样本选择对象，选择条件：

(1) 年龄 > 60 岁。

(2) 年龄为 35 ~ 59 岁之间，但 5 年乳腺癌患病危险性至少为 1.66%，危险因素包括：小叶原位癌、一级亲属患有乳腺癌、乳腺活检史、非典型增生、初产年龄 > 25 岁、初潮年龄 < 12 岁等。共 13 388 名妇女参与该试验，持续 5 年。结果显示，服用他莫昔芬组的乳腺癌发病率比服用安慰剂组降低了 49%。BCPT 试验还显示，有小叶原位癌或非典型增生病史的妇女应

用他莫昔芬获益更大。有小叶原位癌病史妇女乳腺癌患病危险率降低了 56%(RR-0.44，95% CI=0.16 ～ 1.06)，非典型增生病史的妇女乳腺癌患病危　险率降低了 86%(RR-0.14，95% CI-0.03，0.47)。

Royal Marsden 医院试验 (RMH 化学预防试验) 选择 30 ～ 70 岁具有乳腺癌家庭史的健康女性为研究对象，样本选择条件包括：

(1) 至少有一名＜ 50 岁的一级亲属患有乳腺癌。

(2) 有一名一级亲属患有双侧乳腺癌。

(3) 有一名一级亲属及另一名一级或二级亲属都患有乳腺癌。

(4) 有一名一级亲属患有乳腺癌，同时本人有良性乳腺疾病活检史。在研究中，受试妇女允许使用激素替代疗法 (HRT)。实验选取 2494 名妇女，持续 8 年，结论是他莫昔芬对乳腺癌的发生没有保护作用；HRT 和他莫昔芬在乳腺癌发生上无相互作用。对此试验的质疑是样本小，以家族史作为单一的危险因素，并缺少评判结果的统计学效力，以及定义高危乳腺癌妇女方法的不标准。

国际乳腺癌干预研究 (IBIS-I) 持续 5 年，在该研究中，入组条件为：女性患乳腺癌的危险性在 45 ～ 70 岁增加 2 倍以上，40 ～ 44 岁增加 4 倍以上，35 ～ 39 岁增加约 10 倍以上。危险因素包括家族史、小叶原位癌病史、非典型增生、从未生育、有良性乳腺病活检史等。此试验允许用 HRT，约 40% 的妇女在试验的某阶段使用过 HRT。试验选取了 7152 名 35 ～ 70 岁的妇女，该试验的结论是在试验期间应用 HRT 的妇女，他莫昔芬使其浸润性乳腺癌的发病率降低了 24%，从未使用过 HRT 妇女的发病率降低了 27%，而仅在试验开始前使用过 HRT 的妇女，发病风险降低了 57%，有显著的统计学意义。

意大利试验持续 5 年，选取 35 ～ 70 岁的妇女共 5408 名，试验对样本是否具有乳腺癌的高危因素未做要求，且有 47% 的妇女接受过绝经前的子宫切除术。该实验的实验组与对照组的乳腺癌发病率无显著性差别。导致差别无统计学意义的主要原因在于该试验样本不是来自于高危人群，其乳腺癌的危险因素甚至低于一般人群。

用于降低乳腺癌危险性时，TAM 的剂量为 20 mg/d，其他的剂量与用法的安全性及有效性尚未评估过。目前开始服用 TAM 的最早年龄尚未确定，但是 BCPT 的研究提示，绝经前有乳腺癌高危因素的妇女使用 TAM 可能延长总人口寿命。由于 TAM 疗法有中风及肺栓塞这两个致命危害，所以对绝经后妇女使用 TAM 必须认真考虑好处和风险，尽量两害取其轻。

2. 雷洛昔芬 (RAL)

雷洛昔芬的化学预防作用已在动物实验中得到证实，在啮齿类动物子宫内起到抗雌激素作用，且该化合物与雌激素受体亲和力高。与 TAM 相比，RAL 能预防骨质疏松性骨折的作用，可降低血中低密度脂蛋白和胆固醇的水平，且不增加子宫内膜癌的危险性。在 MORE 实验中将年龄＜ 81 岁 (平均年龄为 66 岁) 的 7705 名绝经后妇女随机给予 RAI 或安慰剂。经过平均 40 个月的随诊，RAI 降低了有骨质疏松的妇女 76% 的浸润性乳腺癌的危险性，主要降低了 90%ER 阳性乳腺癌的发生，但不降低 ER 阴性乳腺癌的发生危险性。

STAR 试验于 1997 年 7 月在美国开始，该试验的最初目的是确定并比较 TAM 和 RAL 是否能明显降低浸润性乳腺癌的发生率，以及两者之间的优劣比较。该研究共纳入 19 747 例绝经后女性患者，她们随机接受 5 年 TAM(9 743 例) 或雷洛昔芬 (9 769 例) 治疗。结果：TAM 组和雷洛昔芬组各发生浸润性乳腺癌 163 例和 168 例，非浸润性乳腺癌 TAM 组 (57 例) 较雷洛昔芬组 (80 例) 少。但雷洛昔芬组在妇科疾病、血栓形成，下肢痛性痉挛和排尿控制症状等方面的发生率均低于 TAM 组。

3. 视黄素

天然或者源于维生素 A 合成的视黄素在试验模型中证明有抗癌作用，其在细胞代谢过程的多个环节起调节作用，其中包括增生、分化、恶变和凋亡方面。从药理学角度看视黄素在体内外均能恢复癌前或癌细胞的分化增生规律。大量动物实验证明，视黄素可有效预防包括乳腺癌在内的各种上皮癌，但是由于长期服药会造成毒性不良反应，如皮黏膜毒性、血三酰甘油过高和致畸性，故其治疗应用受限。视黄酸的合成酰胺产物 4-HPR 是通过改变视黄素的基本结构开发的低毒性的同类药物，其能通过抑制调节细胞生长信号的 AP-1 转录因子来抑制雌激素介导的乳腺细胞增生，还能抑制两个雌激素靶基因：pS2 基因和黄体酮受体基因，Moon 等检测了其生物活性，并证实其优先在乳腺癌中蓄积，比其他视黄素药物的毒性较低，且具有更强的抑制乳腺癌的活性 04-HPR 的临床Ⅲ期试验开始于 1987 年，历时 10 年，有 2 972 名 30 ～ 70 岁Ⅰ期乳腺癌术后妇女，此试验结果显示，长期使用 (超过 5 年)4-HPR 减少绝经期前早期乳腺癌患者的对侧乳腺癌的发生率以及同侧乳腺癌的复发率。

4-HPR 常见的副作用有暗适应降低和皮肤不适，少见副作用有胃肠道不适以及眼球表面不适。由于 4-HPR 降低乳腺癌危险性的有效性和安全性资料室有限的，故 FDA 尚未批注其可用于乳腺癌的预防。

4. 黄豆及其制品

亚洲妇女的乳腺癌发病率远远低于北美及欧洲妇女，这与饮食习惯密切相关。近年来发现，长期食用黄豆对乳腺癌具有预防作用。黄豆及其制品的防癌作用与黄豆中的异黄酮有关，其防癌的机制很多，包括各种抗增生作用、调节体内激素代谢酶和结合蛋白质、引入凋亡和可能存在的抗血管生成基因的作用。黄豆中的异黄酮有三羟异黄酮 (genistein)、二羟异黄酮 (daidzein，大豆黄酮) 和黄豆黄素 (glycitein) 等，其中研究最多的为三羟异黄酮，体外及动物实验已证实三羟异黄酮具有预防乳腺癌的作用，但临床试验还鲜有报道。

(三) 预防性靶器官切除术

1. 预防性乳房切除术

近来的研究证明了预防性乳房切除术对有乳腺癌家族史和有乳腺癌遗传素质妇女是有效的。Hartmann 等对 639 名具有乳腺癌家族史的健康妇女进行了预防性乳房皮下切除术的效果研究，经过中位时间为 14 年的随访，结果证实预防性乳房切除术将高危妇女的乳腺癌危险至少降低 90%，高危组的乳腺癌相关死亡率至少降低 81%；将中危妇女的乳腺癌危险也同样降低至少 90%，中危组的乳腺癌相关死亡率减少了 100%。该研究表明，预防性乳房切除术明显降低有家族高危因素妇女的乳腺癌发生率。

荷兰的 Dr Daniel den Hoed 肿瘤中心前瞻性研究随访了 139 名携带 BRCAI 或 BRCA2 基因突变的健康妇女，中位随访 3 年，其中接受了预防性乳房切除术的 76 名妇女中无发病病例，而其余 63 名选择观察的妇女中发生了 8 例乳腺癌。该研究也证实了预防性乳房切除术能有效地降低 BRCA1 或 BRCA2 基因突变携带者的乳腺癌危险度。

近年来，保留皮肤的乳房切除术和重建方法等改良外科技术的应用，大大提高了预防性全乳切除术的医患接受程度。

2. 预防性卵巢切除术

有研究显示，在 < 50 岁的 BRCA1 或 BRCA2 基因突变携带者中预防性卵巢切除术能同时降低卵巢癌和乳腺癌的危险性。但对这类手术的指征及利弊的认识尚无统一认识。

癌症的普查和预防一直是抗癌研究中的重要问题，在乳腺癌中也不例外。显然，要控制乳腺癌对人类的威胁，不仅需要合理的治疗策略，更需要有效地预防策略。在今后的研究中，我们将致力于普查和预防这两个方面，力求提高乳腺癌的生存率。

（冯 伟 张俊平）

第三章 腹膜腔疾病

第一节 原发性腹膜炎

原发性腹膜炎是指腹腔内无原发疾病或感染病灶存在而发生的腹膜炎。病原体经血行、淋巴、输卵管、肠道或邻近感染直接扩散至腹腔。本病远较继发性腹膜炎少见，多见于患有严重疾病的新生儿和 3 ~ 9 岁儿童，其中女性儿童稍多，成人较少见。

一、病因

常见的病原菌包括大肠埃希菌、肺炎双球菌、克雷伯菌和溶血性链球菌，也有金黄色葡萄球菌和厌氧菌。自发性腹膜炎时，病原菌通过血运、淋巴管、肠壁或女性生殖道等途径侵入腹腔而引起腹膜炎。儿童原发性腹膜炎多是呼吸道或泌尿系的感染灶通过血行播散至腹腔。

二、诊断要点

原发性腹膜炎术前诊断较困难，常于剖腹探查术后确诊。

（一）病史

发病前常有中耳炎或上呼吸道感染。既往有肾病综合征、肝硬化腹水或全身免疫功能低下等常有助于诊断。

（二）临床表现

临床症状与感染轻重及发病早晚有关。典型者为急性起病，弥散性腹痛，伴有恶心呕吐、发热，有腹膜刺激征。不典型者可无腹痛、发热，症状体征被肝硬化表现掩盖。

（三）辅助检查

1. 血白细胞计数常超过 $10×10^9/L$。

2. 腹腔穿刺液检查。涂片如找到革兰阳性球菌，则极为可能为原发性腹膜炎。如抽出腹水样液，白细胞 > $0.25×10^9/L$，且多形核白细胞 > 25% 或腹水培养只有一种肠道细菌生长（最常见为大肠杆菌），则应考虑为原发性腹膜炎。另外，腹水 pH 值降低（< 7.31）或血清乳酸水平升高（> 3.7 mmol/L）也有助于诊断。

三、鉴别诊断

诊断本病的关键是排除继发性腹膜炎。继发性者常伴有腹腔原发病灶或消化道穿孔，X 线或 CT 检查往往有提示作用。此外，还需要与结核性腹膜炎鉴别。

四、治疗

原发性腹膜炎经非手术治疗常能得到控制，包括应用抗生素及支持疗法。抗生素治疗时选用广谱抗生素或联合用药，并针对需氧菌和厌氧菌，一般多在治疗后 24 小时内显效，体温开始下降，腹部体征减轻。抗生素的选择应考虑肝、肾功能情况，以免加重肝、肾功能损害。

如非手术治疗无效，病情逐渐恶化，或难以与继发性腹膜炎相鉴别，仍宜按继发性腹膜炎行剖腹探查。对晚期肝硬化患者，若认为原发性腹膜炎可能性大，则不宜手术。

剖腹探查证实为原发性腹膜炎者，可吸出脓液，并做脓培养及药物敏感试验。腹腔不放引流。

五、预后

肝硬化患者发生原发性腹膜炎后，病死率可达 50%，主要死于肝衰竭；免疫功能受抑制的患者病死率也较高；儿童患者的病死率较低。

第二节 继发性腹膜炎

继发性腹膜炎是腹腔内脏器的炎症、穿孔、外伤、血运障碍以及医源性创伤等所引致的腹膜急性化脓性炎症，是严重的腹膜腔感染，如不早期诊断和正确的治疗，病死率极高。外科临床工作中所遇到的一般均为继发性腹膜炎。继发性腹膜炎是原发疾病的继续和发展，因此起病缓急不同，临床表现不一，病程长短不等。另外，还有些内科肠道疾病，如肠伤寒、肠结核、溃疡性结肠炎、非特异性小肠炎等，其中有些患者还有服用皮质激素的病史，本身即可发生穿孔并发症，但不少此类患者，久病卧床，体质衰弱，穿孔前可能已有全身症状及不规则的腹痛，一旦发生穿孔，患者反应很差，并无突发症状，鉴别是否发生穿孔十分困难，应严密观察病情的发展，特别注意肠蠕动音有无消失，并可借助腹腔穿刺以明确诊断。

一、病因

常见的致病菌是大肠埃希菌，其次为肠球菌、链球菌、变形杆菌、铜绿假单胞菌和厌氧类杆菌，但多数为混合感染，故而病情一般严重。细菌多系消化道的内源性细菌，细菌种类常取决于原发病变部位。消化道内细菌组成的特点是从上至下细菌种类、总数及厌氧菌逐渐增加，结直肠内细菌数最多。下述各原因均可使致病细菌感染发生腹膜炎。

(1) 炎症性腹膜炎：最常见的为急性阑尾炎、急性胰腺炎、急性胆囊炎、绞窄性肠梗阻也是常见的原因。其他原因有女性生殖器炎症引起的盆腔腹膜炎、肠憩室炎、坏死性肠炎、克罗恩 (Crohn) 病等。

(2) 脏器穿孔性腹膜炎：急性阑尾炎坏疽穿孔、胃十二指肠溃疡穿孔、胃肠道肿瘤穿孔、肝脓肿破裂、伤寒溃疡穿孔以及绞窄性肠梗阻之肠坏死破裂等。

(3) 手术后腹膜炎：如吻合口漏及结肠镜检查时的结肠穿孔等医源性损伤。

(4) 腹部钝性或穿透性损伤致脏器出血、穿孔或破裂等。

二、诊断要点

（一）病史

有溃疡病、胆囊结石等原发病或腹部手术、创伤史。

（二）临床表现

继发性腹膜炎因发病原因、缓急、范围、持续时间、年龄及体质不同，其严重程度及临床表现也不完全一样。但一般都有腹痛、腹部压痛、反跳痛及肌紧张等腹膜刺激征，并有全身感染中毒表现。

(1) 腹痛：是最突出的症状，一般较剧烈，呈持续性，咳嗽及活动身体均加重，并伴有原发病的表现，开始腹痛在原发病变部位，以后范围可逐渐扩大，甚至到全腹，但仍以原发病变部位最为明显。

(2) 恶心、呕吐：是常见的早期症状，晚期由于肠麻痹可出现类似肠梗阻的呕吐，且伴腹胀、食欲缺乏。

(3) 感染中毒表现：发热，脉搏、呼吸频率增快，程度不一，后期明显。严重者高热、大汗、呼吸急促，可出现明显代谢性酸中毒、休克及多器官衰竭。

(4) 腹部体征：腹式呼吸减弱或消失，后期可有腹胀。最初腹部压痛、反跳痛和肌紧张可仅限于病灶附近，以后随炎症的扩散可累及全腹，但仍以原发病变部位为甚。腹肌紧张视刺激物和机体反应性不同而异。胃十二指肠溃疡穿孔时，受胃肠液的刺激，腹肌紧张非常明显；老、幼、肥胖、腹壁松弛、体弱或免疫功能低下的患者，血性腹膜炎、盆腔腹膜炎患者，腹肌紧张可不明显。叩诊可因胃肠胀气而呈鼓音；消化道穿孔时，肝浊音界可缩小或消失。腹腔内渗液较多时，可叩出移动性浊音。肠鸣音消失提示已发生肠麻痹。

(5) 直肠指检：直肠子宫或直肠膀胱陷窝有触痛、饱满感，提示盆腔有炎症或积液。

(三) 辅助检查

1. 血常规

白细胞计数及中性粒细胞比率增高。

2. X 线检查

腹部 X 线片可观察有无空腔脏器穿孔所致的膈下游离气体，有无绞窄性肠梗阻的 X 线表现。腹膜炎后期腹膜外脂肪线模糊或消失。

3. 诊断性腹腔穿刺或腹腔灌洗

有助于对腹膜炎及原发病的诊断。女性也可经阴道后穹窿穿刺。

根据病史和腹膜刺激征，本病的诊断一般不难。但有些患者很难确定病因及是否须立即手术，这就需要医生亲自严密动态观察病情变化，并根据病情进行必要的其他辅助检查，如腹部 B 超、CT 及腹腔镜检查等，以明确病因。腹部 CT 除能显示腹膜炎时增厚的腹膜、系膜、网膜及腹腔积液外，也能显示部分脏器的炎症、破裂及穿孔，近年应用较普遍。下列为几种常见继发性腹膜炎的诊断要点。

(1) 急性阑尾炎穿孔：多有转移性右下腹疼痛，阑尾炎穿孔前腹痛仅限于脐周及右下腹部，一般穿孔均在发病数小时或更长时间以后。穿孔后表现为全腹压痛、反跳痛及肌紧张，但压痛仍以右下腹部最为明显。近年有用加压 B 超及 CT 帮助诊断的。

(2) 胃十二指肠溃疡穿孔：多有溃疡病史。突发上腹剧痛，呈刀割样，并迅速延及全腹，伴有早期休克表现。全腹压痛、反跳痛、板样强直，上腹部为甚。X 线检查膈下有游离气体。

(3) 急性重症胰腺炎：多有胆道疾患病史，常先为上腹部突发持续疼痛，向肩背部放射，迅速扩及全腹。早期可有休克及急性呼吸窘迫综合征 (ARDS)。脐上部压痛明显。肠麻痹及肠胀气较明显。腹腔穿刺液常呈血性或深啤酒色，且淀粉酶升高。CT 可显示胰腺病变的部位、范围及性质。

(4) 胆囊炎穿孔：发病前多有饱餐或进食油腻食物史，常发生于右上腹痛数小时或数天以后。可有轻度黄疸，多为局限性腹膜炎，少数为弥散性腹膜炎。肝区可有叩痛。尿胆红素可呈阳性。B超及CT常显示胆囊增大、胆囊结石及胆囊周围有渗出。

(5) 盆腔腹膜炎：先发热，体温多在38℃以上，后有腹痛，腹痛位于下腹部。恶心、呕吐不明显。一般情况好，整个下腹均有压痛，肌紧张常不明显，有脓性白带，子宫有举痛，阴道后穹窿穿刺可抽出脓液，涂片可帮助诊断。盆腔B超也有助于诊断。

(6) 手术后腹膜炎：常由吻合口瘘及残端瘘引起，发生于术后3～7天。表现为发热、腹痛、腹胀及肠麻痹。B超或CT检查可显示有无脓肿的形成。

(7) 腹外伤后腹膜炎：有腹部外伤史。实质脏器损伤常伴内出血及休克；空腔脏器破裂膈下常有游离气体。腹膜刺激征以病灶处明显。腹腔诊断性穿刺常能确诊，但如有严重腹胀、肠管明显扩张时应慎重，最好在B超引导下进行。也可根据病情，行B超、CT、选择性动脉造影、腹腔镜等检查以确定损伤部位。

三、鉴别诊断

当继发性腹膜炎表现轻微或不典型时，需注意和下列疾病，即"假性腹膜炎"相鉴别。

(1) 心肺疾病：心绞痛、胸膜炎或肺炎引起的腹痛属神经反射性质，常限于一侧，而非全腹。一般无胃肠道症状。腹肌紧张不明显，肠鸣音正常。心肺检查常有阳性发现。

(2) 内科胃肠道疾病：急性胃肠炎、中毒性痢疾等都可有急性腹痛。腹痛前常有发热，伴有腹泻。腹肌紧张不明显，肠鸣音活跃。大便检查常能提示诊断。

(3) 麻痹性肠梗阻：由腹膜后感染引起者常有腰背部叩痛和腰大肌刺激征，CT检查常能发现原发病灶；脑血管疾病、尿毒症等也可伴麻痹性肠梗阻。但麻痹性肠梗阻腹痛轻微，主要是腹胀，腹部压痛和肌紧张也较轻，X线片示全肠道扩张。

(4) 癔症：也可有腹痛、腹部压痛，但肠鸣音正常。结合病史和体征不难诊断。

(5) 脊椎疾病：刺激压迫脊神经也可引起腹痛及肌紧张。X线和神经系统检查有助于诊断。

四、治疗

(一) 治疗原则

继发性腹膜炎因病因、轻重缓急及患者体质不同，治疗方法也不完全相同，但总的原则包括以下几方面。

(1) 纠正低血容量，预防或纠正低氧，根据需要给予心肺、循环及营养支持。

(2) 及时给予适当的抗生素。

(3) 适时消除腹腔感染源，清除脓液和其他物质。

(二) 非手术治疗

非手术治疗也可作为术前准备和术后处理。

1. 适应证

如急性弥散性腹膜炎已局限、盆腔腹膜炎、急性弥散性腹膜炎病因不明等且腹部及全身情况都不严重者，但必须在有经验的医师指导下进行。如果治疗后症状不减轻或加重，则应果断改为手术治疗。

2. 措施

(1) 半卧位、禁食、胃肠减压、吸氧。

(2) 输液维持水、电解质平衡与营养。迅速输注晶体液以纠正低血容量，并记录出入量，一般不急于输胶体液；严重贫血或失血患者应输全血。循环不稳定者，必要时行中心静脉压和肺动脉楔压的监测。

(3) 应用抗生素：针对病因、应用抗生素以对抗需氧菌和厌氧菌。病情较轻者，可选择单一药物治疗，对严重的感染可选用或联合用药。

(4) 预防、治疗各种并发症：如肾功能不全、呼吸衰竭及腹腔脓肿等。

（三）手术治疗

继发性腹膜炎绝大多数情况下需手术治疗，以去除病灶、修补穿孔、消除异物和脓液等，尤其年老或伴有内科疾病者，不宜拖延手术时机。

1. 适应证

(1) 胆囊炎穿孔，胃肠道穿孔，全身情况较差，腹腔渗液多。

(2) 绞窄性肠梗阻。

(3) 术后腹腔内出血。

(4) 明显的外伤性内脏破裂。

(5) 急性重症胰腺炎伴感染，中毒症状明显者。

(6) 病情较重，原发病灶未明确者。

2. 原则和方法

切口和麻醉的选择依原发病灶的部位而定。病因未确定者，可先做剖腹探查切口或正中切口，需要时可向上、向下延长切口。手术应包括以下几方面。

(1) 除去原发病灶：如切除穿孔的阑尾、胆囊或坏死肠管，修补穿孔，去除坏死组织及异物；对一时难于切除病灶或患者全身情况很差而不能耐受彻底手术时，可先做引流、肠外置等手术。

(2) 清除脓液：吸净脓液，弥散性腹膜炎患者情况许可时可用大量生理盐水冲洗腹腔，一般不需用含有抗生素的冲洗液。

(3) 充分引流：病灶已清除、腹腔清洗干净者，原则上不放置引流，但对下列情况应放置引流。

1) 病灶处仍有感染坏死组织及较多脓液。

2) 腹腔内继续渗血。

3) 腹腔内可能发生胆汁或胰液泄漏。

4) 胃肠道缝合后有泄漏可能。一般多选用双套管引流，术后也可经此管行腹腔连续灌洗。另外，对术后可能需长时间胃肠减压或营养支持者，可行胃造口或空肠造口。对部分严重继发性腹膜炎患者也可行有计划的反复剖腹术及腹腔开放治疗。

五、预后

继发性腹膜炎的预后，除手术和麻醉的改进外，由于近年重症医学的发展、围术期的全身和器官的有力支持和有效抗生素的应用，病死率已明显降低了。有效地去除原发病灶和合理应用抗生素可以使继发性腹膜炎的病死率控制在 5% ～ 6%，如果不能控制原发病灶，病死率则有可能超过 40%。

六、预防

早期诊断、治疗急性阑尾炎、急性胆囊炎等原发病，可降低继发性腹膜炎的发生率。腹部手术应避免腹腔污染及吻合口漏的发生。

第三节 结核性腹膜炎

结核性腹膜炎是由结核杆菌引起的腹膜慢性、弥散性炎症。本病的感染途径可由腹腔内结核直接蔓延或血行播散而来。前者更为常见，如肠结核、肠系膜淋巴结核、输卵管结核等，均可为本病的直接原发病灶。以中青年多见，女性略多于男性，为 (1.2 ~ 2.0):1。女性多于男性可能是盆腔结核逆行感染所致。

一、病理分型

结核性腹膜炎病理变化可表现为渗出、粘连和包裹型三型。

(1) 渗出型：腹膜充血、水肿、满布黄白色或灰白色粟粒样结核结节，腹腔内有浆液性纤维蛋白渗出性腹水，腹水呈草黄色，偶尔稍呈血性。临床表现以腹水、低热为主。

(2) 粘连型：腹水吸收后，大量纤维蛋白沉着，与网膜、肠系膜、肠管等形成粘连，可引起肠梗阻。少数病例腹腔内广泛粘连，以致腹腔闭塞呈"冰冻腹腔"。

(3) 包裹型：腹腔内有局限性或多房性积液，并可形成结核性脓肿。有时脓肿可侵蚀肠管、腹壁等，形成内瘘或外瘘。临床上三种类型也可同时存在。

二、诊断要点

(一) 病史

有腹腔外其他部位结核或有结核病史有助于诊断。

(二) 临床表现

分急性和慢性两类，慢性多见。

1. 急性结核性腹膜炎

以急性腹痛为主要表现。

(1) 腹痛：发病急，可迅速扩散至全腹，程度不一，有时出现绞痛或剧痛，疼痛部位可为脐周或全腹，有时为右下腹疼痛。常伴腹胀。

(2) 全身感染中毒症状：不如细菌性腹膜炎严重。

(3) 腹膜刺激征：较轻。

2. 慢性结核性腹膜炎

多表现为腹水、肠梗阻、腹部肿块及慢性结核中毒症状。

(1) 慢性结核中毒症状：如消瘦、低热、乏力、贫血、盗汗等。

(2) 腹水：腹水型患者腹水常逐渐增多，有时可出现大量腹水，表现为腹胀。

(3) 肠梗阻：粘连型常表现为反复出现的慢性不全性肠梗阻或急性肠梗阻。

(4) 腹部肿块：为粘连型、包裹型所致。

(5) 腹壁瘘或内瘘。

(6) 其他部位结核的表现，可有恶心、呕吐、腹泻或便秘等。

(7) 腹部柔韧感：少部分患者有腹部柔韧感。

(8) 直肠指检：直肠膀胱陷凹处可有结节。

(三) 辅助检查

(1) 中度贫血、血沉增快。

(2) 结核菌素反应强阳性。

(3) X 线：胸部 X 线片可了解有无陈旧或活动性肺结核及胸腔积液；腹部 X 线片可见钙化影；钡剂可有肠结核征象。

(4) 腹腔穿刺液：为草黄色渗出液，蛋白定量在 25 g/L 以上，镜检白细胞以淋巴细胞为主。涂片可找到抗酸杆菌，动物接种结核菌阳性。近年发现腹水腺苷脱氨酶大于 44 U/L 有助于诊断。

(5) B 超或 CT 有助于诊断。

(6) 腹膜穿刺活检。

(7) 腹腔镜检查：适用于腹水型。准确率可达 90% 以上。腹膜呈苍白或灰白色，并有粟粒样结节，取活检常能确诊。粘连、包裹型不宜行腹腔镜检查。

(8) 剖腹探查：若不能与急腹症或恶性肿瘤等相鉴别，应及时剖腹探查，取活检明确诊断。

三、鉴别诊断

当结核性腹膜炎表现为急腹痛、腹水或腹部肿块时，应注意和以下疾病相鉴别。

(1) 急腹症如急性阑尾炎、胆囊炎、肠穿孔等。

(2) 肝硬化腹水和癌性腹水。

(3) 腹腔及盆腔肿瘤。

四、治疗

1. 抗结核治疗

结核性腹膜炎基本上以药物抗结核治疗为主。肺结核的治疗原则也适用本病。常用药物为异烟肼、利福平、吡嗪酰胺、链霉素、乙胺丁醇等。一般为二联或三联用药。可先用异烟肼加利福平或加其他药物强化 2～3 周，然后再用异烟肼或加利福平治疗，使总疗程达 9～12 个月。对渗出型病例，可在全身用药的同时，向腹腔内注入适量的抗结核药物及肾上腺皮质激素。

2. 手术治疗适应证

(1) 并发完全性、急性肠梗阻或慢性不全性肠梗阻经非手术治疗无效或加重。

(2) 腹壁瘘管经久不愈。

(3) 诊断不清，不能排除其他原因的急腹症或腹腔内肿瘤。

对一些肠梗阻患者，尽管非手术治疗恢复缓慢，但只要没出现肠绞窄征象，仍以药物治疗为妥，不应急于手术。肠梗阻的手术方法包括粘连松解术、肠切除、肠侧侧吻合术、小肠排列固定术和梗阻近侧插管造口术。若术中发现有肠道、附件等原发结核病灶，或腹膜、网膜等粘连成纤维板状并有干酪样变者，应尽量将其切除。术后继续抗结核治疗。非手术或手术治疗的同时还应注意全身的营养支持。

五、预后

腹水型结核性腹膜炎预后较好，及时治疗可以痊愈。粘连型及包裹型预后较差，特别是身体其他部位有严重的结核病灶或并发肠梗阻、肠穿孔等时，预后极差。

第四节 腹腔脓肿

一、盆腔脓肿

盆腔位于腹膜最低部位，腹腔内炎性渗出物易积于此间，为腹腔内感染最常见的并发症。由于盆腔腹膜面小，吸收的毒素也较小，因此盆腔脓肿的全身中毒症状较轻。而局部症状相对显著，一般表现体温弛张不退或下降后又回升，白细胞增多中性粒细胞比值增高，由于脓液刺激直肠和膀胱，患者感觉有里急后重感即下腹坠胀不适，大便次数增多，粪便常带有黏液，尿频和排尿困难等征象。直肠指诊可发现肛管括约肌松弛，直肠前壁可扪及包块有触痛，有时有波动感。

（一）病因

盆腔脓肿形成的病原体多为需氧菌、厌氧菌、淋球菌、衣原体、支原体等而以厌氧菌为主，在脓液培养中最常发现的是类杆菌属的脆弱类杆菌大肠埃希杆菌，近年来发现放线菌属（尤其是依氏放线菌属）是导致盆腔脓肿的常见病原体，且与宫内避孕器的安放有关，这种病原体不易培养，故用一般方法培养未能培养出病原体，并不等于病原体不存在。盆腔脓肿常是急性输卵管炎治疗延迟或反复发作及在应用宫内节育器等后发生。

（二）发病机制

输卵管积脓是由急性输卵管炎发展而成，当输卵管的伞部及峡部因炎症粘连而封闭后，管腔的脓液愈积愈多，可以形成较大的腊肠块状物。卵巢排卵时如输卵管有急性炎症，并有分泌物则可经卵巢的排卵裂口处进入卵巢而逐渐形成脓肿。输卵管炎症时若伞端未封闭，管腔内的炎性、脓性分泌物可流入盆腔及其器官周围，并在其间积聚。如脓液下沉在子宫直肠陷凹处，或严重的盆腔腹膜所渗出的脓液大量流入盆底，则可形成盆底脓肿，其上方可为输卵管、卵巢、肠曲覆盖，急性盆腔结缔组织炎如未得到及时治疗也可化脓形成脓肿，且脓液可流入阴道直肠隔中形成肿块。

（三）临床表现

1.急性附件炎表现

脓肿形成后多有高热，体温可达 39℃ 左右心率加快和下腹部疼痛、急性腹痛占 89% 慢性疼痛占 19%，同时伴阴道分泌物增多，子宫异常出血。盆腔检查有明显下腹部压痛和宫颈举痛，子宫和双附件区亦触痛剧烈，由于触痛拒按，双合诊多不满意。有时子宫一侧可扪及明显包块或子宫直肠隔上端扪及包块，有部分患者发病弛缓，脓肿形成过程较慢，症状不明显，甚至有无发热者。

2. 脓肿表现

症状持续恶化，出现弛张型高热腹膜刺激征更加明显出现直肠压迫感排便感及排尿痛等直肠和膀胱刺激症状，并有全身中毒症状。双合诊及肛门指诊感觉盆腔饱满，直肠子宫陷凹组织增厚、发硬或有波动性肿块，伴有明显触痛。

3. 脓肿破溃表现

出现大量脓血便、脓尿或经阴道排出大量脓液后高热、腹痛、腹部压痛等临床征象明显好转检查原存在肿块消失或缩小，提示盆腔脓肿已向直肠膀胱、阴道穿破。

4. 脓肿破入腹腔表现

病情突然恶化或下腹痛持续加剧转为全腹疼痛，伴恶心呕吐寒战，随之脉搏微弱增快，血压急骤下降，冷汗淋漓等。查体腹式呼吸消失，全腹弥散性压痛，反跳痛、肌紧张明显并有腹胀、肠鸣音减弱或消失。提示盆腔局限性脓肿向腹腔破溃，必须紧急处理。

（四）并发症

重者可并发感染性休克及疼痛性休克。

（五）诊断

根据病史、症状及以上检查，对大而低位，有波动触痛的盆腔脓肿诊断一般无困难，如在产后、剖宫产术后、人工流产术后或其他宫颈手术后，患者发生高热、下腹痛，白细胞计数增高，血沉快，多可确诊。后穹窿穿刺抽出脓液可明确诊断。应将脓液做普通及厌氧菌培养，以明确病原体的类型进行针对性的抗菌药物治疗。

位置较高的宫旁炎性包块，单凭妇科检查甚难确定包块是否为脓肿，而进行阴道后穹窿穿刺亦不安全，须借助以上辅助诊断方法。

（六）鉴别诊断

盆腔脓肿的临床表现与急性子宫内膜炎和急性附件炎急性盆腔结缔组织炎等相类似，难以鉴别，要重视病程演变过程。急性盆腔炎经适当和足量抗生素治疗 48 ～ 72 小时，病情无好转，结合临床表现和辅助检查，不难明确诊断。

（七）治疗

盆腔感染尚未形成脓肿时，可选用适当的抗生素治疗，热水坐浴、理疗，或用温水灌肠(41℃～ 43℃)，在保守治疗过程中反复肛指检查，一旦脓肿形成肛指检触到包块软有波动感。应立即行盆腔脓肿切开引流术。手术方法是使患者在手术床上取截石位，用肛镜显露直肠前壁在包块波动处用长粗针头穿刺。抽得脓液后，穿刺针暂不拔出，用尖刀沿穿刺针方向切一小口，再用直止血钳插入脓腔扩大引流口，放尽脓液后，放置软橡皮引流条引流。术后第 3 ～ 4 天拔去引流物。对已婚妇女，脓肿向阴道突破者，可经阴道后穹窿切开引流。

截石位，臀部尽可能靠近手术台边缘。用手指徐徐扩张肛门后。将肛门扩张器轻轻插入肛门，到达直肠内撑开扩张器，看清直肠前面隆起部位后，用 2% 红汞消毒该处，随即在隆起处用穿刺针向前上方刺入。抽得脓液后穿刺暂不拔出，用刀尖沿穿刺方向切开再用止血钳插入脓腔撑开止血钳扩大引流口。

排尽脓液后，取一根软橡皮管放入脓腔内，从肛门引出。橡皮管顶端剪 2 ～ 3 个侧孔，以利脓液引流。取出肛门扩张器，用胶布固定引流管。

二、膈下脓肿

凡位于膈肌以下，横结肠及其系膜以上区域中的局限性积脓统称为膈下脓肿，右肝上后间隙脓肿最为多见，其原因与淋巴流向及呼吸运动影响有关，腹腔此间隙内的腹内压最低，其次为右肝下间隙及右肝上前间隙脓肿，左侧的膈下脓肿相对少见。膈下脓肿为继发性感染，其部位与原发病有关。可发生在 1 个或 2 个以上的间隙。临床有明显的全身症状，而局部症状隐匿是其特点。并发症多，病死率高，须早期手术引流。

（一）有关膈下区之解剖

膈下区之解剖，都是以肝脏为标准，因为横膈下大部分被肝占据。

1. 膈下间隙

在横结肠及其系膜之上，横膈之下及左右腹壁之间整个间隙，均称膈下间隙。膈下间隙分为肝上间隙和肝下间隙。

2. 肝上间隙

被冠状韧带分为右肝上间隙和左肝上间隙。

3. 右肝上间隙

又被右侧韧带分为右肝前上间隙和右肝后上间隙。

4. 左肝上间隙

因左侧韧带是自横膈伸展到肝脏左叶的后面，故左肝上间隙只是一个间隙。因此肝上间隙共分为、右前上，右后上，及左上三个间隙。

5. 肝下间隙、被镰状韧带分为左右两部分，即右肝下间隙及左肝下间隙（左肝前下及左肝后下间隙）。

（二）病因

膈下腹膜淋巴网丰富，故感染易于引向膈下，膈下脓肿可以因体内任何部位的感染而继发，大部分为腹腔脓性感染的并发症，常见于急性阑尾炎穿孔，胃十二指肠溃疡穿孔，以及胃胆等的急性炎症，这些常并发右膈下感染。引起脓肿的病原菌多数来自胃肠道，其中大肠杆菌，厌氧菌的感染约占 40%，链球菌的感染占 40%，葡萄球菌感染约占 20%，但多数是混合性感染，其脓肿形成的部位取决于感染的器官来源。

1. 左膈下脓肿

多因门静脉高压症脾切除术或分流，断流手术后，脾区渗液，渗血，细菌感染；或者胃癌根治术，胃肠外伤，阑尾穿孔弥散性腹膜炎，腹部肿瘤手术后左膈下间隙积液，积脓；出血坏死性胰腺炎非手术或手术引流后。

2. 右膈下脓肿

多因胃十二指肠溃疡穿孔，弥散性腹膜炎手术后，肝癌，肝脓肿和肝胆外伤手术后，胆道，胆囊手术后，十二指肠，胃手术后污染，感染，脓液，渗液，胆汁，肠液积聚于肝上，肝下间隙，形成包裹性脓肿；也有阑尾穿孔，弥散性腹膜炎或胃肠外伤所引致。

（三）临床表现

膈下脓肿的诊断一般比较困难，因为本病是继发感染，常被原发病灶之症状所掩盖。原发灶经过治疗病情好转，数日后又出现持续发烧，乏力，上腹部疼痛，应该想到有无膈下感染。

1. 全身症状

发热，初为弛张热，脓肿形成以后持续高热，也可为中等程度的持续发热，脉率增快，舌苔厚腻，逐渐出现乏力，贫血，衰弱，盗汗，厌食，消瘦，白细胞计数升高，中性粒细胞比例增加。

2. 局部症状

脓肿部位可有持续钝痛，疼痛常位于近中线的肋缘下或剑突下，深呼吸时加重，脓肿位于肝下靠后方可有肾区痛，有时可牵涉肩、颈部，脓肿刺激膈肌可引起呃逆，膈下感染可通过淋巴系统引起胸膜，肺反应出现胸腔积液，咳嗽，胸痛，脓肿穿破到胸腔发生脓胸，近年由于大量应用抗生素，局部症状多不典型，严重时出现局部皮肤凹陷性水肿，皮肤温度升高，患侧胸部下方呼吸音减弱或消失，右膈下脓肿可使肝浊音界扩大，有 10% ～ 25% 的脓腔内含有气体。

（四）辅助检查

1. X 线检查

患者取立位，从前后和侧位拍片，可发现病侧之横膈运动消失或减弱，示有膈下感染，但不一定积脓。还可发现病侧横膈抬高，和肋膈角消失，肺野模糊，表示有反应性胸腔积液或肺实质变化，可以看到膈下有气液面，约 10% 的膈下脓肿有产气菌的感染，及胃十二指肠穿孔之气体，左膈下脓肿可见胃受压移位。

2. B 超检查

B 超可明确显示脓腔之大小，部位、深浅度，又可在 B 超引导下做穿刺抽脓或将穿刺点标于体表做诊断性穿刺。

3. 电子计算机 X 线断层扫描 (CT)

可行定性定位诊断。

4. 诊断性穿刺

穿刺的确可以使炎症沿针道播散，如穿刺若经肋膈角可以致胸腔感染，所以有些外科医生宁愿行探查性切开，我们认为在病情重而诊断又不肯定时，可在 X 线或 B 超定位引导下穿刺，若抽出脓汁则立即切开引流。实际上膈下脓肿存在时，其肋膈角大部已有粘连故穿刺引起脓胸之机会不大。

（五）治疗

膈下脓肿起始于感染，如能积极治疗使炎症逐渐消散，则能预防脓肿形成。因此，半卧位、胃肠减压、选用适当之抗生素以及加强支持疗法等都是预防形成脓肿的治疗。一旦形成脓肿必须及早手术引流，以防膈下脓肿穿破膈肌形成脓胸，或破入腹腔再次形成弥散性腹膜炎，穿破附近血管引起大出血等。手术前一定确定脓肿的位置以便选择引流的切口和进路。手术避免污染胸腔和腹腔，并给以输血等支持治疗，保证患者顺利度过手术关并及早痊愈。

膈下脓肿常用之手术引流途径有：经前肋缘下部、后腰部及侧胸部三种。

1. 经前肋缘下部引流

是最常用之途径。优点是此途径较安全，缺点是膈下脓肿多数偏高偏后，从前壁引流不易通畅，目前加用负压吸引可弥补其不足。对位置较前的脓肿，此手术进路最为理想。方法是局麻下做前肋缘下切口、切开皮肤和肌层显露腹膜后，用长 9 号针穿刺以确定脓腔位置，若靠上可在腹膜外向上分离至接近脓腔部位，再穿刺抽出脓液后沿穿刺针进止血钳以扩大引流口，吸尽脓汁，置管引流。若脓肿在切口附近，可直接引流，不要进入腹膜腔去分离脓肿周围之粘连，以防浓汁进入腹腔造成腹膜炎。右肝前上间隙脓肿的切开引流术插图示皮肤切口的位置，是在右侧肋缘平行。切开腹壁肌层和横筋膜后，用手指将壁腹膜向膈肌分离，直至脓肿的部位，即可脓肿获得腹膜外之引流。

2. 经后腰部引流途径

此途径适用于左右膈下靠后部的脓肿，即使是右肝上间隙靠后的脓肿，也可采用此引流途径，方法是在局麻下沿第十二肋做切口，在骨膜下切除第十二肋，平第一腰椎棘突平面横行切开肋骨床，然后进入腹膜后间隙，用粗针穿刺找到脓腔，再用手指插入脓腔排脓。手术尽可能在直视下进行，避免误入胸腔。

3. 经侧胸部引流

适用于右肝上间隙的高位膈下脓肿，此途径须经过胸腔肋膈角部分，除非原有胸膜疾病此处已粘连闭合，否则均应分二期进行。第一期在侧胸部第 8 或第 9 肋处作切口并切除一小段肋骨直至胸膜。然后用碘仿纱布和酒精纱布填塞伤口，使引起周围粘连一周后再行第二期手术时即可在穿刺定位后，切开已粘连的胸腔肋膈角，直达脓肿置管引流。

三、肠间脓肿

脓液被包围在肠管，肠系膜与网膜之间，可形成单个或多个大小不等之脓肿，由于脓肿周围有较广泛之粘连，常伴发不同程度的粘连性肠梗阻、如脓肿穿入肠管或膀胱，则形成内瘘，脓液即随大小便排出。

（一）病因

脓液被包围在肠管，肠系膜与网膜之间，可形成单个或多个大小不等之脓肿，由于脓肿周围有较广泛之粘连，常伴发不同程度的粘连性肠梗阻，如脓肿穿入肠管或膀胱，则形成内瘘，脓液即随大小便排出。

（二）临床表现

临床上可表现有弛张热、腹张或不完全性肠梗阻，有时可扣及压痛之包块。

1. 腹痛持续性隐痛，或有阵发性加重。

2. 消瘦病程多较久，日渐消瘦、衰弱、伴高热或低热。

3. 体检腹部有压痛，但无固定某一点，压痛部位多为脓肿所在部位，无肌紧张，肠鸣音亢进或减弱。

肠间脓肿的病理改变和临床特点可两种类型。

(1) 轻症型主要为感染症状，有不同程度的腹胀和不完全性肠梗阻表现，腹部可触及有压痛的包块，X 线可见小肠积气和肠壁间距增宽。B 超检查或穿刺对诊断具有决定意义。

(2) 重症型主要表现为恶寒、战栗，皮肤苍白，谵妄，呼吸急促，脉速，体温高达 39℃ 以上，全腹胀满，局限性压痛明显，多为麻痹性肠梗阻体征。

（三）检查

1. 实验室检查

(1) 白细胞计数与分类计数白细胞总数和中性粒细胞明显增多。

(2) 红细胞和血红蛋白病程较久或衰弱者可有红细胞和血红蛋白减少。

2. 影像学检查

(1) B 超检查腹部有多个液性暗区可助诊断。

(2) X 线检查发现肠壁间距增宽及局部肠袢积气。

(3) CT 检查腹部可探到多个大小不等的脓肿。

（四）诊断

1. 病史

多数患者有急性弥散性腹膜炎或腹部外伤史。

2. 临床特征

除腹膜炎症体征外，尚有不全性肠梗阻症状，浅表或较大脓肿于腹壁可触及压痛性包块。

3. 辅助检查

支持有肠间脓肿的存在，如白细胞总数及中性粒细胞数增多；X 线检查见肠间距增宽，局部积气积液；B 超检查发现单个或多个脓腔。

（五）治疗

1. 非手术治疗

(1) 根据感染情况给予广谱、足量抗生素治疗，促进脓肿逐渐吸收。

(2) 给予全静脉营养维持，保持水电解质平衡。

(3) 对于多发的、脓肿直径＜ 5 cm 者，可加强支援疗法（包括用新特药物），并采用物理透热疗法等。待脓液自行吸收。

2. 手术治疗

(1) 穿刺引流：适用于单发性脓肿或消瘦患者，可在 B 超定位后穿刺抽吸脓液并置管引流。

(2) 剖腹探查并引流术：有下列情形之一者应行剖腹探查术。

1) 脓肿＞ 5 cm，全身情况差，体温高达 39℃ 以上，白细胞＞ 20×10^9/L 持续时间长久者。

2) 合并粘连性肠梗型者。

3) 合并肠坏死穿孔者。

4) 单发性巨大脓肿，穿刺引流无效者。

此病因脓肿壁多与肠壁形成炎性粘连，进行手术时容易分破肠管形成肠瘘，故手术时须小心。

第五节 急性弥散性腹膜炎

急性弥散性腹膜炎是由细菌感染，化学刺激或损伤所引起的外科常见的一种严重疾病。多数是继发性腹膜炎，原于腹腔的脏器感染，坏死穿孔、外伤等。其主要临床表现为腹痛、腹部压痛腹肌紧张，以及恶心、呕吐、发烧、白细胞升高，严重时可致血压下降和全身中毒性反应，如未能及时治疗可死于中毒性休克。部分患者可并发盆腔脓肿，肠间脓肿和膈下脓肿，髂窝脓肿及粘连性肠梗阻等。

一、病因及分类

（一）根据腹膜炎的发病机制分类

1. 原发性腹膜炎

原发性腹膜炎临床上较少见，是指腹腔内无原发病灶，病原菌是经由血循、淋巴途径或女性生殖系等而感染腹腔所引起的腹膜炎。多见于体质衰弱，严重肝病患者或在抗病能力低下的情况下，或肾病、猩红热、营养不良并发上呼吸道感染时均可致病，尤其是10岁以下的女孩多见。脓液的性质根据菌种而不同，常见的溶血性链球菌的脓液稀薄而无臭味，脓汁和血培养可找到溶血性链球菌和肺炎双球菌。临床上常有急性腹痛、呕吐、腹泻，并迅速出现脱水或全身中毒症状。

2. 继发性腹膜炎

继发性腹膜炎是临床上最常见的急性腹膜炎，继发于腹腔内的脏器穿孔、脏器的损伤破裂、炎症和手术污染。主要常见病因有阑尾炎穿孔，胃及十二指肠溃疡急性穿孔，急性胆囊透壁性感染或穿孔，伤寒肠穿孔，以及急性胰腺炎，女性生殖器官化脓性炎症或产后感染等含有细菌之渗出液进入腹腔引起腹膜炎。绞窄性肠梗阻和肠系膜血管血栓形成引起肠坏死，细菌通过坏死之肠壁进入腹腔。导致腹膜炎。其他如腹部手术污染腹腔，胃肠道吻合口漏，以及腹壁之严重感染，均可导致腹膜炎。正常胃肠道内有各种细菌，进入腹腔后绝大多数均可成为继发性腹膜炎的病原菌；其中以大肠杆菌最为多见，其次为厌氧杆菌、链球菌、变形杆菌等，还有肺炎双球菌，淋病双球菌，绿脓杆菌。但绝大多数情况下为混合感染。多种细菌的同时存在可发生协同的病理作用，极大地增加了感染的严重性，故毒性剧烈。

（二）根据病变范围分类

1. 局限性腹膜炎

腹膜炎局限于病灶区域或腹腔的某一部分，如炎症由于火网膜和肠曲的包裹形成局部脓肿，如阑尾周围脓肿、膈下脓肿、盆腔脓肿等。

2. 弥散性腹膜炎

炎症范围广泛而无明显界限，临床症状较重，若治疗不及时可造成严重后果。

（三）根据炎症性质分类

1. 化学性腹膜炎

见于溃疡穿孔，急性出血坏死型胰腺炎等、胃酸、十二指肠液，胆盐胆酸，胰液的强烈刺激而致化学性腹膜炎此时腹腔渗液中无细菌繁殖。

2. 细菌性腹膜炎

腹膜炎是由细菌及其产生之毒素的刺激引起腹膜炎。如空腔脏器穿孔8小时后多菌种的细菌繁殖化脓，产生毒素。

将腹膜炎分为不同类型，主要是为了治疗上的需要。然而这些类型在一定条件下是可以互相转化的。如溃疡穿孔早期为化学性腹膜炎，经过6～12小时后可转变成为细菌性化脓性腹膜炎；弥散性腹膜炎可局限为局限性腹膜炎、相反，局限性腹膜炎也可发展为弥散性腹膜炎。

二、病理改变

腹膜受细菌侵犯或消化液（胃液、肠液、胆汁、胰液）刺激后，腹膜充血，由肥大细胞释放组胺和其他渗透因子，使血管通透性增加，渗出富于中性白细胞、补体、调进理素和蛋白质的液体。细菌和补体及调理素结合后就被吞噬细胞在局部吞噬，或进入区域淋巴管。间皮细胞受损伤可释放凝血活酶，使纤维蛋白原变成纤维素。纤维素在炎症病症的周围沉积，使病灶与游离腹腔隔开，阻碍细菌和毒素的吸收。如果感染程度轻，机体抵抗力强和治疗及时，腹膜炎可以局限化，甚至完全吸收消退。反这，局限性腹膜炎亦可发展成为弥散怀腹膜炎。由于大量中性白细胞的死亡、组织坏死、细菌和纤维蛋白凝固，渗出液逐渐由清变浊，呈脓性。大肠杆菌感染的脓液呈黄绿色，稍稠，如合并厌氧菌混合感染，脓液有粪臭味。

肠曲浸泡在脓液中，可发生肠麻痹。肠管内积聚大量空气和液体，使肠腔扩张（注：目前的看法是肠麻痹时肠管内并无产生过多气体，只是肠道内气体推动减缓）。肠腔内积液、腹腔内大量炎性渗液、腹膜和肠壁以及肠系膜水肿，使水、电解质和蛋白质丢失在第三间隙，细胞外液体量锐减，加上细菌和毒素吸入血，导致低血容量和感染中毒性休克，引起内分泌、肾、肺、心、脑代谢等一系列改变。最常发生的是代谢性酸中毒、急性肾衰竭和成人呼吸窘迫综合征，最终导致不可逆性休克和患者死亡。

三、临床表现

由于致病原因的不同，腹膜炎可以突然发生，也可以逐渐发生。例如：胃十二指肠溃疡急性穿孔或空腔脏器损伤破裂所引起的腹膜炎，常为突然发生，而急性阑尾炎等引起的，则多先有原发病的症状，尔后再逐渐出现腹膜炎征象。

急性腹膜炎的主要临床表现，早期为腹膜刺激症状如（腹痛、压痛、腹肌紧张和反跳痛等）。后期由于感染和毒素吸收，主要表现为全身感染中毒症状。

（一）腹痛

这是腹膜炎最主要的症状。疼痛的程度随炎症的程度而异。但一般都很剧烈，不能忍受，且呈持续性。深呼吸、咳嗽，转动身体时都可加剧疼痛。故患者不顾变动体位，疼痛多自原发灶开始，炎症扩散后漫延及全腹，但仍以原发病变部位较为显著。

（二）恶心、呕吐

此为早期出现的常见症状。开始时因腹膜受刺激引起反射性的恶心呕吐，呕吐物为胃内容物。后期出现麻痹性肠梗阻时，呕吐物转为黄绿色之含胆汁液，甚至为棕褐色粪样肠内容物。由于呕吐频繁可呈现严重脱水和电解质紊乱。

（三）发热

突然发病的腹膜炎，开始时体温可以正常，之后逐渐升高。老年衰弱的患者，体温不一定随病情加重而升高。脉搏通常随体温的升高而加快。如果脉搏增快而体温反而下降，多为病情恶化的征象，必须及早采取有效措施。

（四）感染中毒

当腹膜炎进入严重阶段时，常出现高烧、大汗口干、脉快，呼吸浅促等全身中毒表现。后期由于大量毒素吸收，患者则处于表情淡漠，面容憔悴，眼窝凹陷，口唇发绀，肢体冰冷，舌黄干裂，皮肤干燥、呼吸急促、脉搏细弱，体温剧升或下降，血压下降休克，酸中毒。若病情继续恶化，终因肝肾功能衰弱及呼吸循环衰竭而死亡。

(五)腹部体征

表现为腹式呼吸减弱或消失，并伴有明显腹胀。腹胀加重常是判断病情发展的一个重要标志。压痛反跳痛是腹膜炎的主要体征，始终存在，通常是遍及全腹而以原发病灶部位最为显著。腹肌紧张程度则随病因和患者全身情况的不同而有轻重不一。突发而剧烈的刺激，胃酸和胆汁这种化学性的刺激，可引起强烈的腹肌紧张，甚至呈"木板样"强直，临床上叫"板样腹"。而老年人、幼儿，或极度虚弱的患者，腹肌紧张可以很轻微而被忽视。当全腹压痛剧烈而不易用扣诊的方法去辨别原发病灶部位时，轻轻叩诊全腹部常可发现原发病灶部位有较显著的叩击痛，对定位诊断很有帮助。腹部叩诊可因胃肠胀气而呈鼓音。胃肠道穿孔时，因腹腔内有大量游离气体平卧位叩诊时常发现肝浊音界缩小或消失。腹腔内积液多时，可以叩出移动性浊音，也可以用来为必要的腹腔穿刺定位。听诊常发现肠鸣音减弱或消失。直肠指诊时，如直肠前窝饱满及触痛，则表示有盆腔感染存在。

(六)化验及 X 线检查

白细胞计数增高，但病情严重或机体反应低下时，白细胞计数并不高，仅有中性粒细胞比例升高或毒性颗粒出现。腹部 X 线检查可见肠腔普遍胀气并有多个小气液面等肠麻痹征象，胃肠穿孔时，多数可见膈下游离气体存在(应立位透视)。这在诊断上具有重要意义。体质衰弱的患者，或因有休克而不能站立透视的患者，即可以行侧卧拍片也能显示有无游离气体存在。

四、诊断

根据病史和出现腹膜刺激征，继发性腹膜炎的诊断大多不困难。但在有些患者，确定病因及判断是否立即手术会遇到困难，这就需要严密观察病情演变，并进行必要的检查。

腹部立卧位 X 线片可观察有无胃肠穿孔所致的膈下游离气体，有无绞窄性肠梗阻的 X 线表现，如肠扭转时可见排列成多种形态的小跨度蜷曲肠袢、空肠和回肠换位。腹内疝绞窄时可见孤立、突出胀大的肠袢，不因时间而改变位置，或有假肿瘤状阴影。腹膜外脂肪线模糊或消失则直接提示腹膜炎症。

诊断性腹腔穿刺有极重要的作用。如抽到脓性液体，甚至点滴液体在高倍镜下观察发现多量白细胞或脓细胞，便可确诊。必要时，可在腹腔不同部位用细针无麻醉下进行穿刺，抽到的液体更能反映腹腔内的情况。

如腹痛以中下腹部为主，应进行直肠指检，如指套染血性物则提示肠套叠、肠扭转、炎症性肠病或肿瘤性病变。直肠子宫或直肠膀胱陷窝有触痛、饱满感，提示有炎症或积脓。已婚女性尚可经阴道后穹窿穿刺抽脓。

必要时，尚可用 B 超波和电子计算机断层扫描了解腹内相应的脏器有无炎症改变。

五、鉴别诊断

(一)内科疾病

有不少内科疾病具有与腹膜炎相似的临床表现，必须严加区别，以免错误治疗。肺炎、胸膜炎、心包炎、冠心病等都可引起反射性腹痛，疼痛也可因呼吸活动而加重。因此呼吸短促、脉搏变快，有时出现上腹部腹肌紧张而被误认为腹膜炎。但详细追问疼痛的情况，细致检查胸部，加以腹部缺乏明显和肯定的压痛及反跳痛，即可做出判断。急性胃肠炎、痢疾等也有急性腹痛、恶心、呕吐、高热、腹部压痛等，易误认为腹膜炎。但饮食不当的病史、腹部压痛不重、无腹肌紧张、听诊肠鸣音增强等，均有助于排除腹膜炎的存在。其他，如急性肾盂肾炎、糖尿病酮中毒、尿毒症等也均可有不同程度的急性腹痛、恶心、呕吐等症状，而无腹膜炎的典型体征，只要加以分析，应能鉴别。

（二）急性肠梗阻

多数急性肠梗阻具有明显的阵发性腹部绞痛、肠鸣音亢进，腹胀，而无肯定压痛及腹肌紧张，易与腹膜炎鉴别。但如梗阻不解除，肠壁水肿瘀血，肠蠕动由亢进转为麻痹，临床可出现鸣音减弱或消失，易与腹膜炎引起肠麻痹混淆。除细致分析症状及体征，并通过腹部 X 线片和密切观察等予以区分外，必要时需做剖腹探查，才能明确。

（三）急性胰腺炎

水肿性或出血坏死性胰腺炎均有轻重不等的腹膜刺激症状与体征，但并非腹膜感染；在鉴别时，血清或尿淀粉酶升高有重要意义，从腹腔穿刺液中测定淀粉酶值有时能肯定诊断。

（四）腹腔内或腹膜后积血

各种病因引起腹内或腹膜后积血，可以出现腹痛、腹胀、肠鸣音减弱等临床现象，但缺乏压痛、反跳痛、腹肌紧张等体征。腹部 X 线片、腹腔穿刺和观察往往可以明确诊断。

（五）其他

泌尿系结石症、腹膜后炎症等均由于各有其特征，只要细加分析，诊断并不困难。

六、治疗

治疗原则上是积极消除引起腹膜炎之病因，并彻底清洗吸尽腹腔内存在之脓液和渗出液，或促使渗出液尽快吸收、局限。或通过引流而消失，为了达到上述目的，要根据不同的病因，不同的病变阶段，不同的患者体质，采取不同的治疗措施。总的来说，急性腹膜炎的治疗可分为非手术治疗和手术治疗两种。

（一）治疗方法上的选择

1. 手术治疗

通常适用于病情严重，非手术疗法无效者，其指证是：

(1)腹腔内原发病灶严重者,如腹内脏器损伤破裂、绞窄性肠梗阻、炎症引起肠坏死、肠穿孔、胆囊坏疽穿孔、术后之胃肠吻合口漏所致之腹膜炎。

(2) 弥散性腹膜炎较重而无局限趋势者。

(3) 患者一般情况差，腹腔积液多，肠麻痹重，或中毒症状明显，尤其是有休克者。

(4) 经保守治疗（一般不超过 12 小时），如腹膜炎症与体征均不见缓解，或反而加重者。

(5) 原发病必须手术解决的，如阑尾炎穿孔、胃十二指肠穿孔等。

2. 非手术治疗

应在严密观察及做好手术准备的情况下进行，其指证是：

(1) 原发性腹膜炎或盆腔器官感染引起腹膜炎：前者的原发病灶不在腹腔内，后者对抗生素有效一般不需手术，但在非手术治疗的同时，应积极治疗其原发病灶。

(2) 急性腹膜炎的初期尚未遍及全腹，或因机体抗病力强，炎症已有局限化的趋势，临床症状也有好转，可暂时不急于手术。

(3) 急性腹膜炎病因不明病情也不重，全身情况也较好，腹腔积液不多，腹胀不明显，可以进行短期的非手术治疗进行观察 (一般 4 ~ 6 小时)。观察其症状, 体征和化验, 以及特殊检查结果等, 然后根据检查结果和发展情况以决定是否须要手术。

(二) 手术治疗

1. 病灶处理

清除腹膜炎之病因是手术治疗之主要目的。感染源消除的越早, 则预后愈好, 原则上手术切口应该愈靠近病灶的部位愈好, 以直切口为宜便于上下延长、并适合于改变手术方式。探查要轻柔细致, 尽量避免不必要的解剖和分离, 防止因操作不当而引起感染扩散, 对原发病灶要根据情况做出判断后再行处理、坏疽性阑尾炎和胆囊炎应予切除、若局部炎症严重, 解剖层次不清或病情危重而不能耐受较大手术时可简化操作, 只做病灶周之引流或造瘘术。待全身情况好转、炎症愈合后 3 ~ 6 个月来院做择期胆囊切除或阑尾切除术。对于坏死之肠段必须切除。条件实在不允许时可做坏死肠段外置术。一面抗休克一面尽快切除坏死肠段以挽救患者, 此为最佳手术方案。对于胃十二指肠溃疡穿孔在患者情况允许下, 如穿孔时间短处在化学性腹膜炎阶段, 空腹情况下穿孔、腹腔污染轻, 病变确须切除时应考虑行胃大部切除术, 若病情严重, 患者处于中毒性休克状态, 且腹腔污染重处在化脓性腹膜炎阶段, 则只能行胃穿孔修补术, 待体质恢复、3 ~ 6 个月后住院择期手术。

2. 清理腹腔

在消除病因后, 应尽可能地吸尽腹腔内脓汁、清除腹腔内之食物和残渣、粪便、异物等, 清除最好的办法是负压吸引, 必要时可以辅以湿纱布揩拭, 应避免动作粗糙而伤及浆膜表面之内皮细胞。若有大量胆汁, 胃肠内容物严重污染全腹腔时, 可用大量生理盐水进行腹腔冲洗, 一面洗、一面吸引, 为防止冲洗时污染到膈下、可适当将手术床摇为头高之斜坡位, 冲洗到水清亮为止, 若患者体温高时, 亦可用 4℃ ~ 10℃ 之生理盐水冲洗腹腔, 兼能收到降温效果。当腹腔内大量脓液已被形成的假膜和纤维蛋白分隔时, 为达到引流通畅的目的, 必须将假膜和纤维蛋白等分开去除, 虽有一定的损伤但效果较好。

3. 引流

引流的目的是使腹腔内继续产生的渗液通过引流物排出体外, 以便残存的炎症得到控制, 局限和消失。防止腹腔脓肿的发生。弥散性腹膜炎手术后, 只要清洗干净, 一般不须引流。但在下列情况下必须放置腹腔引流。

(1) 坏疽病灶未能切除, 或有大量坏死组织未能清除时。

(2) 坏疽病灶虽已切除, 但因缝合处组织水肿影响愈合有漏的可能时。

(3) 腹腔内继续有较多渗出液或渗血时。

(4) 局限性脓肿。

通常采用之引流物有烟卷引流, 橡皮管引流, 双套管引流, 潘氏引流管, 橡皮片引流、引流物一般放置在病灶附近和盆腔底部。

(三) 非手术治疗方法

1. 体位

在无休克时, 患者应取半卧位, 有利于腹内之渗出液积聚在盆腔, 因为盆腔脓肿中毒症状较轻, 也便于引流处理。半卧位时要经常活动两下肢, 改换受压部位, 以防发生静脉血栓形成和褥疮。

2. 禁食

对胃肠道穿孔患者必须绝对禁食，以减少胃肠道内容物继续漏出。对其他病因引起之腹膜炎已经出现肠麻痹者，进食能加重肠内积液积气使腹胀加重。必须待肠蠕动恢复正常后，才可开始进饮食。

3. 胃肠减压

可以减轻胃肠道膨胀，改善胃肠壁血运，减少胃肠内容物通过破口漏入腹腔，是腹膜炎患者不可少的治疗，但长期胃肠减压妨碍呼吸和咳嗽，增加体液丢失可造成低氯低钾性碱中毒，故一旦肠蠕动恢复正常应及早拔去胃管。

4. 静脉输入晶胶体液

腹膜炎禁食患者必须通过输液以纠正水电解复和酸碱失调。对严重衰竭患者应多输点血和血浆，清蛋白以补充因腹腔渗出而丢失后蛋白防止低蛋白血症和贫血。对轻症患者可输给葡萄糖液或平衡盐，对有休克之患者在输入晶胶体液之同时要有必要的监护、包括血压、脉率、心电、血气、中心静脉压，尿比重和酸碱度，红细胞压积、电解质定量观察、肾功能等，用以及时修正液体的内容和速度，和增加必要的辅助药物。也可给一定量的激素治疗。在基本扩容后可酌情使用血管活性药，其中以多巴胺较为安全，确诊后可边抗休克边进行手术。

5. 补充热量与营养

急性腹膜炎须要大量的热量与营养以补其需要，其代谢率为正常的140%，每日须要热量达3000～4000千卡。当不能补足所需热量时，机体内大量蛋白质被消耗，则患者承受严重损害，目前除输葡萄糖供给部分热量外，尚须输给复方氨基酸液以减轻体内蛋白的消耗，对长期不能进食的患者应考虑深静脉高营养治疗。

6. 抗生素的应用

由于急性腹膜炎病情危重且多为大肠杆菌和粪链菌所致的混合感染，早期即应选用大量广谱抗生素，之后再根据细菌培养结果加以调整，给药途径以静脉滴注较好，除大肠杆菌、粪链球菌外，要注意有耐药的金黄色葡萄球菌和无芽孢之厌氧菌(如粪杆菌)的存在，特别是那些顽固的病例，适当的选择敏感的抗生素，如氯霉素、克林霉素、甲硝唑、庆大霉素、氨基青霉素等。对革兰阴性杆菌败血症者可选用第三代头孢菌素如头孢曲松等。

7. 镇痛

为减轻患者痛苦适当地应用镇静止痛剂是必要的。对于诊断已经明确，治疗方法已经决定的患者，用哌替啶或吗啡来制止剧痛也是允许的，且在增强肠壁肌肉之张力和防止肠麻痹有一定作用。但如果诊断尚未诊定，患者还须要观察时，不宜用止痛剂以免掩盖病情。

(张向英)

第四章 腹部损伤

一、肝脏损伤

肝脏损伤在腹部损伤中占 20% ～ 30%，右肝破裂较左肝为多。肝外伤的致伤因素、病理类型和临床表现与脾外伤相似，主要危险是失血性休克、胆汁性腹膜炎和继发感染。因肝外伤后可能有胆汁溢出，故腹痛和腹膜刺激征常较脾破裂伤者更为明显。肝破裂后，血液有时可通过胆管进入十二指肠而出现黑便或呕血，诊断中应予注意。肝被膜下破裂也有转为真性破裂的可能，而中央型肝破裂则更易发展为继发性肝脓肿。

（一）病理改变

肝脏遭受钝性暴力后，根据暴力的大小可引起不同类型的肝裂伤。轻者为浅表裂伤，出血量少，有些可以自行停止；重者裂伤较深，有些呈不规则星状或甚至严重碎裂，失去活力或脱落在腹腔内。这种损伤主要表现为腹腔内出血及出血性休克。血液对腹膜有一定的刺激性，可出现轻度腹膜刺激征，如合并胆管断裂，胆汁外漏则有较严重的胆汁性腹膜炎体征。若伤及肝静脉主干、下腔静脉肝后段、门静脉干支可出现持续大量出血，很快发生休克，甚至迅速死亡。失去活力或散落在腹腔的肝组织将坏死分解，连同聚积的血液和胆汁可继发细菌感染形成腹腔脓肿。肝包膜下裂伤由于包膜完整，肝实质破裂出血聚在包膜下形成血肿。轻的损伤出血少，形成的血肿小，有些可自行吸收；重伤则出血量多，可将肝包膜广泛分离形成大血肿，血肿的压迫尚可使其周围的肝细胞坏死。血肿也可继发感染形成脓肿。张力高的血肿可使包膜溃破转为真性裂伤。中央型肝裂伤主要为肝实质深部破裂，而肝包膜及浅层肝实质仍完整。这种裂伤可在肝深部形成大血肿，使肝脏体积增大，张力增高，血肿周围组织受压坏死。这种血肿可穿破入腹腔形成内出血及腹膜炎，或穿入胆管表现为胆道出血，也可继发感染形成肝脓肿。

开放性、贯穿性损伤的严重性取决于肝脏受伤的部位和致伤物的穿透速度。子弹和弹片穿透肝组织时可将能量传递至弹道周围的组织，使之破坏。伤及肝门大血管时，肝实质损害可不严重，但由于持续大量出血，仍有较高的死亡率。除损伤的种类及伤情外，合并多脏器损伤是影响肝外伤死亡率的重要因素。伤及的脏器越多，伤情越重，治疗越难，死亡率也越高。

（二）分级

对于肝外伤的分级方法，目前尚无统一标准。1994 年，美国创伤外科协会提出如下肝外伤分级法。

Ⅰ级血肿：位于被膜下，< 10% 肝表面积。裂伤：包膜撕裂，实质裂伤深度< 1 cm。

Ⅱ级血肿：位于被膜下，10% ～ 50% 肝表面积；实质内血肿直径< 10 cm。裂伤：实质裂伤深度 1 ～ 3 cm，长度< 10 cm。

Ⅲ级血肿：位于被膜下，> 50% 肝表面积或仍在继续扩大；被膜下或实质内血肿破裂：实质内血肿> 10 cm 或仍在继续扩大。裂伤：深度> 3 cm。

Ⅳ级裂伤：实质破裂累及 25% ～ 75% 的肝叶或在单一肝叶内有 1 ～ 3 个 Couinaud 肝段受累。

Ⅴ级裂伤：实质破裂超过75%肝叶或在单一肝叶超过3个Couinaud肝段受累。血管损伤：近肝静脉损伤，即肝后下腔静脉/主要肝静脉。

Ⅵ级血管损伤：肝撕脱。

Ⅲ级或Ⅲ级以下者如为多处损伤，其损伤程度则增加1级。国内吴孟超等参照国内外学者意见提出以下肝外伤分级：Ⅰ级，肝实质裂伤深＜1 cm，范围小，含小的包膜下血肿；Ⅱ级，裂伤深1～3 cm，范围局限性，含周围性穿透伤；Ⅲ级，裂伤深＞3 cm，范围广，含中央型穿透伤；Ⅳ级，肝叶离断、损毁，含巨大中央型血肿；Ⅴ级，肝门或肝内大血管或下腔静脉损伤。

（三）临床表现

肝损伤的临床表现主要是腹腔内出血和血液、胆汁引起的腹膜刺激征，按损伤类型和严重程度而有所差异。

1. 真性肝裂伤

轻微损伤出血量少并能自止，腹部体征也较轻。严重损伤有大量出血而致休克。患者面色苍白，手足厥冷，出冷汗，脉搏细速，继而血压下降。如合并胆管断裂，则胆汁和血液刺激腹膜，引起腹痛、腹肌紧张、压痛和反跳痛。有时胆汁刺激膈肌出现呃逆和肩部牵涉痛。

2. 肝包膜下裂伤

多数有包膜下血肿。受伤不重时临床表现不典型，仅有肝区或右上腹胀痛，右上腹压痛，肝区叩痛，有时可扪及有触痛的肝脏。无出血性休克和明显的腹膜刺激征。若继发感染则形成脓肿。由于继续出血，包膜下血肿逐渐增大，张力增高，经数小时或数日后可破裂，出现真性肝裂伤的一系列症状和体征。

3. 中央型肝裂伤

在深部形成血肿，症状表现也不典型。如同时有肝内胆管裂伤，血液流入胆道和十二指肠，表现为阵发性胆绞痛和上消化道出血。

（四）处理

肝外伤手术治疗的基本要求是确切止血、彻底清创、消除胆汁溢漏、处理其他脏器损伤和建立通畅的引流。肝火器伤和累及空腔脏器的非火器伤都应手术治疗，其他的刺伤和钝性伤则主要根据伤员全身情况决定治疗方案。轻度肝实质裂伤，或血流动力学指标稳定或经补充血容量后保持稳定的患者，可在严密观察下进行非手术治疗。生命体征经补充血容量后仍不稳定或需大量输血才能维持血压者，说明仍有活动性出血，应尽早剖腹手术。

1. 手术治疗

(1) 暂时控制出血，尽快查明伤情：开腹后发现肝破裂并有凶猛出血时，可用纱布压迫创面暂时止血，同时用手指或橡皮管阻断肝十二指肠韧带控制出血，以利探查和处理。常温下每次阻断的时间不宜超过20分钟，有肝硬化等病理情况时，每次不宜超过15分钟。若需控制更长时间，应分次进行。在迅速吸除腹腔积血后，剪开肝圆韧带和镰状韧带，直视下探查左右半肝的膈面和脏面，但应避免过分牵拉肝，避免加深、撕裂肝的伤口。如阻断入肝血流后，肝裂口仍有大量出血，说明肝静脉和腔静脉损伤，即应用纱布填塞止血，并迅速剪开伤侧肝的三角韧带和冠状韧带，以判明伤情，决定选择术式。

(2) 清创缝合术：探明肝破裂伤情后，应对损伤的肝进行清创，具体方法是清除裂口内的血块、异物以及离断、粉碎或失去活力的肝组织。清创后应对出血点和断裂的胆管逐一结扎。对于裂口不深、出血不多、创缘比较整齐的病例，在清创后可将裂口直接予以缝合。缝合时应注意避免裂口内留有无效腔，否则有发展为脓肿或有继发出血的可能。有时将大网膜、吸收性明胶海绵等填塞后缝合裂口，以消除无效腔，可提高止血效果、减少继发脓肿并加强缝合线的稳固性。

肝损伤如属被膜下破裂，小的血肿可不予处理，张力高的大血肿应切开被膜，进行清创，彻底止血和结扎断裂的胆管。

(3) 肝动脉结扎术：如果裂口内有不易控制的动脉性出血，可考虑行肝动脉结扎。最好是解剖出肝固有动脉及左、右肝动脉，根据外伤来自哪个肝叶而进行左或右肝动脉结扎，尽量不结扎肝固有动脉和肝总动脉。

(4) 肝切除术：对于有大块肝组织破损，特别是粉碎性肝破裂，或肝组织挫伤严重的患者应施行肝切除术。但不宜采用创伤大的规则性肝切除术，而是在充分考虑肝解剖特点的基础上做清创式肝切除术。即将损伤和失活的肝组织整块切除，并应尽量多保留健康肝组织，切面的血管和胆管均应予结扎。

(5) 纱布填塞法：对于裂口较深或肝组织已有大块缺损而止血不满意，又无条件进行较大手术的患者，仍有一定应用价值，有时可在用大网膜、吸收性明胶海绵、止血粉等填入裂口之后，用长而宽的纱条按顺序填入裂口以达到压迫止血的目的，以挽救患者生命。纱条尾端自腹壁切口或另做腹壁戳孔引出作为引流。手术后第 3～5 日起，每日抽出纱条一段，7～10 日取完。此法有并发感染或在抽出纱条的最后部分时引起再次出血的可能，故非至不得已，应避免采用。

(6) 肝损伤累及主肝静脉或下腔静脉的处理：出血多较汹涌，且有并发空气栓塞的可能，死亡率高达 80%，处理十分困难。通常需扩大或者胸腹联合切口以改善显露，采用带蒂大网膜填塞后，用粗针线将肝破裂伤缝合、靠拢。如此法无效，则需实行全肝血流阻断 (包括腹主动脉、肝门和肝上下端的下腔静脉) 后，缝补静脉破裂口。

同时，一些Ⅲ级以下肝外伤亦有成功应用腹腔镜治疗的报道。不论采用何种手术方式，肝外伤手术后，在创面或肝周应留置多孔硅胶双套管行负压吸引以引流出渗出的血液和胆汁。

二、胃和十二指肠损伤

胃十二指肠损伤是指因各种致病因子造成的胃及十二指肠的破裂和穿孔。主要病理变化是软组织普遍钙化，长时间的摄入过量还会干扰软骨的生长，其他的过多症状还有厌食、失重、血钙升高和血磷酸盐降低。

(一) 胃损伤

腹部闭合性损伤时胃很少受累，约占腹部创伤的 3.16%，只在饱腹时偶可发生。上腹或下胸部的穿透伤则常导致胃损伤，且多伴有肝、脾、横膈及胰腺等损伤。胃镜检查及吞入锐利异物也可引起穿孔，但很少见。若损伤未波及胃壁全层 (如浆膜或浆肌层裂伤、黏膜裂伤)，可无明显症状。若全层破裂，立即出现剧烈腹痛及腹膜刺激征。肝浊音界消失，膈下有游离气体，胃管引流出血性物。但单纯胃后壁破裂时症状体征不典型，有时不易诊断。

手术探查必须包括切开胃结肠韧带探查后壁。部分病例，特别是穿透伤，胃前后壁都有穿孔，还应特别注意检查大小网膜附着处以防遗漏小的破损。边缘整齐的裂口，止血后可直接缝合；边缘有挫伤或失活组织者，需修整后缝合。广泛损伤者，可行部分切除术，必要时全胃切除、Roux-en-Y 吻合。

（二）十二指肠损伤

十二指肠的大部分位于腹膜后，损伤的发病率比胃低，约占整个腹部创伤的 1.16%；损伤较多见于十二指肠二、三部 (50% 以上)。十二指肠损伤的诊断和处理存在不少困难，死亡率和并发症发生率都相当高。据统计，十二指肠战伤的死亡率在 40% 左右，平时伤的死亡率为 12%～30%，若同时伴有胰腺、大血管等相邻器官损伤，死亡率则更高。伤后早期死亡原因主要是严重合并伤，尤其是腹部大血管伤；后期死亡则多因诊断不及时和处理不当引起十二指肠瘘致感染、出血和衰竭。

1. 病因

十二指肠损伤分为穿透性、钝性和医源性损伤三种。钝性损伤引起十二指肠破裂的机制包括：直接暴力将十二指肠挤向脊柱；暴力而致幽门和十二指肠空肠曲突然关闭，使十二指肠形成闭袢性肠段，腔内压力骤增，以致发生破裂，引起腹膜后严重感染。损伤部位以十二指肠第二、三部最为多见，倘若十二指肠损伤只限于黏膜下层的血管破裂则形成十二指肠壁内血肿，比较罕见。

2. 临床表现

上腹部穿透性损伤，应考虑十二指肠损伤的可能性。钝性十二指肠损伤术前诊断极难，十二指肠破裂后，多数患者立即出现剧烈的腹痛和腹膜刺激征。因此，术前确诊的关键在于应考虑到十二指肠损伤的可能，尤其对于下胸部或上腹部钝性伤后，出现剧烈腹痛和腹膜炎，或患者在上腹部疼痛缓解数小时后又出现右上腹或腰背部痛，放射至右肩部、大腿内侧。由于肠内溢出液刺激腹膜后睾丸神经和伴随精索动脉的交感神经，可伴有睾丸痛和阴茎勃起的症状。伴低血压、呕吐血性胃内容物，直肠窝触及捻发音时，应怀疑有十二指肠损伤。

3. 检查

(1) 腹腔穿刺和灌洗：是一种可靠的辅助诊断方法，倘若抽得肠液、胆汁样液体、血液表明有脏器伤，但非十二指肠损伤的特征，由于十二指肠部分为腹膜间位器官，后壁损伤可以腹穿阴性。

(2)X 线检查：腹部 X 线片如发现右膈下或右肾周围有空气积聚、腰大肌阴影消失或模糊、脊柱侧凸，则有助于诊断。口服水溶性造影剂后拍片，如见造影剂外渗就可确诊。

4. 诊断

上腹部穿透性损伤，应考虑十二指肠损伤的可能性。钝性十二指肠损伤术前诊断极难，损伤后症状和体征不明显，有些患者受伤后无特殊不适，数日后发生延迟性破裂，才出现明显症状和体征。腹腔穿刺和灌洗是一种可靠的辅助诊断方法，腹穿阴性也不能排除十二指肠损伤。腹部 X 线片如发现右膈下或右肾周围有空气积聚、腰大肌阴影消失或模糊、脊柱侧凸，则有助于诊断。口服水溶性造影剂后拍片，如见造影剂外渗就可确诊。

5. 鉴别诊断

应与十二指肠溃疡所造成的穿孔相鉴别。

6. 并发症

常并发十二指肠瘘。

7. 治疗

腹部损伤只要有剖腹探查指征就应立即手术。重要的是术中详尽探查，避免漏诊。

(1) 十二指肠壁内血肿而无破裂者，可行非手术治疗，包括胃肠减压，静脉输液和营养，注射抗生素预防感染等。多数血肿可吸收，经机化而自愈。若2周以上仍不吸收而致梗阻者，可考虑切开肠壁，清除血肿后缝合或做胃空肠吻合。

(2) 十二指肠裂口较小，损伤时间短，边缘整齐可单纯缝合修补，为避免狭窄，以横形缝合为宜。损伤严重不宜缝合修补时，可切除损伤肠段行端端吻合，若张力过大无法吻合，可半远端关闭，近端与空肠作端侧吻合。

(3) 对于十二指肠缺损较大，裂伤边缘有严重挫伤和水肿时可采用转流术。目的在于转流十二指肠液，肠腔减压以利愈合。转流方法分两种：一种是空肠十二指肠吻合，即利用十二指肠破口与空肠做端侧或或测测 Roux-en-Y 吻合术，为最简便和可靠的方法；另一种方法是十二指肠憩室化，即在修补十二指肠破口后，切除胃窦，切断迷走神经，做胃空肠吻合和十二指肠造口减压，使十二指肠旷置，以利愈合。适用于十二指肠严重损伤或伴有胰腺损伤者。

(4) 对于诊断较晚，损伤周围严重感染或脓肿形成者，不宜缝合修补，可利用破口做十二指肠造瘘术，经治疗可自行愈合。如不愈合，待炎症消退后可行瘘管切除术。

(5) 十二指肠、胰腺严重合并伤的处理最为棘手。一般采用十二指肠憩室化或胰十二指肠切除术，只有在十二指肠和胰头部广泛损伤，无法修复时采用。

手术后最常见的并发症为十二指肠瘘、腹腔及膈下脓肿、十二指肠狭窄等。

三、胰腺损伤

胰腺是一具有内、外分泌功能的腺体，其位置深在，前有肋弓后有脊椎的保护，因而受伤机会较少，故常易误诊。直至1952年对胰腺损伤才有全面的报道。胰腺损伤占人群的 0.4/10 万，占腹部外伤的 0.2% ～ 0.6%。战时胰腺损伤多为穿透伤，往往因伴有大出血死亡率甚高。平均多由于腹部严重的闭合伤所致。有时为手术的误伤。胰腺穿透伤与闭合伤之比约 3∶1。在一组 1984 例胰腺外伤中，穿透伤占 73%，闭合伤占 27%。胰腺损伤分开放性和闭合性两种，常因钝性暴力例如车祸所致。

(一) 病因

胰腺损伤分开放性和闭合性两种，常因钝性暴力例如车祸所致。Northrup 认为，胰腺钝性伤发生的机制是：①当暴务来自椎体右方时，挤压胰头部引起胰头挫伤，常合并肝脏、胆总管和十二指肠损伤；②上腹正中的暴力作用于横跨椎体的胰腺，常引起胰体部横断伤；③来自左方的暴力常易引起胰尾部损伤，可合并脾破裂。

1. 胰腺闭合性损伤常系上腹部强力挤压所致。如暴力直接作用于脊柱时，损伤常在胰的颈、体部；如暴力作用于脊柱左侧，多损伤胰尾；如暴力偏向脊柱右侧，则常损伤胰头。

2. 胰腺破损或断裂后，胰液可积聚于网膜囊内而表现为上腹明显压痛和肌紧张，还可因膈肌受刺激而出现肩部疼痛。外渗的胰液经网膜孔或破裂的小网膜进入腹腔后，可出现弥散性腹膜炎。部分病例渗液被局限在网膜囊内未及时处理，日久即形成一具有纤维壁的胰腺假性囊肿。

3. 胰腺损伤所引起的内出血量一般不大，可有腹膜炎体征。血淀粉酶可升高，但血清淀粉酶和腹腔液淀粉酶升高并非胰腺创伤所特有，上消化道穿孔时也可有类似表现，而且约 30 mL；部分胰腺损伤并无淀粉酶升高。B 超可发现胰腺回声不均和周围积血、积液。CT 能显示胰腺轮廓是否整齐及周围有无积血积液。

4. 胰腺严重挫裂伤或断裂者，手术时较易确诊；但损伤范围不大者可能漏诊。凡在手术探查时发现胰腺附近有血肿者，应将血肿切开，检查出血来源。此外，胰腺损伤可能合并邻近犬血管损伤，不能因发现血管损伤而忽视对胰腺的探查。

开放性也即穿透性胰腺损伤，多由枪弹和锐器所致。闭合性和开放性胰腺损伤的发生率有很大的地域性差异，医源性损伤常因胃十二指肠和脾切除等手术引起，偶可因逆行胰胆管造影所致。按照胰腺损伤的部位，胰头损伤约占 40%，胰体 15%，胰尾 30%，多发性损伤 16%。

（二）临床表现及诊断

胰腺破损或断裂后，胰液可积聚于网膜囊内而表现为上腹明显压痛和肌紧张，还可因膈肌受刺激而出现肩部疼痛。外渗的胰液经网膜孔或破裂的小网膜进入腹腔后，可很快出现弥散性腹膜炎伴剧烈腹痛，结合受伤机制，容易考虑胰腺损伤的可能。但单纯胰腺钝性伤，临床表现不明显，往往容易延误诊断。部分病例渗液局限于网膜囊内，直至形成胰腺假性囊肿才被发现。

胰腺损伤所引起的内出血量一般不多，所致腹膜炎在体征方面也无特异性，血淀粉酶和腹腔穿刺液的淀粉酶升高，有一定诊断参考价值。但血淀粉酶和腹腔液淀粉酶升高并非胰腺创伤所特有，上消化道穿孔时也可有类似表现，且胰腺损伤也可无淀粉酶升高。重要的是，凡上腹部创伤，都应考虑到胰腺损伤的可能。超声可发现胰腺回声不均和周围积血、积液。诊断不明而病情稳定者可做 CT 检查，能显示胰腺轮廓是否整齐及周围有无积血、积液。

（三）处理

高度怀疑或诊断为胰腺损伤，凡有明显腹膜刺激征者，应立即手术治疗。因腹部损伤行剖腹手术，怀疑有胰腺损伤可能者，应探查胰腺。胰腺严重挫裂伤或断裂者，手术时较易确诊；但损伤范围不大者可能漏诊。凡在手术探查时发现胰腺附近后腹膜有血肿、积气、积液、胆汁者，应将此处切开，包括切断胃结肠韧带或按 Kocher 方法掀起十二指肠等探查胰的腹侧和背侧，以查清胰腺损伤。手术的目的是止血、合理切除胰腺、控制胰腺外分泌、处理合并伤及充分引流。被膜完整的胰腺挫伤，仅做局部引流便可。胰体部分破裂而主胰管未断者，可用丝线做褥式缝合修补。胰颈、体、尾部的严重挫裂伤或横断伤，宜做胰腺近端缝合、远端切除术。胰腺有足够的功能储备，不会发生内、外分泌功能不足。胰腺头部严重挫裂或断裂，为了保全胰腺功能，可结扎头端主胰管、缝闭头端腺体断端处，并行远端与空肠 Roux-en-Y 吻合术。胰头损伤合并十二指肠破裂者，必要时可将十二指肠旷置。只有在胰头严重毁损确实无法修复时才施行胰头十二指肠切除。

各类胰腺手术之后，充分而有效的腹腔及胰周引流是保证手术效果和预防术后并发症（腹腔积液、继发出血、感染和胰瘘）的重要措施。术后务必保持引流管通畅，亦不能过早取出。可同时使用烟卷引流和双套管负压吸引，烟卷引流可在数日后拔除，胶管引流则应维持 10 天以上，因为有些胰瘘在 1 周后才逐渐出现。

如发现胰瘘，应保证引流通畅，一般多可在 4～6 周内自愈，有时可能需维持数月之久，但较少需再次手术。生长抑素八肽及生长抑素十四肽可用于防治外伤性胰瘘。另外，宜禁食并给予全胃肠外营养治疗。

四、脾脏损伤

脾是腹腔脏器最容易受损的器官之一，脾脏损伤的发生率在腹部创伤中可高达40%～50%，在腹部闭合性损伤中，脾脏破裂占20%～40%，在腹部开放性损伤中，脾破裂约占10%左右。有慢性病理改变（如血吸虫病、疟疾、淋巴瘤等）的脾更易破裂。按病理解剖脾破裂可分为中央型破裂（破裂在脾实质深部）、被膜下破裂（破裂在脾实质周边部分）和真性破裂（破损累及被膜）3 种。前两种因被膜完整，出血量受到限制，故临床上并无明显内出血征象而不易被发现，可形成血肿而最终被吸收。但血肿（特别是被膜下血肿）在某些微弱外力的影响下，可以突然转为真性破裂，导致诊治中措手不及的局面。

临床所见脾破裂，约 85% 是真性破裂。破裂部位较多见于脾上极及膈面，有时在裂口对应部位有下位肋骨骨折存在。破裂如发生在脏面，尤其是邻近脾门者，有撕裂脾蒂的可能。若出现此种情况，出血量往往很大，患者可迅速发生休克，甚至未及抢救已致死亡。

（一）病因

1. 外伤性脾损伤

按致伤因素不同，外伤性脾损伤可分为开放性脾损伤和闭合性脾损伤两类。

(1) 开放性脾损伤：多由划刺、子弹贯通和爆炸所致。往往合并其他脏器的损伤，战时尤其常见。

(2) 闭合性脾损伤：又称钝性脾损伤，多发生于交通事故，其次是坠落伤、左胸损伤和左上腹挫伤等。儿童以腹部外伤为主。

2. 自发性脾损伤

有病理脾和正常脾自发性破裂之分，以前者多见，如疟疾脾或充血性脾大等。上述脾脏的原有疾病可作为自发性脾损伤的内因，而轻微的外伤，甚至日常活动都可能是自发性脾损伤的诱因。如发热、劳累、咳嗽、呕吐、性交、突然转身、分娩等都可能促发自发性脾损伤。

3. 医源性脾损伤

可归纳为以下几种病因。

(1) 手术中损伤：是医源性脾损伤的最常见原因，较多发生于靠近脾脏的器官和组织的手术，以胃部、结肠、肾脏手术多见。

(2) 侵入性操作和治疗：如脾脏穿刺活检、经脾穿刺肝门静脉造影、脾动脉栓塞等。由于这些患者的脾脏本身存在脾充血肿大、凝血机制差等病理改变而易引起脾损伤。

（二）病理生理

脾破裂大多是沿着脾段的边缘裂开，以脾脏的下级最常见，这是因为脾脏下级受肋弓的保护较差，而脾脏质地脆弱，易受损伤。脾损伤多不累及脾门部的主要大血管，如果破裂创口是沿着脾段方向，则少有脾段血管断裂，出血缓慢且持续时间短。如果裂口横过脾段，则血管受损较重，出血量大，持续时间长。如果涉及脾蒂和脾门的损伤，则短时间内就会大量出血，出现失血性休克，危及生命。

（三）脾破裂的分型

1.中央破裂

指脾实质中央区破裂，多为局限性出血，常无明确失血表现。这类脾破裂的预后：①出血不止，血肿不断增大，最终造成破裂；②血肿继发感染；③血肿吸收自愈。

2.被膜下破裂

指脾被膜下实质裂伤，但被膜保持完整，多于包膜下形成张力性血肿。临床可暂无明确腹腔出血表现，且左季肋区疼痛亦可不明显，因此不易察觉。如果出血停止，可逐渐吸收，纤维化而自愈。但若出血持续，则可能造成脾破裂，导致大出血，而使患者和医生措手不及。

3.真性破裂

是指脾脏实质和被膜同时裂具有典型的腹腔内出血表现。是临床上最为常见的一种类型，严重者短时间内致人死亡。

4.迟发性破裂

中央破裂和被膜下破裂可继续发展而致使实质及被膜被胀裂，即成为真性破裂。

（四）脾破裂的分级

国内外对于外伤性脾破裂的分级方法多达几十种，这些分级系统都是在实践的基础上总结而成的，各自从不同的侧面、不同程度地反映了脾破裂的特点和规律，很具有科学性和实用性。我国学者六届全国脾脏外科学术研讨会上讨论通过的"脾脏损伤程度分级"具有简单，实用。据此可迅速判断脾损伤的级别；概括全面，涉及从被膜到实质、从分支到主干血管的所有损伤；适应我国目前常见的脾损伤机制的特点。已被国内广泛采用。该分级标准具体为：脾破裂分级Ⅰ级：脾被膜下破裂或被膜及实质轻度损伤，手术所见脾裂伤长度≤5.0 cm，深度≤1.0 cm；Ⅱ级：脾裂伤总长度＞5.0 cm，深度＞1.0 cm，但脾门未累及，或脾段血管受累；Ⅲ级：脾破裂伤及脾门部或脾部分离断，或脾叶血管受损；Ⅳ级：脾广泛破裂，或脾蒂、脾动静脉主干受损。

（五）临床表现

1.症状

(1)低血压和失血性休克：随着失血量的增加，患者会出现烦躁、口渴、心悸、呼吸急促、皮肤苍白、四肢冰冷等失血性休克症状。体格检查会发现患者的血压进行性下降、脉搏快而弱等。在创伤后应激状态和合并其他脏器的损伤对脉搏和血压可能会有影响。如合并十二指肠破裂。腹膜受到十二指肠漏出的消化液刺激，早期出现低血压、脉快等表现，经过短时间可好转，但随即又会出现恶化。

(2)腹痛：是最常见的症状，多因外伤所致的腹部软组织损伤等引起，而脾脏损伤所致的脾被膜感觉神经刺激常不能引起患者的重视。如伤情严重者突发剧烈的腹痛，自左上腹扩展至全腹，此系脾破裂出血的扩散对腹腔产生刺激所致，提示病情严重，结局不良。

(3)恶心、呕吐：较常见，尤其是发病初期。主要是由于出血刺激腹膜自主神经所致。如果症状明显加重，还提示可能合并消化道穿孔、腹膜炎。

(4)腹胀：多因出血所致。少量出血早期可能没有明显的腹胀，但随着时间的延长，由于腹膜炎出现，可导致肠麻痹而加重腹胀。

2. 体征

患者弯腰曲背、神志淡漠、血压下降、脉搏增快，如腹腔出血量较多，可表现为腹胀，同时有腹部压痛、反跳痛和腹肌紧张。叩诊时腹部有移动性浊音，肠鸣音减弱。直肠指诊时 Douglas 窝饱满。有时因血液刺激左侧膈肌而有左肩牵涉痛，深呼吸时这种牵涉痛加重，此即 Kehr 征。

3. 延迟性脾破裂

脾脏被膜下破裂形成的血肿和少数脾真性破裂后被网膜等周围组织包裹而形成局限性血肿，可在 36 ～ 48 小时冲破被膜和凝血块而出现典型的出血和腹膜刺激症状。再次破裂一般发生在 2 周内，少数病例可延迟至数月以后发生。

(六) 处理

1. 无休克或容易纠正的一过性休克，影像学检查 (超声、CT) 证实脾裂伤比较局限、表浅，无其他腹腔脏器合并伤者，可在严密观察血压、脉搏、腹部体征、血细胞比容及影像学变化的条件下行非手术治疗。若病例选择得当，小儿的成功率高于成人。主要措施为绝对卧床休息至少 1 周，禁食、水、胃肠减压、输血补液，用止血药和抗生素等。

2. 观察中如发现继续出血或发现有其他脏器损伤，应立即中转手术。不符合非手术治疗条件的伤员，应尽快剖腹探查，以防延误。

3. 彻底查明伤情后明确可能保留脾者 (主要是 Ⅰ、Ⅱ 级损伤)，可根据伤情，采用生物胶粘合止血、物理凝固止血、单纯缝合修补、脾破裂捆扎、脾动脉结扎及部分脾切除等。

4. 脾中心部碎裂，脾门撕裂或有大量失活组织，缝合修补不能有效止血，高龄及多发伤情况严重者需迅速施行全脾切除术。可将 1/3 脾组织切成薄片或小块埋入大网膜囊内进行自体移植，亦可防止日后发生 OPSI。

5. 在野战条件下或原先已呈病理性肿大的脾发生破裂，应行脾切除术。

6. 脾被膜下破裂形成的血肿和少数脾真性破裂后被网膜等周围组织包裹形成的局限性血肿，可因轻微外力影响或胀破被膜或凝血块而发展为延迟性脾破裂。一般发生在伤后两周，也有迟至数月以后的。此种情况下应切除脾。

五、小肠损伤

小肠占据着中、下腹的大部分空间，故受伤的机会比较多。小肠损伤后可在早期即产生明显的腹膜炎，故诊断一般并不困难。小肠穿孔患者早期表现可以不明显，随着时间推移，可出现腹痛、腹胀等。而且，仅少数患者有气腹，所以如无气腹表现不能否定小肠穿孔的诊断。一部分患者的小肠裂口不大，或穿破后被食物残渣、纤维蛋白素，甚至突出的黏膜所堵塞，可能无弥散性腹膜炎的表现。

(一) 病因

小肠损伤是由直接暴力和间接暴力所致主要见于腹部钝器伤、由高处坠落或突然减速等造成的空回肠破裂，一般认为破裂好发部位在近段空肠距 Treitz 韧带 50 cm 以内和末段回肠距回盲部 50 cm 以内，外伤性损害一般可分为闭合性肠损伤、开放性肠损伤和医源性肠损伤。

1. 闭合性肠损伤

依据暴力作用原理不同，可以分为 4 种情况。

(1) 直接暴力致伤：腰骶椎生理前曲较其他脊椎更接近腹壁，直接暴力作用于腹壁并向腰骶椎方向传导致使小肠或包括系膜受到伤害。在强大的外力直接作用下，肠管被挤压于腹壁与脊柱或骶骨岬之间造成小肠的挫裂伤，严重的可直接切断小肠。来自于脐周围正中部位的损伤多伤及空回肠，有时伴有肠系膜的断裂、挫伤出血，稍偏于体轴的外力可同时合并有肝、脾、肾脏、结肠的损伤腹部受到大面积暴力作用时，能因十二指肠空肠曲和回肠下段同时关闭使空肠上段形成闭袢，肠腔内的压力骤增而破裂这种损伤常发生在饱餐后破裂穿孔多发生在远离受暴力挤压部位肠内容充盈肠段的小肠侧壁。

(2) 侧方暴力致伤：外力也可以沿体轴斜切的方向作用于腹部，使肠管连同系膜向一侧迅速移动，当移动的范围超过固定肠管系膜或韧带的承受能力时，就可能造成肠管自附着处的撕裂好发部位常见于空肠起始部靠近 Treitz 韧带附近或被腹膜反折固定的回肠末端。依同样道理，这种损伤也可发生在腹腔炎性病变、腹部手术或接受过腹腔内用药等造成腹腔内病理性粘连，肠管与腹壁或周围组织器官固定处附近。来自于侧方暴力也可以造成一段局部肠管内的压力骤增，原已充盈胀气的肠管来不及疏散外力或在曲折充盈的肠袢间一时没有回转的余地，当肠腔内流体压力急剧增高时则可在远离外力作用处的肠管侧壁系膜血管斜行穿入部造成肠管的爆裂或发生小的穿孔，直径一般为 0.5 cm，周围的肠壁与系膜均正常，这种损伤容易被探查时遗漏。

(3) 间接暴力致伤：多发生在对抗肠管惯性运动的受力机制下，当患者由高处坠落、跌伤、骤停时肠管或系膜抗御不了这种位置突然改变所施与的压力，通过传导造成小肠断裂或撕裂这种伤害多发生在小肠两端固定处，如附着于后腹壁的空回肠两端附近和游离度最大的空回肠交接部位。多见于含有大量食糜、处于充盈状态的小肠

(4) 自身肌肉强烈收缩致伤：用力不当造成身体突然后仰使腹部肌肉强烈收缩，腹内压力升高导致小肠或系膜撕裂，也有的是腹肌收缩对抗了肠管正常的运动所致。腹肌自身强烈收缩造成小肠破裂的情况较少见，天津医科大学总医院曾收治 1 例 76 岁高龄男性患者，因用双手与他人协同抬提重物，其后逐渐出现腹痛和腹膜刺激征手术证实在距回盲部 150 cm 处有 0.5 cm 回肠破裂、黏膜外翻。

2. 开放性肠损伤

主要为锐器致伤如弹伤、弹片或弹珠伤、锐器伤开放性小肠损伤必须有异物进入或经过腹腔，有可能是单次单创口受伤也可能多次多创口受伤受损害的肠管可以远离创口部位，常可造成多发的肠破裂或复合性损伤。

3. 医源性肠损伤

医疗中的小肠损伤也时有发生，常见的原因如手术分离粘连时无意间损伤肠管，腹腔穿刺时刺伤胀气或高度充盈的肠管内镜操作的意外损伤，以及施行人工流产手术时误伤小肠发生肠穿孔或肠破裂等，也有时损伤空回肠血管形成血肿等。

(二) 临床表现

小肠损伤的临床表现决定于损伤的程度、受伤的时间及是否伴有其他脏器损伤。

肠壁挫伤或血肿一般在受伤初期可有轻度或局限性腹膜刺激症状，患者全身无明显改变，随着血肿的吸收或挫伤炎症的修复，腹部体征可以消失，但也可因病理变化加重而造成肠壁坏死、穿孔引起腹膜炎症。

肠破裂、穿孔时，肠内容物外溢，腹膜受消化液的刺激，患者可表现为剧烈的腹痛，伴有恶心、呕吐。查体可见患者面色苍白、皮肤厥冷、脉搏微弱、呼吸急促、血压下降。可有全腹压痛、反跳痛腹肌紧张移动性浊音阳性及肠鸣音消失，随着距受伤时间的推移感染中毒症状加重。

小肠破裂后只有部分患者有气腹，如无气腹表现不能否定小肠穿孔的诊断。有部分患者由于小肠损伤后裂口不大或受食物残渣、纤维蛋白素或突出的黏膜堵塞可能在几小时或十几小时内无明确的腹膜炎症表现，称为症状隐匿期，应注意观察腹部体征的变化。

小肠损伤可合并有腹内实质脏器破裂，造成出血及休克也可合并多器官和组织损伤，应强调认真了解伤情，做出明确诊断。

（三）诊断

根据上述典型的临床表现，诊断多较容易。开放性腹部损伤时临床医生自然会想到有无肠损伤的可能，有些病例甚至可以直接看到肠内容物膨出；闭合性腹部损伤中肠破口较大或横断伤者，因大量肠内容物的刺激，早期出现急性弥散性腹膜炎，因此不易造成漏诊。而对那些破口较小又被食物或异物堵塞，另外黏膜外翻及肠壁的强烈痉挛，肠内容物溢出少腹膜炎症及气腹征可不典型诊断较为困难。

1. 诊断依据

术前明确诊断的依据主要有：

(1) 有直接或间接的暴力外伤史，作用部位主要位于腹部。

(2) 有自发腹痛且持续存在。

(3) 腹痛位置固定或范围逐渐扩大。

(4) 有腹膜刺激征。

(5) 随诊发现腹部症状加重但无内出血征。

(6) 有膈下游离气体征。

(7) 局限性小肠气液平。

(8) B超有局部液性暗区或游离腹腔内有气体声影。

(9) 腹腔穿刺有腹水。

(10) 有感染中毒性休克。

2. 诊断注意问题

为了提高早期诊断率，诊断过程应注意以下几点。

(1) 详细询问与体检：如受伤部位、外力大小、方向、伤后患者的反应；进行全面仔细的查体对腹部压痛部位、范围、肝浊音界的变化、是否有移动性浊音、肠鸣音变化要逐一进行检查。

(2) 密切观察：对一时不能明确诊断者，要特别注意第一印象，动态观察，反复对比。观察期间原则上应留院进行，不应用麻醉止痛药物；对多发性创伤患者，因病情复杂和危重，往往仅注意腹部以外的明显损伤，如骨折、颅脑损伤或合并休克、昏迷，掩盖了腹部损伤的表现。此类患者应在积极抗休克的同时处理其他合并伤，并密切观察腹部体征变化。

（四）实验室检查

1. 血液检查示

白细胞计数增加、血细胞比容上升、血容量减少。

2. 腹腔穿刺液检查

肉眼见有肠内容物，镜检白细胞超过 $5×10^8/L$ 即可做出诊断。

3. 腹腔灌洗液检查

镜检白细胞超过 $5×10^8/L$ 时提示有肠损伤性穿孔，红细胞超过 $1×10^{10}/L$ 时则提示有内出血。淀粉酶超过 128 文氏单位或大于 100 苏氏单位多提示有胰腺损伤。

（五）其他辅助检查：

1. X 线检查

立位或侧卧位进行腹部 X 线透视或摄片出现膈下游离气体或侧腹部游离气体是诊断小肠闭合性损伤合并穿孔的最有力的依据，但阳性率仅为 30%，在进行 X 线检查时要排除腹部开放伤所致气腹和医源性气腹因素。

2. 腹腔穿刺

对疑为小肠破裂者可先行诊断性腹腔穿刺，腹腔穿刺术是腹部损伤和急腹症常用的辅助诊断或确诊手段之一对小肠破裂的确诊率达 70% ～ 90%。穿刺部位只要不损伤胆囊、膀胱粘连在腹壁上的肠管，原则上可以选择在腹部任何部位，一般常在下腹部的一侧或两侧，也可根据受伤的机制选择在上腹部两侧或平脐的两侧穿刺时，要选择有足够长度和口径的注射针头，针头过细影响腹腔内容物的流出，过粗无疑将增加腹腔的损伤的机会，针头的角度要钝，针管要能提供一定的负压。若抽出混浊脓性液体和肠内容物，可考虑小肠破裂的可能应进一步镜检明确诊断。

3. 腹腔灌洗

为提高早期对肠穿孔、内出血的诊断率在行腹腔穿刺置管后经导管注入 250 ～ 500 mL 生理盐水，适当变换体位并稍停片刻后将灌入腹腔的液体部分吸出，通过观察其颜色、清浊度气味及化验检查分析判断腹内情况。

4. 超声波检查

超声对人体没有损害、设备简单、费用低廉，可以反复在床旁进行，也可指导具体的穿刺部位行介入诊断，对腹部损伤的诊断有重要作用。有报道，B 超所能发现的最少腹水量在 200 mL 左右，可在腹腔的隐窝、凹陷或间隙表现出局部低回声的液性暗区，其后伴声影腹腔内有气体时可利用气体在腹腔内有较大的移动度、比重轻和对超声形成散射的特点发现在重力的反对侧呈天幕状、紧贴于腹壁且随体位移动的气体声影。B 超检查显示血肿部位之肠管壁增厚及液性暗区，周围显示强光团反射伴不稳定性声影。

5. CT 检查

CT 是利用人体对 X 线吸收，经计算机处理显像进行诊断的，CT 对早期发现腹腔游离气体的检出率可达 48% ～ 70%。分辨率高于超声，定位准确，可重复进行利于排除实质性脏器损伤和内出血的诊断 CT 检查可以明确血肿的位置及大小。

6. 选择性动脉造影

选择性动脉造影通过动脉、静脉和毛细血管显影对疾病进行诊断。最适合对血管损伤，尤其是活动性大出血的诊断，应用血管造影对合并有肠系膜血管破裂的小肠损伤有一定作用。

（六）治疗

外伤性小肠破裂的预后与治疗是否及时合理有很大关系。对多发复合伤中的肠破裂，治疗要分轻重缓急，采取综合措施，治疗休克当为首位凡有手术指征者，除个别危重不能耐受手术或最简易有效的手术都不能耐受者外，均应早手术治疗，因为这部分患者非手术不能解除休克，等待病情稳定后再手术是不可能的值得提出的是，有充分准备的积极手术，即使希望很小的危重病例，抢救成功率也是很高的。

1. 非手术治疗

(1) 补液和营养：迅速建立静脉通道，补充水及电解质，保持输液通畅，注意纠正水、电解质及酸碱平衡失调，对伴有休克和重症弥散性腹膜炎患者，可进行中心静脉插管补液根据中心静脉压决定补液量。根据患者具体情况适量补给全血、血浆或人体清蛋白，尽可能补给足够的热量对术后危重患者，体质较差、肠切除肠吻合后有可能引起肠瘘的患者可予以全胃肠外静脉高营养，以减少患者自身的消耗、增强其抗病能力。

(2) 禁食和胃肠减压：可减少消化液分泌，吸出胃肠道的气体和液体，从而减少肠内容物的继续外溢或感染扩散，减少细菌和毒素进入血液循环，有利于病情的改善。

(3) 抗生素的应用：应用抗生素对于防治细菌感染，从而减少毒素的产生都有一定作用。早期可选用广谱抗生素，以后再根据细菌培养和药敏试验的结果加以调整，对于严重的腹内感染，可选用第三代头孢菌素，如头孢他啶（复达欣）、头孢曲松（罗氏芬）等。

(4) 感染性休克的治疗：小肠破裂并发感染性休克，需及时有效地进行抢救。其措施包括：

1) 迅速补充足量的血容量：应以平衡盐溶液为主，配合适量的血浆和全血。若能在早期及时补足血容量，休克往往可以得到改善和控制。

2) 纠正酸中毒：在感染性休克中，酸中毒发生较早，而且严重。酸中毒能加重微循环功能障碍，不利于血容量的恢复。在补充血容量的同时，从另一条静脉内滴注 5% 碳酸氢钠 200 mL 以后根据 CO_2 结合力或动脉血气分析的结果再做补充。

3) 皮质类固醇的应用：常用地塞米松 20 ～ 40 mg/ 次，1 次 /4 小时。

4) 心血管药物的应用：毒血症时，心功能受到一定程度的损害可采用毛花苷 C(西地兰) 等治疗常用药物有多巴胺、间羟胺 (阿拉明) 等。

5) 大剂量联用广谱抗生素。

2. 手术探查

对小肠损伤的治疗往往是与腹部损伤的治疗同时进行。在处理小肠损伤的同时亦应综合考虑对其他部位损伤的处理而不应顾此失彼，造成治疗上的延误。

(1) 探查指征

1) 有腹膜炎体征，或开始不明显但随着时间的进展腹膜炎症加重，肠鸣音逐渐减弱或消失。

2) 腹腔穿刺或腹腔灌洗液检查阳性。

3) 腹部 X 线片发现有气腹者。

4) 来院时已较晚，有典型受伤史呈现腹胀、休克者，应积极准备创造条件进行手术探查。

(2) 手术探查：麻醉平稳后对开放性腹部损伤所造成的污染伤口与脱出内脏应进行进一步的清洁处理，防止对腹腔造成更多污染。

开腹探查一般取右侧旁正中切口或右侧经腹直肌切口，切口的中点平脐，必要时可向上、向下延伸。

进腹后发现腹腔内若有多量积血，应按下列顺序检查：肝、脾、两侧膈肌胃十二指肠、十二指肠空肠曲、胰腺、大网膜、肠道及其系膜，最后检查盆腔脏器。大量积血块常提示出血部位就在积血块较多的地方。只有在出血已经得到控制以后，才能重点寻找并处理肠道损伤探查时不能忽视和遗漏肠系膜内或隐蔽在血肿中的穿孔。肠管有多处损伤时，破裂口一般呈双数，若探查中只见单数伤口时应尽力寻找另一个隐蔽的伤口。

肠系膜撕裂可能造成很剧烈的大出血。控制住肠系膜出血后应仔细观察肠袢色泽的变化和血液供应情况，若肠壁呈紫色经热盐水包敷不能恢复则反映肠管血循环障碍已不可逆，须按坏死肠袢予以切除系膜破裂伤与肠管垂直时引起循环障碍的机会较少，超过 3 cm 且与肠管平行的肠系膜破裂容易引起血液循环障碍，须切除部分肠管。对系膜内的血肿有进行性增大者均需纵行切开、清除血凝块和结扎出血点观察肠管有无血运障碍。在有较大的血管损伤时应予修复缝合，必须防止大块结扎系膜根部血管造成肠管广泛坏死。探查后可以间断缝合肠系膜切口。

开腹后未见严重出血或已有效控制出血后，应有顺序地由 Treitz 韧带或回盲部开始逐段检查小肠及其系膜。逐一将肠袢拖出切口外，直视下认真仔细、不遗漏地逐段检查肠管和肠系膜损伤情况。注意细小的破裂和隐蔽的小穿孔，对已发现的穿孔要防止肠内容物继续流向腹腔，可暂时用 Allis 钳夹和盐水纱布包裹，至整个肠道检查完毕后再决定处理方法。

(3) 手术原则与方法

1) 肠修补术：适用于创缘新鲜的小穿孔或线状裂口，可以用丝线间断横行缝合。缝合前应进行彻底的清创术，剪除破裂口周围已失活的组织，整理出血运良好的肠壁，防止术后肠破裂或肠瘘的发生。

2) 肠切除术：肠切除手术适合于：①肠壁破裂口的缺损大、创面不整齐、污染严重以及缝合后可能发生肠腔狭窄的纵行裂伤；②在有限的小段肠管区域内有多处不规则穿孔；③肠管有严重挫伤或出血；④肠管系膜缘有大量血肿；⑤肠壁内有大血肿；⑥肠壁与系膜间有超过 3 cm 以上的大段撕脱；⑦系膜严重挫伤横行撕脱或撕裂导致肠壁血运障碍；⑧肠管受到严重挤压伤，无法确认还纳入腹腔后的肠管是否不发生继发的肠坏死；⑨有人认为，当撕裂的长度等于或超过肠管直径的 50%，或当一小段肠管多处撕裂的总长度等于或大于肠管直径的 50% 时都应当行肠管切除术。

在肠切除吻合过程中为了防止吻合口漏和肠管裂开，应注意断端的血液循环，防止局部供血障碍认真处理肠壁和肠系膜的出血点，防止吻合口及系膜血肿形成。

3) 肠造瘘术：空肠回肠穿孔超过 48 h，肠段挫伤或腹腔污染特别严重的，尤其术中不允许肠切除吻合时，可考虑肠外置造口。待术后机体恢复，腹腔条件好转再行造瘘还纳。肠造瘘手术将造成消化道内容物的流失，应尽量避免在空肠破裂处造瘘。

4) 腹腔冲洗术：腹腔污染严重者除彻底清除污染物和液体外，应使用 5 ~ 8 L 温生理盐水反复冲洗腹腔。

六、结肠损伤

结肠损伤发病率仅次于小肠，但因结肠内容物液体成分少而细菌含量多，故腹膜炎出现得较晚，但较严重。一部分结肠位于腹膜后，受伤后容易漏诊，常常导致严重的腹膜后感染。

(一) 病因

1. 钝性伤

腹部受到碾压或猛烈撞击，如车祸、坠落、拳击、斗殴等。腹部多无伤口，属闭合性损伤。

2. 穿刺伤

战时见于刀刺伤，平时为凶杀、抢劫等造成的刀刺，较钝性伤常见。

3. 火器伤

多见于战时的枪弹伤，西方国家平时多见，常合并腹部多脏器损伤。

4. 医源性损伤

乙状结肠镜、纤维结肠镜检查致结肠穿孔，内镜下结肠电灼息肉摘除、活检等。也见于在原有病理基础上的结肠而采取不适当的灌肠、肛管插入等所致的医源性损伤。

(二) 分类及分级

1. 分类

(1) 挫伤：肠壁挫伤无穿孔，无血流障碍，或结肠系膜挫伤出血形成血肿，但不影响血运。

(2) 撕裂伤

1) 肠壁未穿孔，非全层撕裂或浆膜撕裂。

2) 肠壁已穿孔，全层撕裂，但损伤范围不大，未完全横断。

3) 肠壁大块撕裂、横断、缺损、腹腔完全污染，或系膜的主要血管受损，血运障碍而致肠壁坏死。

2. 分级

Flint 等将结肠损伤分为三级：第一级是局限于结肠损伤，腹腔无污染，全身无休克表现或诊治无延误；第二级是肠壁全层穿孔；第三级是严重的组织缺损，腹腔重度污染，有休克症状或诊治延误。

(三) 临床表现

(1) 腹痛、腹胀与恶心呕吐：结肠损伤穿孔后，肠腔内粪便等溢入腹腔即有腹痛，渐出现腹胀、恶心、呕吐或肠梗阻表现。

(2) 腹膜刺激征：腹部压痛、腹肌紧张及反跳痛。

(3) 肠鸣音：减弱或消失。

(4) 全身症状：出现休克等全身症状。

(5) 直肠指检查：直肠有触痛，摸到血肿或指套上带血。

(四) 检查

1. 实验室检查

血常规检查可有血细胞比容降低，血红蛋白、红细胞数下降，白细胞及中性粒细胞计数升高。

2. 辅助检查

腹部 X 线片可以发现膈下游离气体或肠梗阻表现。

3. 诊断性腹腔灌洗术

灌洗液中可见血性液体或粪便等肠内容物。

4. 剖腹探查

有不少的腹腔内脏器损伤在术前只能定性诊断，定位诊断需剖腹探查。结肠损伤亦如此，不要满足于找到一处损伤就结束探查，应系统全面地仔细探查。当发现仅有肠壁挫伤或系膜血肿的损伤时应判断有无肠壁血运障碍、坏死的可能，不要遗漏肝曲、脾曲等隐蔽固定部位的探查，升、降结肠腹膜后位的穿刺损伤，应检查伤道，并通过探查腹膜后有无血肿来判断，并不要求将结肠全部游离。

（五）治疗

结肠损伤的治疗只有外科手术治疗，一旦确诊，应立即手术。手术切口以正中切口为宜，以便手术中的探查。进腹后，首先需控制活动性出血；其次需控制肠内容物向腹腔的渗漏，再进行腹腔的探查，明确损伤的部位及数目。手术方法有多种，依据创伤的程度、腹腔污染情况、有无合并损伤、治疗有无延误及全身情况等采取不同的手术。

1. 单纯修补或切除吻合

结肠损伤的手术最先采用的方法即单纯修补或切除吻合。但当时的手术死亡率高达 90%，以致后来逐渐被外置或造口术所取代。

2. 结肠造口术

造口术包括：肠修补加近侧造口；肠切除，两端造口；损伤肠外置造口 3 种。

3. 肠外置

肠外置是将损伤肠段一期进行修补，修补后暂将其置于腹壁。

七、直肠损伤

由于直肠位置深在、隐蔽，又有骨盆的良好保护，很少损伤，一旦损伤由于直肠多呈空虚状态或虽有粪便也已成形，不易自穿孔处溢出，炎症进展较缓慢，症状隐匿，易被忽略。但伤处粪便的细菌种类多，密度大，10^{16}/L，极易造成严重的腹腔内或直肠周围间隙感染，并发症多，病死率高。因此应高度重视直肠破裂的早期诊断和处理。一旦确诊直肠破裂，必须紧急手术，每延误 4 h，病死率将增加 15%。

（一）病因

1. 开放伤

战时较多见，尤其多见于下腹部和会阴部火器伤，且常为多处内脏伤，常合并会阴部软组织损伤与缺损，在平时主要见于刀刺伤或高处坠落臀部骑跨或跌坐于尖锐异物上，尖锐物经会阴或肛门穿入直肠致伤，也有因变态性爱或肛门置入异物恶作剧致直肠穿孔者。

有时一侧下肢被强大外力牵拉极度后伸、外展、旋转时撕裂会阴并累及肛管和直肠，此种损伤的特点是会阴部有较大伤口，并有尿道或阴道撕裂伤。

2. 闭合伤

多为交通事故、坠落、挤压、碰撞、碾轧等原因引起，其一因骨盆骨折移位使肛提肌收缩撕裂直肠或骨折片刺破直肠，其二是钝性暴力瞬间挤压腹部，使乙状结肠的气体冲入直肠，由于肛门处于关闭状态使直肠成为闭袢，Rosenberg 实验证明，20.5 kg/cm^2 的压力即可使肠壁向着无腹膜覆盖的直肠间隙破裂，前者伤情严重，多合并尿道损伤并有创伤失血性休克，后者破裂口大，污染严重。

3. 医源性损伤

盆腔手术，会阴部手术和阴道内手术操作不慎皆可误伤直肠，清洁灌肠，钡灌肠，直肠镜或乙状结肠镜检查或治疗 (如高频电灼，激光等) 也可发生直肠穿孔。

(二) 发病机制

病理变化随损伤程度，损伤物性质及作用方法、部位、范围、时间和有无其他脏器伤而异，轻的只有黏膜撕裂和肌层裂开，重的有全层肠壁断裂和广泛括约肌损伤，若伴有大血管和骶前静脉丛损伤，可引起大出血而发生休克，直肠上、中 1/3 伤常伴发化脓性腹膜炎，下 1/3 伤易引起直肠肛管周围间隙感染，如盆腔蜂窝织炎、直肠后间隙和坐骨直肠窝感染，由于这些间隙较大，加之厌氧菌混合感染和肠内粪便不断污染，可引起广泛坏死，严重的毒血症和败血症，甚至死亡，直肠伤还可并发直肠膀胱瘘、直肠阴道瘘和直肠外瘘，肛管伤可造成肛管狭窄和肛门失禁。

(三) 临床表现

因损伤部位，损伤程度的不同，穿孔时间长短，穿孔的大小及粪便污染腹腔程度等，临床表现有所不同，常见表现有：

1. 休克

直肠伤所引起的出血性休克是比较常见的，这种出血往往难以控制，直肠单独伤的休克发生率为 11%，而伴有合并伤时则发生率为 31.7%，特别是合并骨盆损伤时更为严重。

2. 腹膜炎

腹膜内直肠伤不可避免地伴有腹膜炎征象，其严重程度与损伤的范围，肠腔内容物的多少以及合并伤的情况有明显的关系，单独直肠伤的单个穿孔，直肠内空虚者症状不明显。

3. 腹腔蜂窝织炎

腹膜外直肠伤无腹膜炎表现，腹痛不重，但感染易沿直肠肛管周围间隙蔓延，引起盆腔蜂窝织炎，直肠后间隙感染，坐骨直肠窝感染等，故全身感染症状严重。

4. 合并伤

由于合并伤的不同，直肠伤的临床表现可能有很大的差异，甚至以合并伤的表现为主而直肠伤却被漏诊，如合并膀胱，尿道伤时，可以表现为血和 (或) 尿液中混有粪便。

(四) 检查

1. 直肠指诊

临床有下列情况均应常规做直肠指检。

(1) 暴力所致的肛管损伤，如撞伤，坠落伤。

(2) 肛门刺伤。

(3) 骨盆挤压伤，下腹部踢伤。

(4) 伤后有肛门流血者，直肠指检不但可发现伤口大小及数量，还可判断肛门括约肌损伤情况，为治疗提供参考，直肠指检时指套上常染有血迹或尿液，如损伤部位低，可扪到破口，破损区有肿胀和压痛等即可确诊，阳性率可达 80%。指检阴性，仍疑有直肠伤时，在伤情允许下可直肠镜检查，但不作为常规，腹部 X 线片及骨盆前，后及侧位片，对诊断有帮助。

2. 阴道指诊

对疑有直肠伤的已婚妇女进行阴道指诊，也有助于诊断，可触及直肠前壁破裂口，并明确是否合并阴道破裂。

3. 内镜检查

对指诊阴性者，进行直肠镜或乙状结肠镜检查可发现指诊未能达到或遗漏的直肠破裂，因其能直观损伤部位、范围和严重程度，常能提供处理依据。

4. X 线检查

也是诊断直肠破裂必不可少的重要手段，发现膈下游离气体提示腹膜内直肠破裂，通过骨盆相可了解骨盆骨折状况和金属异物的部位，在骨盆壁软组织见到气泡则提示腹膜外直肠破裂。直肠造影虽有助于诊断，因其可加重污染，使感染扩散，弊大于利，故应列为禁忌。

5. 血常规检查

白细胞计数及中性粒细胞增多。

（五）诊断及鉴别诊断

1. 诊断

(1) 伤道：根据报道的方向和行径，常可判断有无直肠伤，凡伤口在下腹部，会阴部或臀部等处的外伤，均可能伤及直肠，腹膜内直肠伤因伴有腹膜炎，腹部疼痛较腹膜外直肠伤严重。横跨骨盆的闭合伤，尽管无伤道，但根据骨盆骨折的情况也应考虑有直肠伤的可能性，由于该段直肠不活动，前面为作用力量，后面有骶骨，容易损伤直肠。

(2) 肛门流血：直肠或肛管损伤常引起肛门流出血性液体，此乃诊断直肠或肛管伤的一个重要标志。

(3) 内脏脱出：某些严重的直肠损伤，在会阴部或肛管内可能有大网膜或小肠脱出。

(4) 伴有膀胱合并伤：有排尿困难或尿内有血或粪便，或尿从肛门和伤口内流出。

(5) 直肠指检：肛管或直肠下段损伤时，直肠指诊可以发现损伤部位、伤口大小及数量，当损伤位置较高时，指诊不能达到而指套染血是一明确的指征，直肠指检尚可判明肛门括约肌的损伤情况以提供治疗的参考。

(6) 肛门直肠镜检：可以清楚地看到损伤的部位、范围以及严重性。

(7) X 线检查：腹膜内直肠伤有时存在腹内游离气体，特别是膈下，但无游离气体者并不能排除直肠伤的存在，骨盆 X 线片，骨盆骨折的错位情况有助于判断直肠伤的诊断，有报道，直肠战伤约有 21% 伴有异物的存留，根据报道及异物所在部位，有助于直肠伤的诊断。

2. 鉴别诊断

主要应与腹膜炎及结肠损伤鉴别。

（六）治疗

一旦确诊直肠破裂，必须紧急手术，每延误 4 h，病死率将增加 15%。

1. 术前准备

(1) 开放静脉，快速足量扩容，以纠正休克。

(2) 联合使用广谱抗生素和抗厌氧菌药物甲硝唑。

(3) 常规置入鼻胃管，进行胃肠减压。

(4) 常规留置尿管使膀胱排空，以利手术操作。

2. 手术要点

(1) 切口：选用下腹正中或左旁正中切口。

(2) 处理程序：止血应放首位，以抢救生命。直肠破裂口应用肠钳钳住，并用大盐水沙垫将其与腹膜及其他脏器隔开。全面探查腹腔各脏器，按先重后轻的原则处理腹部所有损伤。最后处理直肠损伤。

(3) 术式选择

1) 经腹直肠损伤修补术：适用于腹腔内污染轻微、炎症不明显、损伤单一、破裂口在2 cm以下、新鲜的直肠撕裂伤或刀刺伤。

2) 经腹直肠损伤修补加乙状结肠造口术：虽然直肠损伤并不严重，但遇以下情况，应在直肠修补术后，常规施行乙状结肠造口术，以使缝合处易于愈合：A. 合并休克。B. 合并骨盆骨折并有腹、盆腔其他脏器损伤。C. 直肠充盈饱满或腹腔污染严重。D. 延迟治疗4 h以上者；E. 腹膜外直肠破裂。

3) 经腹破损直肠切除、远侧断端缝合关闭、近侧结肠造口术 (Hartmann 手术)：适用于直肠破损严重、损伤范围广泛、无法进行修补或腹腔污染严重、肠壁炎症水肿较重、不宜缝合的损伤，特别是爆炸伤。先将直肠上动脉结扎，游离直肠，于损伤部位以下切断肠管，并将远断端缝合关闭。切除损伤肠管后，将近侧结肠断端从左侧腹壁另一切口引出造口，待患者康复后，择期将造口结肠还纳腹腔并与直肠残端吻合。

4) 经腹会阴切口乙状结肠造口、骶前引流术：适用于：①腹膜外直肠破裂。②伴有严重的直肠周围间隙污染。③合并骨盆骨折并有盆腔其他器官损伤。④伴有会阴部或肛管撕裂伤。首先经腹探查并处理腹内器官损伤，施行乙状结肠造口术。至于腹膜外直肠破裂本身的处理，除非清创术到达破损处可以在修整后进行内翻缝合，否则不必特意进行。因为这种修补有时非常困难，即使勉强修补，也多不尽人意。至于粪便的污染主要靠直肠冲洗解决。对盆腔脏器损伤应做出处理，如尿道断裂修补、阴道破裂缝合等。会阴部、肛门部的伤口均应施行清创修补术，最后实施骶前引流术。为避免损伤肛管直肠环发生大便失禁，应在尾骨一侧做弧形切口。为使引流通畅，可以切除尾骨。为了止血甚至可以切除部分骶骨。注意引流物放置一定要达到直肠破裂处稍下。骶前引流非常重要，它是治疗腹膜外直肠破裂的关键措施之一，能使感染率下降50%。

上述 2)、3)、4) 3 种术式共同之处是都附加乙状结肠造口术，此举非同小可，直接关系手术的成败和患者的安危，是处理严重直肠损伤必不可少的安全稳妥的关键措施之一。其缺点是患者住院时间长，心理负担重，需再次剖腹手术关闭造瘘口。

5) 预防性肠外置：如何做到既安全稳妥，又尽量减少再次剖腹术，一直是创伤外科学者重点研究的课题。近几年设计的预防性肠外置，能较好地解决部分问题，可使相当数量的直肠破裂患者免受结肠造口和再次剖腹手术之苦。适用于损伤较重，污染较轻，不能进行一期修补，位于腹膜返折以上的直肠损伤。对直肠损伤局部行清创缝合术或破损直肠切除端端吻合术加乙状结肠双腔造口术。术后暂不开放外置的乙状结肠，3～5天患者肠鸣音恢复并排气后，在外置的乙结状肠系膜孔穿过一无菌油沙条或硅胶管，拆除外置肠管与腹壁间缝线，轻柔地还纳外置肠管于腹腔内，将油沙条或硅胶管固定在腹壁上，局部加盖无菌敷料。嘱患者进食，观察2～3天，如无异常，抽出油沙条或硅胶管，二期缝合造口处腹壁。如发现修补或吻合失败，则用油沙条或硅胶管将外置的乙状结肠再提出腹壁外，缝合固定并开放造口。

(4) 清创：清创要彻底，冲洗要充分。尤其是火器伤，伤口小，窦道宽，局部组织损伤重，还可能将泥土、衣物布片等带入伤道，并常有粪便污染。因此必须沿伤道彻底清创，清除所有异物、粪便、碎骨片、凝血块和失活组织。并用大量生理盐水 (至少在 5000 mL 以上) 彻底冲洗腹腔、腹膜后间隙和伤道。

(5) 引流：要保证通畅有效。腹膜内直肠破裂除修补、吻合或残端封闭附近放置双套管引流外，应常规在直肠膀胱陷凹放置双套管引流。注意引流管切勿从原伤口或切口引出，应另做切口引出。对腹膜外直肠破裂则应实施骶前引流。

(6) 直肠冲洗：应常规进行清除直肠内积粪，彻底冲洗直肠，尽可能清除肠腔内细菌，以防继续污染，对严重直肠破裂至关重要。它与乙状结肠结造口和骶前引流一样是治疗腹膜外直肠破裂的 3 个关键措施。三者缺一不可。单纯结肠造口而不施行直肠冲洗和骶前引流，势必继发直肠周围脓肿，而单纯引流不做造口和直肠冲洗，则又会遗留直肠的各种粪瘘，如膀胱瘘、阴道瘘、皮肤瘘等。

直肠冲洗，操作简便易行。可用一消毒肛管从肛门插入送至乙状结肠的远侧灌注冲洗，也可在结肠造口的远端插入导尿管向下冲洗。以温盐水为好。注意压力不要太大。若直肠内粪便干燥需协助掏挖。冲洗一定要彻底充分，直到直肠完全清洁，排出液清亮为止。

3. 术后处理

(1) 保持胃肠减压通畅，至肠功能恢复停用。

(2) 继续联合足量应用广谱抗生素和抗厌氧菌药物甲硝唑。

(3) 引流要通畅，放置时间要得当，直肠膀胱陷凹引流 2～4 天可拔除，修补或吻合附近引流管至能证实已愈合不会渗漏时再拔出，骶前引流在术后第 3 天开始，逐日向外拔出少许，至完全拔出一般需 7～10 天。必须注意：①无论是腹腔内或腹腔外，引流物均不应放置在破裂口或被缝合处，以免形成瘘管；②引流物不应拔除过早过快，但也不要置入时间过长，导致窦道形成；③当患者有高热等感染症状时，应检查引流物是否通畅，或有否引流区域以外的感染，予以及时纠正或另做切口引流。

(4) 加强会阴护理：及时清洁尿道口、阴道和肛门，去除分泌物，可用酒精涂擦。

(5) 导尿管的处理：如无膀胱尿道损伤，可尽早拔除，以防感染。若有膀胱或尿道损伤应在膀胱尿道伤口愈合后再拔除。

(6) 严密观察病情，及时发现并处理术后并发症。

(7) 造瘘口处应妥加保护，及时清理流出粪便或分泌物，并保护好周围皮肤。结肠造口不宜过早关闭，以 6 周至 3 个月最佳。

(刘丽萍)

第五章 腹外疝

一、概述

体内脏器或组织离开其正常解剖部位，通过先天或后天形成的薄弱点、缺损或孔隙进入另一部位，称为疝 (hernia)。疝多发生于腹部，以腹外疝为多见。腹外疝是由腹腔内的脏器或组织连同腹膜壁层，经腹壁薄弱点或孔隙，向体表突出而致。腹内疝是由脏器或组织进入腹腔内的间隙囊内而形成，如网膜孔疝。

(一) 病因

腹壁强度降低和腹内压力增高是腹外疝发生的两个主要原因。

1. 腹壁强度降低

引起腹壁强度降低的潜在因素很多，最常见的因素有：①某些组织穿过腹壁的部位，如精索或子宫圆韧带穿过腹股沟管、股动静脉穿过股管、脐血管穿过脐环等处；②腹白线因发育不全也可成为腹壁的薄弱点；③手术切口愈合不良、腹壁外伤及感染，腹壁神经损伤、老年、久病、肥胖所致肌萎缩等也常是腹壁强度降低的原因。生物学研究发现，腹股沟疝患者体内腱膜中胶原代谢紊乱，其主要氨基酸成分之一的羟脯氨酸含量减少，腹直肌前鞘中的成纤维细胞增生异常，超微结构中含有不规则的微纤维，因而影响腹壁的强度。另外发现，吸烟的直疝患者血浆中促弹性组织离解活性显著高于正常人。

2. 腹内压力增高

慢性咳嗽、慢性便秘、排尿困难 (如包茎、良性前列腺增生、膀胱结石)、搬运重物、举重、腹水、妊娠、婴儿经常啼哭等是引起腹内压力增高的常见原因。正常人虽时有腹内压增高情况，但如腹壁强度正常，则不致发生疝。

(二) 病理解剖

典型的腹外疝由疝环、疝囊、疝内容物和疝被盖四部分组成。

1. 疝门

它是疝囊从腹腔突出的"口"多呈环形，亦称疝环，亦即相当于腹壁薄弱或缺损处。各类疝多依疝门部位而命名，如腹股沟疝、股疝、脐疝等。

2. 疝囊

疝囊是腹膜壁层经疝门而突出的囊袋结构，可分为囊颈、囊体、囊底三部。囊颈指疝囊与腹腔相连接的狭窄部，位置相当于疝门，由于肠内容物经常经此而进出，故常受摩擦而增厚。特别在老年患者，病史长，受佩用疝带的软压垫压迫，可使囊颈格外肥厚坚韧。囊体是疝囊的膨大部分。形成的囊腔是疝内容物留居之处。囊底指疝囊的顶端部分。

3. 疝内容物

即指从腹腔突出而进入疝囊的脏器和组织。常见的内容多是活动度大的。以小肠占首位，其次是大网膜，其他有盲肠、阑尾、乙状结肠、横结肠、膀胱、卵巢、输卵管、Meckel 憩室等，但较少见。

4. 疝被盖

指疝囊以外的腹壁各层组织，通常由筋膜、肌肉、皮下组织和皮肤组成，可因疝的部位尚有所增减。上述各层组织常因疝内容出入，留居而被扩大或受压，以致萎缩、变薄。

(三) 临床病理类型

按疝内容物的病理变化和临床表现，腹外疝可分为下列类型，即按疝的内容物能否回纳分可复性疝、难复性疝；按疝的内容物有无血循环障碍可分为嵌顿性疝、绞窄性疝。

1. 可复性疝

凡疝内容很容易回入腹腔的，称为可复性疝。一般说来，在腹外疝早期，腹内容物仅在患者站立、行走、奔跑、劳动以及咳嗽、排便等一时性腹内压骤然升高时疝出；而在平卧时自然地或用手轻推即可回纳入腹腔。有的腹股沟疝的疝囊位于腹股沟管内，肠内容物疝出时，视诊还不能看到，称为隐匿性疝，很易自然回纳，也属可复性疝。

2. 难复性疝

疝内容物不能完全同入腹腔但并不引起严重症状的，称为难复性疝。常因疝内容物 (多数是大网膜，也有小肠) 反复疝出，表面受摩擦而损伤，与疝囊发生粘连所致；也有些病程冗长的巨型疝，疝门十分宽大，其周围组织已萎缩变薄，或已消失成缺损，毫无抗力、大量疝内容物随着重力下坠而久留在疝囊内、腹腔容积相应变小，无法再予容纳，也可逐渐变成难复性疝。腹腔后位的脏器，在疝的形成过程中，可随后腹膜壁层而被下牵，也滑经疝门，遂构成疝囊的一部分，称为滑动性疝。常见脏器右侧为盲肠，左侧为乙状结肠与降结肠，前位是膀胱。由于滑动过程容易发生粘连，滑动性疝通常也属难复性疝，滑动性疝的病理学特点是和疝囊相连的组织内含有供应盲肠等脏器的主要血管、损伤切断后可使其失去活力。

临床上滑动性疝绝大多数是男性，常见于 50 岁以上，无临床特殊症状，多见于腹股沟，右侧，患者肥胖，疝块巨大，柔软。部分内容多能复位，但不能全行回纳，X 线透视灌肠可见疝囊内有肠段显影。

3. 嵌顿性疝

疝内容物突然不能回纳，发生疼痛等一系列症状者，称为嵌顿性疝。如嵌顿的内容为小肠，则产生急性肠梗阻症状。嵌顿性疝的主要病理特征是肠腔受压梗阻，但其供应的动静脉血运尚未受阻。嵌顿性疝可造成嵌顿的近端与远端肠袢内腔同时的完全性梗阻，所以属于闭袢性肠梗阻，因而也叫嵌闭性疝。

需要提出的是，如果嵌顿的内容物仅为肠壁的一部分，系膜侧肠壁及其系膜并未进入疝囊，称为肠管壁疝，或称瑞契 (Richter) 疝。如嵌顿的内容物为梅克尔憩室，则称为里脱 (Littre) 疝。

4. 绞窄性疝

嵌顿性疝、如不及时解除，致使疝内容物因被封闭后使内容物发生血循环障碍甚至坏死者，称为绞窄性疝。嵌顿和绞窄常多为一个肠段，但有时嵌顿的内容物为两个以上肠袢使肠袢呈 W 形状者称逆性嵌顿性疝。不仅在疝囊内的，而且在腹腔内的嵌顿肠管均可发生坏死。因此手术必须将全部嵌顿而发生病变的肠袢，拖出切口外做仔细检查，以防遗漏。

临床上，绞窄是嵌顿的进一步发展，是不能截然分开的两个连续性阶段。疝嵌顿或绞窄后有三大主要症状：①疝块突然疝出肿大，伴有明显疼痛，与往常不同，不能回纳入腹腔；

②疝块坚实、变硬、有明显压痛，令患者咳嗽时疝块无冲击感也不像往常那样呈膨胀性肿块；③出现急性机械性肠梗阻症状：剧烈的阵发性腹痛，伴有呕吐，排气排便停止，肠鸣音亢进，稍晚时还出现腹胀。根据以上典型症状，诊断不难。但事实上，有报道称：约有 70% 左右的嵌顿因诊断不及时而推迟 1～8 天，平均延误手术 92 小时，特别是平时无典型可复性疝的病史者，据报道，股疝以往无病史者，占病例一半。为了做到及时确诊，对急腹症病例的最根本一条，必须详尽地仔细检查所有疝门处，首先是腹股沟区，特别对肥胖妇女，必须考虑股疝嵌顿的可能。如发现有坚硬肿块，压痛，局部温度较对侧为高，直立 X 线透视发现肿块附近有多个液平面聚集，均有助于诊断。

虽然腹股沟疝较股疝常见，但后者发生嵌顿多出 1 倍。

儿童的疝，由于疝环组织一般比较柔软，嵌顿后的绞窄的机会较小。

二、腹股沟疝

腹腔内脏在腹股沟通过腹壁缺损突出者，称为腹股沟疝，是最常见的腹外疝，占全部腹外疝的 90%。

根据疝环与腹壁下动脉的关系，腹股沟疝分为腹股沟斜疝和腹股沟直疝两种。斜疝从位于腹壁下动脉外侧的腹股沟管内环突出，向内下，向前斜行经腹股沟管，再穿出腹股沟环，可进入阴囊中，占 95%。直疝从腹壁下动脉内侧的腹股沟三角区直接由后向前突出，不经内环，也从不进入阴囊，仅占 5%。腹股沟疝发生于男性者占多数。男女发病率之比为 15∶1，右侧比左侧多见。老年患者中直疝发生率有所上升，但仍以斜疝为多见。

（一）解剖

1. 腹股沟区解剖层次

腹股沟区位于髂部，呈三角形，左右各一。上界是髂前上棘到腹直肌外缘，下界为腹股沟韧带。腹股沟区的腹壁层次与腹前壁其他部位一样，由浅及深分为 7 层：皮肤、浅筋膜（Camper 筋膜）、深筋膜（Scarpa 筋膜）、肌肉层（腹外斜肌、腹内斜肌、腹横肌以及它们的腱膜）、腹横筋膜、腹膜外脂肪和腹膜（壁层）。层次结构虽同，但远为薄弱。

(1) 腹外斜肌：此肌在髂前上棘与脐连线水平以下，已无肌肉，进入腹股沟区移行为腱膜。此腱膜在髂前上棘到耻骨结节之间，向后向上反折，增厚成为腹股沟韧带。该韧带内侧部有一小部分纤维，继续向后向下向外反折成陷窝韧带（Gimbernat 韧带），附着于耻骨梳上，边缘呈弧形。此韧带的游离内缘组成了股环的内界。陷窝韧带继续向外延续，附于耻骨疏韧带（Coper 韧带）。上述各韧带在腹股沟疝修补术中很为重要。腹外斜肌腱膜的纤维自外上方向下方行走，在耻骨结节的外上方分为上、下二脚，二脚之间形成一个三角形裂隙，即为腹股沟管的外环。

正常人的外环口可容一食指尖。在腹外斜肌腱膜深面，有两条呈平行的髂腹下神经和髂腹股沟神经于腹内斜肌表面行走，两者纤维可相互交叉相连，有时成为一条神经，行腹股沟疝修补术时，谨防误伤。

(2) 腹内斜肌与腹横肌：在腹股沟区，腹内斜肌与腹横肌分别起自腹股沟韧带的外侧 1/2 与 1/3，两者的肌纤维都向内下行走，下缘构成弓状，越过精索前、上方，在其内侧都折向后方，止于耻骨结节。在手术和尸体解剖中，发现腹内斜肌下缘弓多为肌肉，甚至少形成腱膜；而位于深面的腹横肌下缘多为腱膜结构，称腹横腱膜弓。此腹横腱膜弓在各类疝修补术中是修补的基本用物，有极重要的临床意义。有约 5% 的病例，腹横腱膜弓与腹内斜肌下缘腱膜结构在精索内后侧互相融合，形成联合肌腱或称腹股沟镰，止于耻骨结节。

（3）腹横筋膜：在腹股沟区，腹横筋膜外侧与腹股沟韧带，内侧与耻骨梳韧带相连。在腹股沟韧带中点上方约 2 cm 处，腹横筋膜有一卵圆状裂隙，即为腹股沟内环。精索由此通过，腹横筋膜向下将其包绕，成为精索内筋膜，腹横筋膜在内环内侧增厚致密，形成凹间韧带；而在腹股沟韧带内侧半，则覆盖股动静脉，并随行至股部，形成股鞘前层。

综上所述，可以清楚地看到，在腹沟内侧 1/2 区，腹横腱膜弓（或联合肌腱）下缘与腹股沟韧带之间，有一个极为薄弱的腹壁"空隙"区，因为在此区，与其他腹前壁不同，完全没有强有力的肌肉层（腹内斜肌与腹横肌）的保护，仅一层腹外斜肌的腱膜和一层菲薄的腹横筋膜，力量极为薄弱，这就构成了腹股沟区好发疝的解剖基础。更何况，当人立位时，该区所承受的腹内压力比平卧时约增加 3 倍。

2. 腹股沟管解剖

腹股沟管在正常情况下为一潜在的管道，位于腹股沟韧带的内上方，大体相当于腹内斜肌、腹横肌的弓状下缘与腹股沟韧带之间。在成人管长 4～5 cm，有内外两口和上下前后四壁。内口即内环或称腹环，即上文所述腹横筋膜中的卵圆形裂隙；外口即外环，或称皮下环，是腹外斜肌腱膜下方的三角形裂隙。管的前壁是腹外斜肌腱膜，在外侧 1/3 尚有部分腹内斜肌；后壁是腹横筋膜及其深面的腹膜壁层，后壁内、外侧分别尚有腹横肌腱（或联合肌腱）和凹间韧带。上壁为腹横腱膜弓（或联合肌腱），下壁为腹股沟韧带和陷窝韧带。腹股沟管内男性有精索，女性有子宫圆韧带通过，还有髂腹股沟神经和生殖股神经的生殖支。

3. 直疝三角

又称 Hesselbach 三角。亦称腹股沟三角。直疝三角是由腹壁下动脉构成外侧边，腹直肌外缘构成内侧边，腹股沟韧带构成底边的一个三角形区域。此处腹壁缺乏完整的腹肌覆盖，且腹横筋膜又比周围部分为薄，所以是腹壁的一个薄弱区。腹股沟直疝即在此由后向前突出，故称直疝三角。直疝三角与腹股沟管内环之间有腹壁下动脉和凹间韧带（腹横筋膜增厚而成）。

（二）腹股沟斜疝

腹股沟斜疝有先天性和后天性两种。

1. 发病机制

胚胎早期，睾丸位于腹膜后第 2～3 腰椎旁，以后逐渐下降，同时在未来的腹股沟管内环处带动腹膜、腹横筋膜以及各层肌肉经腹股沟管逐渐下移，并推动皮肤而形成阴囊。随之下移的腹膜形成一鞘状突，而睾丸则紧贴在鞘状突的后壁。鞘状突在婴儿出生后不久，除阴囊部分成为睾丸固有鞘膜外，其余部分即自行萎缩闭锁而遗留一纤维索带。如环不闭锁，就可形成先天性斜疝，而未闭的鞘状突就成为先天性斜疝的疝囊。有时，未闭的鞘状突只是一条非常细小的管道，则在临床上并不表现为疝，仅形成交通性睾丸鞘膜积液。如果鞘状突下段闭锁而上段未闭，也可诱发斜疝；如两端闭锁而中段不闭，则在临床上表现为精索鞘膜积液。右侧睾丸下降比左侧略晚，鞘突闭锁也较迟，因此，右侧腹股沟疝较为多见。

2. 腹股沟斜疝结构特点

后天性斜疝较先天性者为多，其发病机制则完全不同。此时，腹膜鞘状突已经闭锁，而有另外新的疝囊形成，经腹股沟所引起的。它是因为腹股沟区存在着解剖上的缺陷所致，即腹股沟管区是腹壁薄弱区，又有精索通过而造成局部腹壁强度减弱，但主要是发育不良或腹肌较弱而腹横肌与腹内斜肌对内环括约作用减弱，以及腹横肌弓状下缘（或为联合肌腱）收缩时不能靠拢腹股沟韧带，均诱发后天性斜疝。

3. 临床表现

临床症状可因疝囊大小或有无并发症而异。基本症状是腹股沟区出现一可复性肿块，开始肿块较小，仅在患者站立、劳动、行走、跑步、剧咳或婴儿啼哭时出现，平卧或用手压时肿块可自行回纳，消失不见。一般无特殊不适，仅偶尔伴局部胀痛和牵涉痛。随着疾病的发展，肿块可逐渐增大，自腹股沟下降至阴囊内或大阴唇，行走不便和影响劳动。肿块呈带蒂柄的梨形，上端狭小，下端宽大。

检查时，患者仰卧，肿块可自行消失或用手将包块向外上方轻轻挤推，向腹腔内回纳消失，常因疝内容物为小肠而听到咕噜声。疝块回纳后，检查者可用食指尖轻轻经阴囊皮肤沿精索向上伸入扩大的外环，嘱患者咳嗽，则指尖有冲击感。有的隐匿性腹股沟斜疝，可以通过此试验，确定其存在。检查者用手指紧压腹股沟管内环，然后嘱患者用力咳嗽、斜疝肿块并不出现，倘若移开手指，则可见肿块从腹股沟中点自外上方向内下鼓出。这种压迫内环试验可用来鉴别斜疝和直疝，后者在疝块回纳后，用手指紧压住内环嘱患者咳嗽时，疝块仍可出现。

以上为可复性疝的临床特点。其疝内容物如为肠襻，则肿块柔软、表面光滑、叩之呈鼓音。回纳时，常先有阻力；一旦开始回纳，肿块即较快消失，并常在肠襻进入腹腔时发出咕噜声。内容物如为大网膜，则肿块坚韧无弹性，叩之呈浊音，回纳缓慢。

难复性斜疝在临床表现方面除胀痛稍重外。其主要特点是疝块不能完全回纳。

滑动性斜疝往往表现为较大而不能完全回纳的难复性疝。滑出腹腔的盲肠常与疝囊前壁发生粘连。临床上除了肿块不能完全回纳外，尚有"消化不良"和便秘等症状。滑动性疝多见于右侧，左右发病率之比约为 1 : 6。在临床工作中应对这一特殊类型的疝有所认识，否则在手术修补时，滑出的盲肠或乙状结肠可能被误认为疝囊的一部分而被切开。

嵌顿性疝常发生在强力劳动或排便等腹内压骤增时，通常都是斜疝。临床上常表现为疝块突然增大，并伴有明显疼痛。平卧或用手推送肿块不能使之回纳。肿块紧张发硬，且有明显触痛。嵌顿的内容物为大网膜，局部疼痛常轻轻微；如为肠襻，不但局部疼痛明显，还可伴有阵发性腹部绞痛、恶心、呕吐、便秘、腹胀等机械性肠梗阻的病象。疝一旦嵌顿，自行回纳的机会较小；多数患者的症状逐步加重，如不及时处理，终将成为绞窄性疝。肠管壁疝嵌顿时，由于局部肿块不明显，又不一定有肠梗阻表现，容易被忽略。绞窄性疝的临床症状多较严重。

4. 鉴别诊断

腹股沟斜疝虽是一种比较容易诊断的疾病，但它很易和以下疾病混淆，应注意鉴别。

(1) 腹股沟直疝：与斜疝的鉴别（表 5-1）。

表 5-1 斜疝和直疝的鉴别

项目	斜疝	直疝
发病年龄	多见于儿童及青壮年	多见于老年
突出途径	经腹股沟管突出，可进阴囊	由直疝三角突出，不进阴囊
疝块外形	椭圆或梨形，上部呈蒂柄状	半球形，基底较宽
回纳疝块后压住内环	疝块不再突出	疝块仍可突出
精索与疝囊的关系	精索在疝囊后方	精索在疝囊前外方
疝囊颈与腹壁下动脉的关系	疝囊颈在腹壁下动脉外侧	囊颈在腹壁下动脉内侧
嵌顿机会	较多	极少

(2) 睾丸鞘膜积液：完全在阴囊内，肿块上缘可触及，无蒂柄进入腹股沟管内。发病后，从来不能回纳，透光试验检查呈阳性。肿块呈囊性弹性感。睾丸在积液之中，故不能触及，而腹股沟斜疝时，可在肿块后方扪到实质感的睾丸。

(3) 精索鞘膜积液：肿块位于腹股沟区睾丸上方，无回纳史，肿块较小，边缘清楚，有囊性感、牵拉睾丸时，可随之而上下移动。但无咳嗽冲击感，透光试验阳性。

(4) 交通性鞘膜积液：肿块于每日起床或站立活动后慢慢出现逐渐增大，平卧和睡觉后逐渐缩小，挤压肿块体积也可缩小，透光试验阳性。

(5) 睾丸下降不全：隐睾多位于腹股沟管内，肿块小，边缘清楚，用手挤压时有一种特殊的睾丸胀痛感，同时，患侧阴囊内摸不到睾丸。

(6) 髂窝部寒性脓肿：肿块往往较大，位置多偏右腹股沟外侧，边缘不清楚，但质软而有波动感。腰椎或骶髂关节有结核病变。

5. 治疗

除部分婴儿外，腹股沟斜疝不能自愈，且随着疝块增大，必将影响劳动和治疗效果，并因常可发生嵌顿和绞窄而威胁患者的生命安全。因此，除少数特殊情况外，均应尽早施行手术修补。

(1) 非手术治疗

1) 婴儿在长大过程中，腹肌逐渐强壮，部分有自愈可能，一般主张在一周岁内的婴儿，可暂不手术，先用棉线束带或绷带压迫腹股沟管内环，以防疝的突出。

2) 对于年老体弱或伴其他严重疾病不宜手术者，可配用疝带。方法是回纳疝内容物后，将疝带一端的软压垫对着疝环顶住，可阻止疝块突出。疝带可以白天佩带，晚间除去。长期使用疝带可使疝囊颈经常受到摩擦变得肥厚坚韧而增高疝嵌顿的发病率，并有促使疝囊与疝内容物粘连的可能。这是使用疝带的缺点。

3) 嵌顿性疝手法复位法：嵌顿性疝原则上应紧急手术，以防止肠管坏死。但在下列少数情况下：①如嵌顿时间较短 (3～5 小时内)，局部压痛不明显，没有腹部压痛和腹膜刺激症状，估计尚未形成绞窄。尤其是小儿，因其疝环周围组织富于弹性，可以试行复位；②病史长的巨大疝，估计腹壁缺损较大，而疝环松弛者。复位方法：注射哌替啶以镇静、止痛、松弛腹肌，让患者取头低脚高位，医生用手托起阴囊，将突出的疝块向外上方的腹股沟管作均匀缓慢、挤压式还纳，左手还可轻轻按摩嵌顿的疝环处以协助同纳。手法复位，切忌粗暴，以免挤破肠管。

回纳后，应反复严密观察 24 小时，注意有无腹痛、腹肌紧张以及大便带血现象，也须注意肠梗阻现象是否得到解除。手法复位成功，也仅是一种姑息性临时措施，有一定的危险性，须严格控制应用，成功后建议患者尽早进行手术治疗，以防复发。

(2) 手术治疗：术前如有慢性咳嗽、排尿困难、便秘、腹水、妊娠等腹内压增加情况，应先予处理，否则，手术治疗易复发。斜疝的手术方法很多，但可归为高位结扎术、疝修补术和疝成形术三类。

1) 高位结扎术：手术在内环处显露斜疝囊颈，在囊颈根部以粗丝线做高位结扎或贯穿缝合术，随即切去疝囊。此手术没有修补腹股沟区的薄弱区，因此仅适用于婴幼儿，因其在发育中腹肌逐渐强壮可使腹壁加强；但对成年人不能预防其复发。疝囊切除高位结扎术也适用于斜疝绞窄发生肠坏死局部有严重感染的病例。因当时不能进行疝的修补手术。

2) 疝修补术：是治疗腹股沟斜疝最常见的手术。修补在高位切断、结扎疝囊颈后的基础上进行的。修补应包括内环修补和腹股沟管壁修补两个主要环节。内环修补只适用于内环扩大、松弛的病例；它是在疝囊颈高位结扎后，把内环处腹横筋膜间断缝合数针或做一"8"字缝合，以加强因疝内容物经常通过而松弛、扩大了的内环。这是疝修补术中的一个重要步骤，可以减少手术后疝复发；但对于内环区缺损不明显的患者，并无必要。而腹股沟管壁的加强或修补是绝大部分腹股疝手术的主要步骤。但迄今尚无一种术式适用各种情况，故而方法很多，通常有加强腹股沟前壁和后壁两类手术 (各种术式依主张如何修补的创制者而命名的)。

加强腹股沟前壁的方法有佛格逊 (Ferguson) 法。在切断疝囊颈作高位结扎后，不游离精索，将腹内斜肌下缘和腹横腱膜弓 (或联合肌腱) 在精索前面缝至腹股沟韧带上，目的是消灭上述两者间的空隙薄弱区。这是一种加强腹股沟管前壁的修补术。此法适用于腹横腱膜弓无明显缺损，腹股沟管后壁缺损的儿童和年轻人的小型斜疝。

加强腹股沟后壁的方法有三种：①巴西尼 (Bassini) 法：是切断并高位结扎疝囊颈部后，将精索游离提起，在精索后面将腹内斜肌下缘和腹横腱膜弓 (或联合肌腱) 缝至腹股沟韧带上，以加强腹股沟管后壁。经此手术后，精索移位，处于腹内斜肌和腹外斜肌腱膜之间。此法应用最广，适用于成人腹股沟斜疝，腹壁一般性薄弱者。②赫尔斯坦 (Halsted) 法：此法也是加强腹股沟管后壁。不同之处，在于精索称位于皮下，在其深面先和腹内斜肌，腹横腱膜弓 (或联合肌腱) 与腹股沟韧带的对合缝合，再做腹外斜肌腱膜缝合。此法也适用于腹壁肌肉重度薄弱的斜疝，但由于精索移位较高，可能影响其发育，不适用于儿童与青年患者，适于老年人大斜疝。③麦克凡 (McVay) 法：此法与巴西尼法唯一区别处，是将腹内斜肌下缘、腹横腱膜弓 (或联合肌腱) 缝于耻骨梳韧带上，以达到加强腹股沟管后壁的目的。此法如同 Bassini 手术，将精索移位于腹内斜肌和腹外斜肌腱膜之间。此式适用于腹壁肌肉重度薄弱的成人疝、老年人和复发性斜疝。加强后壁的方法亦宜于不同情况的腹股沟直疝修补术。

3) 疝成形术：适用于巨型斜疝、复发性疝、腹股沟管后壁严重缺损，腹横腱膜弓完全萎缩，不能用于缝合修补的病例。手术步骤按 Bassini 法进行，在精索深面用同侧腹直肌前鞘瓣，向外下方翻转缝于腹股沟韧带上；或用移植游离的自体阔筋膜以修补腹股沟管后壁，也可用各种人工制品材料如尼龙布、不锈钢丝网、钽丝网等。

(3) 嵌顿性和绞窄性疝的处理原则：嵌顿性疝需要紧急手术，以防止疝内容物坏死并解除伴发的肠梗阻，绞窄性疝的内容物已坏死，更需手术。术前应做好必要的准备。如有脱水和电解质紊乱，应迅速补液或输血。这些准备工作极为重要，可直接影响手术效果。手术的主要关键在于正确判断疝内容物的生命力，然后根据病情确定处理方法。判断嵌顿肠管的生命力应先扩张或切开疝环，在解除疝环压迫前提下，根据肠管的色泽、弹性、蠕动能力以及相应肠系膜内是否有动脉搏动等情况加以判定。凡肠管呈紫黑色，失去光泽和弹性，刺激后无蠕动和相应肠系膜内无动脉搏动者，即属已经坏死。如判定肠管尚未坏死，则可将其送回腹腔，按一般易复性疝处理。但如嵌顿的肠袢较多，应特别警惕逆行性嵌顿的可能。所以，不仅要检查疝囊内肠袢的生命力，还应检查位于腹腔内的中间肠袢是否坏死。

如果检查后认为肠袢生命力可疑，可在其系膜根部注射 0.25% 普鲁卡因 60 ～ 80 mL，再用温热等渗盐水纱布覆盖该段肠管，或将该段肠管暂时送回腹腔，10 ～ 20 分钟后，再行观察。如果肠壁转为红色，肠蠕动和肠系膜内动脉搏动恢复，则证明肠管尚具有生命力，可回纳入腹腔。如肠管确已坏死，或经上述处理后病理改变未见好转，或一时不能肯定肠管是否已失去生命力时，则应在患者全身情况允许的前提下，切除该段肠管并进行一期吻合。患者情况不允许肠切除吻合时，可将坏死或生命力可疑的肠管外置于腹外，并在其近侧段切一小口，插入一肛管，以期解除梗阻；7 ～ 14 日后，全身情况好转，再施行肠切除吻合术。切勿把生命力可疑的肠管送回腹腔，以图侥幸。

少数嵌顿性或绞窄性疝，临手术时因麻醉的作用而回纳腹内，以致在术中切开疝囊时无肠袢可见。遇此情况，必须仔细探查肠管，以免遗漏坏死肠袢于腹腔内。必要时另做腹部切口探查之。

凡施行肠切除吻合术的患者，因手术区污染，在高位结扎疝囊后，一般不宜做疝修补术，以免因感染而致修补失败。绞窄的内容物如系大网膜，可予切除。

(4) 修补术手术步骤 (以常见的 Bassini 法为例)

1) 麻醉：多选用局麻，也可用腰麻，小儿宜用乙醚全麻。局部麻醉方法：1% 普鲁卡因溶液，约 100 mL，首先在髂前上棘内侧约两横指处做皮内小丘，随即浸润腹内斜肌和腹横肌之间组织，用来阻滞髂腹下神经和髂腹股沟神经。再在耻骨结节外侧，即相当于外环的内上侧，做皮下小丘，注入普鲁卡因溶液于耻骨骨膜附近及精索周围组织以阻滞局部神经。然后，在两注射点之间，行菱形的浸润麻醉 (从皮肤、皮下组织、筋膜到肌层)，必要时，再加沿切口做各层浸润。

2) 切口：在腹股沟韧带上 2 cm，切口起自腹股沟韧带中点稍外斜行至耻骨结节上方 (相当于外环处)，切口与腹股沟韧带平行，切开皮肤与皮下组织，显露出银白色的腹外斜肌腱膜与外环。

3) 以手指找到外环，用有齿镊在外环处提起腹外斜肌腱膜，以弯血管钳细心分开深层组织，推开在腱膜下面的髂腹股沟神经，沿着纤维方向用直剪刀将腱膜剪开。然后用钝力将腱膜两叶分离、推开，内侧显露腹内斜肌、腹横肌及其腱膜弓 (或为联合肌腱)，外侧显露腹股沟韧带的内面。

4) 用牵开器将髂腹股沟神经和腹内斜肌、腹横肌及其腱膜弓 (或联合肌腱) 一起拉开，充分显露提睾肌，沿肌纤维分开提睾肌，看到疝囊。有时，为了帮助辨识，嘱患者用力咳嗽，可使疝囊冲动而鼓动起来。术者用有齿镊轻轻提起疝囊，第一助手在离 0.5 cm 处提起疝囊另一点，在此二点之间切开疝囊。将疝囊内的小肠、大网膜等内容物回纳入腹腔，如有粘连，宜先分离。

5) 以血管钳夹位疝囊切口边缘几点，术前左手提起疝囊，左示指伸进疝囊内顶住囊壁，右手示指裹以盐水纱布，用钝力将疝囊与其周围组织和精索分离。精索动静脉与输精管位于疝囊外侧，与疝囊粘连，宜细心推开，特别要注意不可损伤静脉引起出血。不可盲目动力，以免切断或误伤输精管。

6) 游离疝囊颈部一圈，然后在中间横形切断，分疝囊为近、远两部分。术前细心用钝力或以剪刀分离近侧囊壁，直至内环。然后将疝囊用血管钳向四周牵开，再将探查疝囊内的内脏组织确已全部回纳入腹腔后，用丝线在疝囊颈部 (内环处) 作荷包口或贯穿缝合。剪去多余的疝囊壁，荷包口的远端再以丝线贯穿缝合一次。将两根缝合线分别以弯针从腹横肌腱膜弓深面穿过腹横肌、腹内斜肌两肌浅面结扎，以期达到将疝囊残端向高处移位，避免成为腹内压直接压住点的目的。如查得内环松弛宽大者，可将其附近腹横筋膜缝合数针以修补加固。

7) 远侧疝囊应根据粘连程度，可以全部、部分剥离，或者全部不剥离。但需检查剥离的边缘以及疝囊与精索的剥离面、予以妥善和严密的止血。

8) 腹股沟管管壁修补 (Bassini 法)：游离并以纱布条提起精索。在其深面用粗丝线将腹横腱膜弓 (或联合肌腱) 与腹股沟韧带内侧面作间断缝合，自上而下缝合 3 ～ 5 针。最后一针应将腹横腱膜弓 (或联合肌腱) 缝于耻骨结切的骨膜上，以防止最内端残留三角形空隙，术后易引起疝的复发。近内环一针与精索间的距离可通过一小指尖为宜，避免过紧，引起精索血液循环障碍。

9) 将精索放置于新位置，再次检查无出血后，以粗丝线间断缝合腹外斜肌腱膜。分层缝合皮下及皮肤层。

其他的腹股沟斜疝修补术 1 ～ 7 和 9 的步骤均相同，仅在第 8 项腹股沟管壁修补有异。如 McVay 法，在完成前 7 项后，将精索牵开，在耻骨上支的浅面切开腹横筋膜，推开疏松组织，以显示耻骨梳韧带。术者左手示指沿耻骨梳韧带由内向外侧移动，直到触到股静脉，固定不动，以挡开股静脉。此时将腹内斜肌、腹横腱膜弓 (或联合肌腱) 的游离缘缝穿一针于耻骨梳韧带上。然后，在第一针缝合和耻骨结节之间，再缝合 2 ～ 3 针。缝合完毕后，放回精索，在精索浅面缝合腹外斜肌腱膜。

(三) 腹股沟直疝

腹股沟直疝系指从腹壁下动脉内侧、经腹股沟三角区突出的腹股沟疝。其发病率较斜疝为低，约占腹股沟疝的 5%，多见于老年男性，常为双侧。

1. 病因

腹股沟直疝绝大多数属后天性，主要病因是腹壁发育不健全、腹股沟三角区肌肉和筋膜薄弱。老年人因肌肉萎缩退化，使腹股沟管的间隙变得宽大，同时腹内斜肌、腹横肌和联合肌腱的支持保护作用也减弱，当有慢性咳嗽、习惯性便秘或排尿困难而致腹内压增高时，腹横筋膜反复遭受腹内压力的冲击，造成损伤、变薄、腹腔内脏即逐渐向前推动而突出，形成直疝。没有先天发生的。

2. 临床表现

主要为腹股沟区可复性肿块。位于耻骨结节外上方呈半球形，多无疼痛及其他不适。当站立时，疝块即刻出现，平卧时消失。肿块不进入阴囊，由于直疝颈部宽大，极少嵌顿。还纳后可在腹股沟三角区直接扪及腹壁缺损，咳嗽时指尖有膨胀性冲击感。用手指在腹壁外紧压内环，让患者起立咳嗽，仍有疝块出现，可与斜疝鉴别。双侧性直疝，疝块常于中线两侧互相接近。

3. 治疗

直疝多采用手术疗法。手术要点：加强腹内斜肌和腹横筋膜的抵抗力，以巩固腹股沟管的后壁。直疝修补方法，基本上与斜疝相似。常用 Bassini 法，如果在手术过程中，发现腹横筋膜缺损很大，不能直接缝合时，可利用自身阔筋膜、腹直肌前鞘，以及尼龙布等材料，做填充缺损成形术。

直疝属继发性疝。术前须考虑其发病原因 (慢性咳嗽、前列腺肥大、便秘等)，应予处理。若不能控制或另伴有严重内脏疾病者，则不宜手术，可使用疝带治疗。

(四) 腹股沟滑动性疝

临床的特点是：绝大多数患者是男性，平均年龄在 40 岁以上，右侧多见，内容物多为盲肠，及其相连的同肠、阑尾、升结肠等。在左侧则为乙状结肠与降结肠。疝块巨大，大多下坠至阴囊，疝囊内滑出的内容一般较多如大段回肠，可以回纳；但其滑出的腹膜后内脏如盲肠，则始终不能回复，构成难复性疝。滑动性疝发生嵌顿较少，手术前难以确诊，大半在术中才发现。

治疗：采取手术修补。原则是将滑出内脏的周围腹膜 (即疝囊的一部分) 切开，缝合，将内脏回纳，人工形成一完整疝囊，然后进行修补。一般采用经腹腔外修补术：切口和显露疝囊的手术步骤与腹股沟斜疝手术相同。显露疝囊后，在其前壁切开，然后在滑出内脏 (例如盲肠) 的周围约 1.5 cm 处做一环形切口，切开腹膜 (即疝囊)，在腹膜外游离盲肠，直至疝囊颈部 (内环) 处，在切开与游离时，特别在疝囊与肠之间有粘连处，必须十分细心，千万不可误伤供应肠管的动静脉，以致引起肠坏死，并谨慎地推开精索。将游离的盲肠显露于切口外，在其后面将两侧腹膜做间断对合缝合，使其成为一个新的完整疝囊。然后，将游离的盲肠同纳入腹腔，在内环处用丝线做一荷包缝合，以关闭腹腔，剪除多余的疝囊。然后施行 Bassini 或 McVay 术修补腹股沟管。

(五) 复发性腹股沟疝

腹股沟疝修补术后的复发率一般仍较高，斜疝术后复发率约在 4%，但也有高达 10% 的报道，直疝术后复发率，约比斜疝高 6 倍，多在术后 1 年内复发。

1. 病因

造成复发的原因很多，除了患者全身和局部因素外，手术宜做到：①准确可靠的疝囊高位缝扎；②妥善修补内环；③合理选择术式；④修补术的间隔不太宽，避免修补处张力过大；⑤防止术中损伤神经和术后并发血肿；⑥防止感染。

2. 治疗

再行手术修补。根据腹股沟壁缺损情况，采取 Bassini、McVay 手术，或施行疝成形术 (自体移植阔筋膜或应用金属丝网及网状合成材料)。加强腹股沟三角区。

三、股疝

凡经股环、股管而自卵圆窝突出的疝，叫作股疝。股疝多见于中年以上的经产妇女，右侧较多见。临床上较少见，约占腹外疝的 5%。

(一) 解剖基础

股管是一个狭长形潜在性间隙，长为 1.0～1.5 cm。股管有上、下两口，上口为股环，椭圆形，直径约 1.25 cm，上覆盖有股环隔膜。股管前界是腹股沟韧带，内界是陷窝韧带，后界是耻骨梳韧带，外界是股静脉。股管下口为卵圆窝，在耻骨结节的下外侧约 2 cm 处，是阔筋膜的一个缺陷，呈椭圆形，上有一层薄膜覆盖，称为筛状板。大隐静脉也在此穿过筛状板而汇入股静脉。

(二) 病因

女性骨盆较宽阔，联合肌腱及陷窝韧带常发育不全或变薄，导致股环宽大松弛，加上腹内压增高的诱因，使下坠的腹腔内脏经股环进入股管，自卵圆窝突出，故女性多见。疝内容物多为小肠和大网膜。

(三) 股疝的解剖关系

由于股管几乎是垂直向下的，疝内容物似直线状下坠，但一出卵圆窝后，却突转向前，形成一锐角。加以股环本身狭小，周围韧带坚韧，因此容易发生嵌顿和绞窄。

(四) 临床表现

易复性腹疝的症状较轻，常为患者不注意，尤其肥胖者更易被疏忽和漏诊。股疝之疝块通常不大，主要表现为卵圆窝处有一半球形隆起，大小通常像一枚核桃或鸡蛋。质地柔软，为可复性。由于囊外有丰富的脂肪组织，平卧而回纳疝内容物后，有时疝块并不完全消失。由于疝囊颈狭小，当咳嗽增加腹压时，局部咳嗽冲动感不明显，一部分患者可在久站后感到患处胀痛、下坠不适。

约半数病例，发生嵌顿，引起局部明显疼痛，出现急性肠梗阻症状时才来就诊。故对急性肠梗阻患者，尤其是中年妇女，应注意检查有无股疝，以免漏诊。

(五) 鉴别诊断

股疝应与下列疾病相鉴别。

1. 腹股沟疝

腹股沟斜疝位于腹股沟韧带的上内方，呈梨形，而股疝则位于腹股沟韧带之下外方，多呈半球形。疝块回纳后，用手指紧压腹股沟管内环、嘱患者站立或咳嗽，为腹股沟斜疝时疝块不再出现，而股疝则复现。腹股沟直疝位于腹股沟韧带上方，手指检查腹股沟 (Hesselbach) 三角，腹壁有缺损。

2. 大隐静脉曲张结节

在患者站立或咳嗽时可增大，平卧时消失，可误为可复性股疝。鉴别要点在于用手指压住股静脉近侧端，可使大隐静脉曲线结节膨胀增大，而股疝则否。静脉曲张者常伴有下肢其他部位的静脉曲张，对鉴别诊断有重要意义。

3. 淋巴结肿大

嵌顿性股疝应与急性淋巴结炎相鉴别，后者常呈椭圆形，虽有压痛，但没有剧烈腹痛等急性肠梗阻症状。常可在同侧下肢找到原发感染灶。

4.髂腰部寒性脓肿

因有咳嗽冲击感，平卧时肿块也能部分缩小，可与股疝相混淆，但它多位于腹股沟外侧，偏髂窝处，有较明显的波动征。X 线片可见腰椎或骶髂关节结核。

（六）治疗

股疝易嵌顿，又易发展为绞窄，应紧急手术治疗，最常见的手术方法是 McVay 修补术。有两种手术径路，腹股沟上切口和腹股沟下切口。

1.腹股沟上修补术

切口同腹股沟斜疝修补术，逐层切开腹外斜肌腱膜，显露腹股沟韧带。将腹内斜肌、圆韧带（在男性为精索）牵向内上方、显露腹股沟管后壁，在腹壁下动脉内侧切开腹横筋膜，即可发现疝囊，进入股管。然后边游离，边向上提出疝囊，也可在卵圆孔处用力向上推压，直到疝囊完全游离，提出切口外，切开疝囊，回纳疝内容物，以丝线作高位缝扎，切除多余疝囊壁，按照 McVay 术式，将腹横筋膜，腹内斜肌、腹横腱膜弓（或联合肌腱）缝至耻骨梳韧带和陷窝韧带。然后还可缝合耻骨肌筋膜和腹股沟韧带，以封闭股环。最后，逐层缝合切口。

2.腹股沟下修补法

卵圆窝处直切口。切开筛筋膜，直接显露疝囊。细心推开股静脉和大隐静脉，向上分离至疝囊颈部切开疝囊，回纳疝内容物，高位贯穿缝扎疝囊颈，修去多余囊壁。然后将腹股沟韧带、隐窝韧带与耻骨梳韧带缝合，以关闭股环。在外侧宜注意勿损伤或压紧股静脉。

嵌顿性或绞窄性股疝手术时，因疝环狭小，同纳疝内容物常有一定困难。遇有这种情况时，可切断腹股沟韧带以扩大股环，但在疝内容物同纳后，应仔细修复其切断的韧带。切开陷窝韧带也可扩大股环，但有损伤异位闭孔动脉的可能，应予慎重考虑。

四、其他腹外疝

（一）切口疝

切口疝 (incisional hernia) 是发生于腹壁手术切口处的疝。临床上比较常见，占腹外疝的第三位。腹部手术后切口获得一期愈合者，切口疝的发病率通常在 1% 以下；如切口发生感染，则发病率可达 10%；切口哆开拓者甚至可高达 30%。

在各种常用的腹部切口中，最常发生切口疝的是经腹直肌切口；下腹部因腹直肌后鞘不完整，切口疝更多见。其次为正中切口和旁正中切口。

腹部切口疝多见于腹部纵向切口，原因是：除腹直肌外，腹壁各肌层及筋膜、鞘膜等组织的纤维大体上都是横行的，纵向切口势必切断这些纤维；在缝合这些组织时，缝线容易在纤维间滑脱；已缝合的组织又经常受到肌的横向牵引力而容易发生切口多裂。此外，纵向切口虽不至于切断强有力的腹直肌，但因肋间神经可被切断，其强度可能因此而降低。除上述解剖因素外，手术操作不当是导致切口疝的重要原因。其中最主要的是切口感染所致腹壁组织破坏，由此引起的腹部切口疝占 50% 左右。其他如留置引流物过久，切口过长以致切断肋间神经过多，腹壁切口缝合不严密，手术中因麻醉效果不佳、缝合时强行拉拢创缘而致组织撕裂等情况均可导致切口疝的发生。手术后腹部明显胀气或肺部并发症导致剧烈咳嗽而致腹内压骤增，也可使切口内层哆裂而发生切口疝。此外，创口愈合不良也是一个重要因素。发生切口愈合不良的原因很多，如切口内血肿形成、肥胖、老龄、糖尿病、营养不良或某些药物（如皮质激素）。

腹部切口疝的主要症状是腹壁切口处逐渐膨隆，有肿块出现。肿块通常在站立或用力时更为明显，平卧休息则缩小或消失。较大的切口疝有腹部牵拉感，伴食欲减退、恶心、便秘、腹部隐痛等表现。多数切口疝无完整疝囊，疝内容物常可与腹膜外腹壁组织粘连而成为难复性疝，有时还伴有不完全性肠梗阻。

检查时可见切口瘢痕处肿块，小者直径数厘米，大者可达 10～20 cm，甚至更大。有时疝内容物可达皮下。此时常可见到肠型和肠蠕动波，扪之则可闻及肠管的咕噜声。肿块复位后，多数能扪到腹肌裂开所形成的疝环边缘。腹壁肋间神经损伤后腹肌薄弱所致切口疝，虽有局部膨隆，但无边缘清楚的肿块，也无明确疝环可扪及。切口疝的疝环一般比较宽大，很少发生嵌顿。

治疗原则是手术修补。手术步骤：①切除疝表面原手术切口瘢痕；②显露疝环，沿其边缘清楚地解剖出腹壁各层组织；③回纳疝内容物后，在无张力的条件下拉拢疝环边缘，逐层细致地缝合健康的腹壁组织，必要时可用重叠缝合法加强之。以上要求对于较小的切口疝是容易做到的。对于较大的切口疝，因腹壁组织萎缩的范围过大，要求在无张力前提下拉拢健康组织有一定困难。对这种病例，可用人工高分子修补材料或自体筋膜组织进行修补。如在张力较大的情况下强行拉拢，即使勉强完成了缝合修补，术后难免不再复发。

(二) 脐疝

疝囊通过脐环突出的疝称脐疝 (umbilical hemia)。脐疝有小儿脐疝和成人脐疝之分，两者发病原因及处理原则不尽相同。小儿脐疝的发病原因是脐环闭锁不全或脐部瘢痕组织不够坚强，在腹内压增加的情况下发生。小儿腹内压增高的主要原因有经常啼哭和便秘。

小儿脐疝多属易复性，临床上表现为啼哭时脐疝脱出，安静时肿块消失。疝囊颈一般不大，但极少发生嵌顿和绞窄。有时，小儿脐疝覆盖组织可以穿破，尤其是在受到外伤后。

临床发现未闭锁的脐环迟至 2 岁时多能自行闭锁。因此，除了嵌顿或穿破等紧急情况外，在小儿 2 岁之前可采取非手术疗法。满 2 岁后，如脐环直径还大于 1.5 cm，则可手术治疗。原则上，5 岁以上儿童的脐疝均应采取手术治疗。

非手术疗法的原则是在回纳疝块后，用一大于脐环的、外包纱布的硬币或小木片抵住脐环，然后用胶布或绷带加以固定勿使移动。6 个月以内的婴儿采用此法治疗，疗效较好。

成人脐疝为后天性疝，较为少见，多数是中年经产妇女。由于疝环狭小，成人脐疝发生嵌顿或绞窄者较多，故应采取手术疗法。孕妇或肝硬化腹水者，如伴发脐疝，有时会发生自发性或外伤性穿破。

脐疝手术修补的原则是切除疝囊，缝合疝环；必要时可重叠缝合疝环两旁的组织。手术时应注意保留脐眼，以免对患者 (特别是小儿) 产生心理上的影响。

(三) 白线疝

白线疝 (hemia of linea alba) 是指发生于腹壁正中线 (白线) 处的疝，绝大多数在脐上，故也称上腹疝。白线的腱纤维均为斜行交叉，这一结构可使白线做出形态和大小的改变，以适应在躯体活动或腹壁呼吸活动时的变化，如在伸长时白线变窄，缩短时变宽。但当腹胀时又需同时伸长和展宽，就有可能撕破交叉的腱纤维，从而逐渐形成白线疝。上腹部白线深面是镰状韧带，它所包含的腹膜外脂肪常是早期白线疝的内容物。白线疝进一步发展，突出的腹膜外脂肪可把腹膜向外牵出形成一疝囊，于是腹内组织（多为大网膜）可通过囊颈而进入疝囊。下腹部两侧腹直肌靠得较紧密，白线部腹壁强度较高，故很少发生白线疝。

　　早期白线疝肿块小而无症状，不易被发现。以后可因腹膜受牵拉而出现明显的上腹疼痛，以及消化不良、恶心、呕吐等症状。嘱患者平卧，回纳疝块后，常可在白线区扪及缺损的空隙。

　　疝块较小而无明显症状者，可不必治疗。症状明显者可行手术。一般只需切除突出的脂肪，缝合白线的缺损。如果有疝囊存在，则应结扎疝囊颈，切除疝囊，并缝合腹白线的缺损。白线缺损较大者，可用人工高分子修补材料进行修补。

（李永申）

第六章 急腹症

急腹症 (acute abdomen) 是一组起病急、变化多、进展快、病情重，需要紧急处理的腹部病症。急腹症的诊断、鉴别诊断以及处理时机和方法的正确把握十分重要，一旦延误诊断，处理失当，常危及生命。

一、急腹症的临床诊断与分析

急腹症主要病因器官有：空腔脏器、实质性脏器和血管。

空腔脏器的急腹症多源于：①穿孔：如胃十二指肠溃疡穿孔、阑尾穿孔、胃癌或结直肠癌穿孔、小肠憩室穿孔等；②梗阻：如幽门梗阻、小肠梗阻、肠扭转、肠套叠、胃肠道肿瘤引起的梗阻、炎性肠病的梗阻；③炎症感染：如急性阑尾炎、急性胆囊炎等；④出血：胃癌或结直肠癌伴出血、胃肠道血管畸形引起的出血。

实质性脏器的急腹症多见于：①破裂出血：如肝癌破裂出血、肝脾创伤性破裂出血；②炎症感染：如急性胰腺炎、肝脓肿。

血管原因引起的急腹症随着人口老龄化有增多趋势。

常见病因有：①腹主动脉瘤破裂；②肠系膜血管血栓形成或栓塞；③由于其他原因所致的器官血供障碍，如绞窄疝、肠扭转。

随着科学技术的发展，医疗器械的明显进步，对于急腹症的定位和定性有了很大帮助。尽管如此，详细地询问病史、认真细致地体格检查、合理地逻辑推断和分析仍旧是不可替代的。

(一) 病史

1. 现病史

(1) 腹痛：腹痛依据接受痛觉的神经分为内脏神经痛 (visceral)、躯体神经痛 (somatic) 和牵涉痛 (referred)。内脏神经主要感受胃肠道膨胀等机械和化学刺激，通常腹痛定位模糊，范围大，不准确。依据胚胎来源，前肠来源器官引起的疼痛位置通常在上腹部。中肠来源的器官在脐周。后肠来源的器官在下腹部。躯体神经属于体神经，主要感受壁层和脏腹膜的刺激，定位清楚、腹痛点聚焦准确。牵涉痛也称放射痛，是腹痛时牵涉到远隔部位的疼痛，如肩部，这是因为两者的痛觉传入同一神经根。

1) 诱因：急腹症发病常有诱因，如急性胆囊炎、胆石症发病常在进油腻食物后。急性胰腺炎多有过量饮酒或暴食史。胃或十二指肠溃疡穿孔常在饱餐后。肠扭转常有剧烈运动史。

2) 部位：腹痛起始和最严重的部位通常即是病变部位。如急性胃或十二指肠溃疡穿孔，腹痛起始于溃疡穿孔部位，很快腹痛可蔓延到全腹，但是穿孔处仍是腹痛最显著部位。

转移性腹痛：是急性阑尾炎的典型腹痛类型。阑尾在炎症未波及浆膜层 (内脏神经) 时，先表现为脐周或上腹痛。随着病情发展，炎症波及浆膜层 (躯体神经) 后，疼痛定位于右下腹。有时急性十二指肠溃疡穿孔，肠内容物沿着右结肠旁沟下行也可引起类似腹痛，需要鉴别。

牵涉痛或放射痛：急性胆囊炎、胆石症患者诉右上腹或剑突下痛时，可有右肩或右腰背部的放射痛。急性胰腺炎或十二指肠后壁穿孔多伴有右侧腰背部疼痛。肾或输尿管上段结石腹痛可放射到同侧下腹或腹股沟。输尿管下段结石可伴有会阴部放射痛。

腹腔以外的某些病变，如右侧肺炎、胸膜炎等可刺激肋间神经和腰神经分支 ($T_6 \sim L_1$) 引起右上或右下腹痛，易被误诊为急性胆囊炎或者急性阑尾炎。

3) 腹痛发生的缓急：空腔脏器穿孔性疾病起病急，如胃或十二指肠溃疡一旦穿孔，立即引起剧烈腹痛。炎症性疾病起病缓，腹痛也随着炎症逐渐加重。如急性胆囊炎、急性阑尾炎。

4) 性质：持续性钝痛或隐痛多为炎症或出血引起。如胰腺炎、肝破裂等。空腔脏器梗阻引起的疼痛初起呈阵发性，疼痛由于肠管痉挛所致，表现为绞痛。间隙期无腹痛。如小肠梗阻、输尿管结石等。持续性疼痛伴阵发性加剧则为炎症与梗阻并存。肠系膜血管栓塞患者多见于高龄患者，通常腹痛和体征不显著，临床症状与严重的全身状况 (如休克症状) 不匹配，需要警惕。

5) 程度：炎症初期的腹痛多不剧烈，可表现为隐痛，定位通常不确切。随着炎症发展，疼痛加重，定位也逐渐清晰。空腔脏器穿孔引起的腹痛起病急，一开始即表现为剧烈绞痛。实质性脏器破裂出血对腹膜的刺激不如空腔脏器穿孔的化学刺激强，故腹痛和腹部体征也较弱。

(2) 消化道症状

1) 厌食：小儿急性阑尾炎患者常先有厌食，其后才有腹痛发作。

2) 恶心、呕吐：腹痛发生后常伴有恶心和呕吐。病变位置高一般发生呕吐早且频繁，如急性胃肠炎、幽门或高位小肠梗阻等。病变位置低则恶心、呕吐出现时间迟或无呕吐。呕吐物的色泽，量和气味可以帮助判断病变部位。呕吐宿食且不含胆汁见于幽门梗阻。呕吐物含胆汁表明病变位于胆总管开口以远。呕吐物呈咖啡色提示伴有消化道出血。呕吐物如粪水状，味臭通常为低位小肠梗阻所致。

3) 排便：胃肠道炎症患者多伴有便频。消化道梗阻患者可表现为便秘。消化道肿瘤患者可伴有血便。上消化道出血粪便色泽深，呈柏油状黑色。下消化道出血色泽鲜，依据其距肛缘的距离和滞留肠道的时间可呈紫色、暗红或鲜红。

(3) 其他伴随症状：腹腔器官炎症性病变通常伴有不同程度的发热。急性胆管炎患者可伴有高热、寒战和黄疸。消化道出血患者可见贫血貌。肝门部肿瘤、胰头癌等引起梗阻性黄疸的患者可伴皮肤瘙痒。有尿频、尿急、尿痛者应考虑泌尿系疾患。

2. 月经史

月经史有助于鉴别妇产科急腹症。育龄期妇女的末次月经时间有助于判断异位妊娠。卵巢滤泡或黄体破裂多发生在两次月经之间。

3. 既往史

既往有消化性溃疡病史者，突发上腹部疼痛，要考虑溃疡穿孔。有胆囊结石病史，出现腹痛、黄疸应怀疑胆石落入胆总管。既往有手术史者出现阵发性腹痛有助于粘连性肠梗阻的鉴别。

(二) 体格检查

1. 全身情况

患者的面容、精神状态、体位可有助于判断病情。腹腔出血患者通常面色苍白，呈贫血貌；腹膜炎患者面容痛苦，体位屈曲，不敢伸展；脱水患者眼眶凹陷，皮肤皱缩、弹性下降；胆道梗阻患者伴有巩膜和皮肤黄染，皮肤有抓痕。

2. 腹部检查

应该充分展露从乳头至腹股沟的整个区域。检查包括望、触、叩、听四个方面，按步骤进行。心、肺、血压等相关检查也不能忽略。

(1) 望诊：望诊时应充分显露整个腹部，包括腹股沟区。应注意腹部形态、皮肤色泽与弹性、腹壁浅表静脉和其他异常表现。如肠梗阻时腹部膨隆，腹壁浅表静脉显现。消化性溃疡穿孔时，腹部凹陷，呈舟状腹。幽门梗阻伴严重脱水时腹壁皮肤皱缩，弹性差。肝硬化患者可见腹壁浅静脉显露，皮肤可见蜘蛛痣，这有助于鉴别上消化道出血病因。腹壁局部隆起伴肠型可见于肠扭转。腹股沟区或阴囊可见囊性肿块应考虑嵌顿疝。

(2) 触诊：腹部触诊应取仰卧屈膝体位，以放松腹壁肌肉。必要时也可变更体位，如腰大肌试验。触诊时应从无腹痛或腹痛较轻的部位开始检查。腹腔有炎症时，触诊时有腹膜炎体征，包括压痛、肌紧张和反跳痛。腹膜炎体征的程度通常能反映病变的轻重。压痛最明显的部位通常就是病变部位，如急性阑尾炎起始阶段，患者主诉为脐周腹痛，但右下腹已有压痛。肌紧张反映腹腔炎症的程度。轻度肌紧张见于腹腔轻度炎症或出血。明显肌紧张显示腹腔内有较严重感染或化脓性炎症，如化脓性阑尾炎、化脓性胆囊炎等。高度肌紧张表现为"板状腹"，见于空腔脏器穿孔性疾病，如胃十二指肠溃疡穿孔。腹腔出血时，腹部反跳痛明显，但肌紧张程度可能较轻。

值得注意的是，老年患者、儿童、肥胖者、经产妇、体弱或休克患者腹部体征可比实际病情表现轻。

腹部触诊还应注意肝脾是否肿大及质地，腹腔是否有肿块以及肿块的形态、大小、质地，有无搏动等。如肝癌破裂出血常可扪及肝脏肿块。男性患者需要注意睾丸是否正常，有无睾丸扭转。

(3) 叩诊：叩诊也应从无痛区或轻痛区开始。叩痛明显区域常是病变所在处。腹部叩诊应注意音质和界限，实质性器官或肿瘤叩诊为实音。鼓音显示该区域下为气体或肠袢。移动性浊音表明伴有腹腔积液或积血。消化道穿孔时肝浊音界可消失。

(4) 听诊：腹部听诊多选脐部周围或右下腹开始，肠鸣音活跃表明肠蠕动增加，机械性肠梗阻初起时肠鸣音增加，音质高亢，常伴有气过水声。麻痹性肠梗阻、急性腹膜炎、低钾血症时肠鸣音减弱或消失。幽门梗阻或胃扩张时上腹部可闻振水声。

3. 直肠指检

急腹症患者均应行直肠指检，检查时需明确直肠内有无占位，直肠腔外有无压迫性肿块。注意区分肿物和粪块：肿物与肠壁相连，粪块可以活动。不要把女性宫颈误认为肿物。还应注意直肠壁、子宫直肠凹有无触痛。观察指套上粪便性质和色泽，有无染血和黏液。

(三) 辅助检查

1. 实验室检查

白细胞计数和分类提示有无炎症。红细胞、血红蛋白和血细胞比容连续测定有助于判断出血速度。尿液白细胞计数升高提示泌尿系炎症，出现红细胞显示泌尿系出血，可能源于肿瘤或结石损伤。尿胆红素阳性表明黄疸为梗阻性。血、尿和腹腔穿刺液淀粉酶明显升高有助于胰腺炎的诊断。腹腔穿刺液的涂片镜检见到革兰阴性杆菌常提示继发性腹膜炎，溶血性链球菌提示原发性腹膜炎，革兰阴性双球菌提示淋球菌感染。人绒毛膜促性腺激素 (HCG) 测定有助于判断异位妊娠。

2. 影像学检查

(1) 超声：超声检查对于腹腔实质性器官损伤、破裂和占位的诊断以及结石类强回声病变诊断敏感，如胆囊、胆总管结石，患者必须空腹。输尿管、膀胱超声检查需要饮水充盈膀胱。由于气体影响，胃肠道一般不选择超声检查。超声检查可用于妇科盆腔器官检查，如子宫、卵巢。可协助对病变进行定位，判断形态和大小。超声可用于腹腔积液和积血的定位和定量，并可协助进行腹腔定位穿刺引流。

(2)X 线片或透视：胸腹部 X 线片或透视是最常用的诊断方法。它可协助了解横膈的高低，有无膈下游离气体，肠梗阻时腹部立位平片可以了解肠道气液平和肠祥分布。卧位片可以了解肠腔扩张程度，借以判断梗阻部位和程度。腹部 X 线平片也可发现阳性结石，胆囊结石多为阴性结石，泌尿系结石多为阳性结石。

(3) 选择性动脉造影：对于不能明确出血部位的病变，可采用选择性动脉造影。它可以协助明确出血部位，并可用于栓塞出血血管。

(4)CT 或磁共振：CT 和磁共振已成为急腹症常用的诊断方法，可以帮助了解病变的部位、性质、范围以及与周边脏器的关系，如急性胰腺炎时，可以显示胰腺的肿胀程度、胰腺导管有无扩张，胰管有无结石、胰腺周围有无渗出等。

3. 内镜

是消化道病变常用的诊断和治疗方法。在消化道出血时，它可判断出血的部位，性质。也可以进行注射硬化剂、喷洒止血粉、上血管夹等止血处理。在急性胆管炎时它可以经十二指肠乳头放置经鼻胆管引流管或支架，进行胆管减压，避免急诊手术的风险，是急性胆管炎首选的治疗方法。

4. 诊断性腹腔穿刺

对于诊断不明者，可进行腹腔诊断性穿刺。穿刺点通常选在左侧或右侧的髂前上棘和脐连线中外 1/3 处。女性患者也可以选择经阴道后穹隆穿刺。如穿刺抽得不凝血可以断定有腹腔内脏器出血。如穿得脓性渗液可以明确腹膜炎诊断。腹腔穿刺液的涂片镜检有助于鉴别原发性或继发性腹膜炎。对于已经明确诊断者或肠梗阻患者不宜采用腹腔穿刺。

二、常见急腹症的诊断与鉴别诊断要点

1. 胃十二指肠溃疡

急性穿孔"板样腹"和X线检查膈下游离气体是溃疡穿孔的典型表现。患者既往有溃疡病史，突发上腹部刀割样疼痛，迅速蔓延至全腹部，明显腹膜刺激症状，典型的"板样腹"，肝浊音界消失，X 线检查膈下游离气体可以确诊。部分患者发病前无溃疡病史。

2. 急性胆囊炎

进食油腻食物后发作。右上腹绞痛，向右肩和右腰背部放射。体检时右上腹有压痛、反跳痛、肌紧张，Murphy 征阳性。胆石症所致腹痛多在午夜发病，不少患者被误诊为"胃病"。超声检查可见胆囊壁炎症、增厚、胆囊内结石有助于诊断。

3. 急性胆管炎

上腹疼痛伴高热、寒战、黄疸是急性胆管炎的典型表现。急性胆管炎由于胆管的近端是肝血窦这一解剖特殊性，一旦感染，细菌很容易进入血液循环，导致休克和精神症状，宜尽早通过内镜进行经鼻胆管减压引流。如内镜插管失败需立即改行手术进行胆管减压引流。

4. 急性胰腺炎

常见于饮酒或暴食后。腹痛多位于左上腹，疼痛剧烈，呈持续性，可向肩背部放射。腹痛时伴有恶心、呕吐。呕吐后腹痛不缓解。血清和尿淀粉酶明显升高。增强CT可见胰腺弥散性肿胀，胰周积液。胰腺有坏死时可见皂泡征。

5. 急性阑尾炎

转移性右下腹痛和右下腹固定压痛是急性阑尾炎的典型表现。疼痛始于脐周或上腹部，待炎症波及阑尾浆膜(脏腹膜)，腹痛转移并固定于右下腹。阑尾炎病变加重达到化脓或坏疽时，可出现右下腹局限性腹膜炎体征。阑尾一旦穿孔，腹膜炎体征可扩大到全腹，但压痛仍以右下腹最重。

6. 小肠急性梗阻

小肠梗阻时通常有腹痛、腹胀、呕吐和便秘四大典型症状，但视梗阻部位的不同有所变化。高位小肠梗阻症状以呕吐为主，腹胀可以不明显。反之，低位小肠梗阻时，腹胀明显，但呕吐出现较晚。小肠梗阻初期肠蠕动活跃，肠鸣音增强，可闻"气过水声"。梗阻后期出现肠坏死时，肠鸣音减弱或消失。立卧位X线片可见气液平，肠腔扩张。超声检查对肠套叠引起的小肠梗阻有诊断意义，对其他类型小肠梗阻无诊断价值。

7. 腹部钝性损伤

随着交通的发达，腹部钝性损伤明显增加。腹部钝性损伤需鉴别有无合并腹腔：①实质性脏器破裂出血；②空腔脏器破裂穿孔；③血管损伤。有实质性脏器破裂出血或伴有血管损伤者应伴有心跳加快，血压下降等血容量降低的相应临床表现。合并空腔脏器破裂穿孔者应伴有腹膜刺激症状和体征。单纯的腹壁挫伤和轻度实质性脏器损伤，全身情况稳定者可以先行非手术治疗，加强观察。合并严重实质性或空腔脏器损伤者都应进行手术探查。

8. 妇产科疾病所致急性腹痛

(1) 急性盆腔炎：多见于年轻人，常由淋病奈瑟菌感染所致。表现为下腹部疼痛伴发热，腹部有压痛和反跳痛，一般压痛点比阑尾点偏内、偏下。阴道分泌物增多，直肠指检有宫颈提痛，后穹窿触痛，穿刺可抽得脓液，涂片镜检可见白细胞内有革兰阴性双球菌可确诊。

(2) 卵巢肿瘤蒂扭转：其中最常见为卵巢囊肿扭转。患者有卵巢囊肿史。疼痛突然发作。出现腹膜炎体征提示有扭转肿瘤缺血、坏死。

(3) 异位妊娠：最常见为输卵管妊娠破裂。有停经史，突发下腹疼痛，伴腹膜炎体征，应警惕异位妊娠。有出血征象，如心率快，血压下降，提示内出血。腹部压痛和肌紧张可不明显，但有明显反跳痛。阴道不规则流血，宫颈呈蓝色，后穹隆抽得不凝血可确诊。实验室检查HCG阳性及盆腔超声也可协助确诊。

三、急腹症的处理原则

1. 尽快明确诊断，针对病因采取相应措施。如暂时不能明确诊断，应采取措施维持重要脏器的功能，并严密观察病情，采取进一步的措施明确诊断。

2.诊断尚未明确时，禁用强烈镇痛剂，以免掩盖病情发展，延误诊断。

3.需要进行手术治疗或探查者，必须依据病情进行相应的术前准备。

4.如诊断不能明确，但有下列情况需要手术探查

(1) 脏器有血运障碍，如肠坏死。

(2) 腹膜炎不能局限有扩散倾向。

(3) 腹腔有活动性出血。

(4) 非手术治疗病情无改善或恶化。

腹腔镜手术已经较为广泛地应用到腹腔探查和急腹症手术，如阑尾切除术、胆囊切除术、肠切除术等。比较开腹手术，腹腔镜具有手术创伤小、恢复快等优势。

（暴书海）

第七章 胃十二指肠疾病

第一节 胃十二指肠溃疡

胃十二指肠黏膜的局限性圆形或椭圆形的全层黏膜缺损称之为胃十二指肠溃疡，近二十余年来对该病的治疗已发生根本性改变。由于强力胃酸分泌抑制药——质子泵抑制药的出现，对幽门螺杆菌 (Hp) 在胃十二指肠溃疡致病机制中作用的认识，以及内镜技术的发展等原因，内科治疗的效果大为改观，需要手术处理者减少，基本仅限于并发症的处理，即溃疡穿孔、出血及幽门梗阻；或一些特殊情况如胰源性溃疡、胃溃疡发生恶变等。以往所谓的"难治性"溃疡、巨大溃疡 (> 2 cm) 等作为外科适应证的病例已经越来越少。胃大部切除、各种形式的迷走神经切断术治疗胃十二指肠溃疡也已很少采用，而代之以更加微创、保守而合理的手术方式。

一、胃溃疡

溃疡病或消化性溃疡是一种常见的消化道疾病，可发生于食管、胃或十二指肠，也可发生于胃 - 空肠吻合口附近或含有胃黏膜的 Meckel 憩室内，因为胃溃疡和十二指肠溃疡最常见，故一般所谓的消化性溃疡是指胃溃疡和十二指肠溃疡。它之所以称之为消化性溃疡，是因为既往认为胃溃疡和十二指肠溃疡是由于胃酸和胃蛋白酶对黏膜自身消化所形成的，事实上胃酸和胃蛋白酶只是溃疡形成的主要原因之一，还有其他原因可以形成消化性溃疡。由于胃溃疡和十二指肠溃疡的病因和临床症状有许多相似之处，有时难以区分是胃溃疡还是十二指肠溃疡，因此往往诊断为消化性溃疡，或胃十二指肠溃疡。如果能明确溃疡在胃或十二指肠，那就可直接诊断为胃溃疡或十二指肠溃疡。

（一）诊断

1. 上腹部疼痛

疼痛多在餐后 0.5 ～ 1 小时发生，但如溃疡位置靠近十二指肠，上腹部痛的症状可以被食物或抗酸剂缓解，性质亦与十二指肠溃疡相同。如溃疡位置距幽门管较远，则服用抗酸药或食物不仅不能缓解，有时还可加重。

2. 上消化道钡餐

可见龛影。

3. 内镜

可见溃疡，可直观溃疡的形态，并可做组织学检查证实。

（二）治疗

1. 非手术治疗

与十二指肠溃疡原则相同，应反复行内镜检查，观察溃疡愈合情况，亦可检测血清中幽门螺杆菌抗体来验证疗效。

2. 手术治疗

对久治无效或反复发作的胃溃疡，可行远端半胃切除 (包括溃疡)。如患者身体状况较差，估计难以承受胃切除手术时，可行迷走神经切断 + 幽门成形术。

二、十二指肠溃疡

十二指肠溃疡是我国人群中常见病、多发病之一，是消化性溃疡的常见类型。好发于气候变化较大的冬春两季。男性发病率明显高于女性。与胃酸分泌异常、幽门螺杆菌感染、非甾体抗感染药 (NSAID)、生活及饮食不规律、工作及外界压力、吸烟、饮酒以及精神心理因素密切相关。十二指肠溃疡多发生在十二指肠球部 (95%)，以前壁居多，其次为后壁、下壁、上壁。

(一) 病因

1. 遗传基因

遗传因素对本病的易感性起到较重要的作用，患者家族发病率比一般人群高 2.6 倍。

2. 胃酸分泌过多

胃酸是十二指肠溃疡发生的决定性因素。

3. 十二指肠黏膜防御机制减弱

患者胃排空加速、抑制胃酸的作用减弱，使十二指肠球部腔内酸负荷量加大，造成黏膜损害致溃疡形成。

4. 幽门螺杆菌感染

Marshall 和 Warren 因 1983 年成功培养出幽门螺杆菌，并提出其感染在消化性溃疡发病中起作用而获得 2005 年度诺贝尔医学奖。大量研究充分证明，幽门螺杆菌感染是消化性溃疡复发的重要原因，并形象地比喻为 "无 pH(酸) 无溃疡，无 Hp 无复发"，但是确切的机制仍待进一步证实。

(二) 临床表现

主要临床表现为上腹部疼痛，可为钝痛、灼痛、胀痛或剧痛，也可表现为仅在饥饿时隐痛不适。典型者表现为轻度或中度剑突下持续性疼痛，可被制酸剂或进食缓解。临床上约有 2/3 的疼痛呈节律性：早餐后 1 ~ 3 小时开始出现上腹痛，如不服药或进食则要持续至午餐后才缓解。食后 2 ~ 4 小时又痛，进餐后可缓解。约半数患者有午夜痛，患者常可痛醒。节律性疼痛大多持续几周，随着缓解数月，可反复发生。

(三) 治疗

1. 非手术疗法

(1) 目的：①缓解症状；②促进溃疡愈合；③预防并发症；④预防复发。

(2) 常用药物：为抗酸药和抗分泌药，抗酸药主要是碳酸氢钠、碳酸钙、氢氧化铝；抗分泌药有西咪替丁、法莫替丁、雷尼替丁等，近年来新药奥美拉唑的应用，使绝大部分溃疡患者仅用药物就能治愈。如幽门螺杆菌阳性，需用抗生素 3 周左右，仅在出现并发症才需手术治疗。

2. 手术疗法

(1) 迷走神经切断术，阻断了迷走神经头相的分泌。

(2) 迷走神经切断 + 胃窦切除术，阻断了头相和胃相。

(3) 胃次全切除术：可切除大部分壁细胞。

三、胃、十二指肠溃疡的鉴别诊断

1. 与腹部其他疾病的鉴别

(1) 慢性胆囊炎：口服胆囊造影可显示胆囊无功能或胆囊内有结石，B超可证实。但应注意，慢性胆囊炎、胆石症与溃疡病并存。

(2) 急性胰腺炎：血、尿淀粉酶升高。

(3) 慢性胰腺炎：ERCP显示主胰管异常。

(4) 功能性消化不良：内镜及X线显示胃十二指肠正常。

(5) 不完全性食管裂孔疝：X线钡餐可明确。

(6) 萎缩性胃炎：内镜可见。

2. 胃良性溃疡与恶性溃疡的鉴别

(1) 临床特征：已经证实为良性溃疡的患者，如果症状性质发生变化或者与进展有关的节律性消失，应考虑到恶性溃疡的可能。

(2) X线检查：①良性溃疡多为圆形、椭圆形或线性，边缘光滑整齐，而恶性溃疡形状多不规则，边缘不整齐；②良性溃疡底部常常平滑，而恶性溃疡底部可呈结节状；③良性溃疡多突出于胃壁轮廓以外，而恶性溃疡多在胃壁轮廓以内；④良性溃疡周围黏膜水肿范围小，突入胃腔不深，形成边缘光滑而对称的充盈缺损，而恶性溃疡是在癌瘤的基础上产生溃疡，溃疡周围充盈缺损范围广，突入胃腔较深，表面凹凸不平，虽结节状形态；⑤良性溃疡的胃皱襞放射至溃疡口部，而恶性溃疡可以没有放射状皱襞，或皱襞中断或边缘变钝；⑥良性溃疡周围胃壁柔软，蠕动正常，而恶性溃疡周围胃壁僵硬，蠕动消失。

(3) 内镜检查及活组织检查：①良性溃疡多为圆形、椭圆形或线形，而恶性溃疡形状多不规则；②良性溃疡基底平滑，有灰白或黄白苔覆盖，而恶生溃疡的基底多凹凸不平，由于有坏死组织块和出血而显得颜色污秽；③良性溃疡周边多有充血红晕，略显肿胀，但柔软、平滑，无糜烂和结节状改变，而恶性溃疡周边多呈结节状隆起，僵硬，可有糜烂；④如有出血，良性溃疡多来自底部，而恶性溃疡多来自边缘。在直视下做活组织检查可明确诊断。

(4) 胃酸检查：如有组胺或五肽胃泌素的真性胃酸缺乏，则不管是否有其他指标，胃癌诊断不能除外。反之，如胃酸存在，要看其他指标。

(5) 粪潜血检查：经严格抗溃疡治疗两周后，粪潜血仍经常阳性，则恶性可能性大。

(6) 试验性治疗：如所有检查结果均提示病变属于良性，应按消化性溃疡进行严格的内科治疗。2～4周后重复做X线检查，如为良性溃疡一般可缩小至治疗前的一半左右，小的溃疡可完全愈合，如进步较小或无进步，应尽快手术治疗。

第二节　胃十二指肠溃疡并发症

一、瘢痕性幽门梗阻

幽门梗阻是由于幽门附近的胃十二指肠溃疡愈合后的瘢痕挛缩所致。临床突出的症状是严重的呕吐，为隔餐宿食，不含胆汁，可导致患者严重营养不良和水电解质紊乱。幽门梗阻发生率约为 10%。多见于十二指肠溃疡患者，早期常以幽门痉挛、炎症为主，经内科治疗可缓解，后期呈永久性狭窄必须手术治疗。

（一）病因与病理

幽门梗阻有痉挛、水肿和瘢痕三种病理改变，水肿和痉挛是暂时性的，可逐渐缓解，而瘢痕是永久性的。初期时胃壁肌肉肥厚，胃轻度扩大，蠕动增强。后期时胃蠕动减弱至消失，失去张力，高度扩大，出现胃内容物潴留、呕吐、水电解质失衡、酸碱代谢失调。胃黏膜呈糜烂、充血、水肿和溃疡。

（二）诊断

(1) 长期溃疡症状多次发作的病史。

(2) 上腹部饱胀或沉重感，进食后加重。

(3) 呕吐：多发生在下午或晚间，呕吐量大，有隔夜食物伴酸臭味，呕吐量大，一般不含胆汁，患者常自行诱吐，呕吐后症状消失。

(4) 查体可见上腹部膨隆，可见胃型及蠕动波，有震水音。

(5)X 线：腹部 X 线片示胃泡扩大，有气体和液平面。钡餐见胃张力降低，高度扩大，正常时胃内钡剂 4 小时内即排空，如 6 小时后仍有 25% 钡剂残留，甚至 24 小时胃内仍有钡剂，证明胃潴留。

(6) 胃镜：可明确梗阻，同时可明确诊断梗阻原因。

（三）鉴别诊断

1. 幽门痉挛和水肿

幽门梗阻为间歇性，呕吐症状虽剧烈，但无胃扩张，很少有隔夜食物潴留。经内科治疗后，梗阻缓解。

2. 胃幽门部硬癌

该病无黏膜溃疡，胃扩张程度小，胃蠕动差，钡餐可见幽门窦部充盈缺损，胃镜及活检可确诊。

3. 成人幽门肌肥厚症

罕见，为先天性，钡餐时见幽门管细小而光滑、十二指肠部有凹形阴影。

4. 十二指肠球部以下的梗阻性病变

如十二指肠肿瘤、肠系膜上动脉压迫综合征、淋巴结结核及胰腺体部肿瘤等均可引起十二指肠梗阻，与幽门梗阻症状有相似之处，但呕吐物中含有大量胆汁。钡餐可见梗阻不在幽门部。

（四）治疗

经术前准备后应行胃大部切除术，也可采用迷走神经干切断＋胃窦切除术，对全身状况差的患者，可做胃空肠吻合术或加做迷走神经干切断术。

二、急性穿孔

急性穿孔是胃十二指肠溃疡严重并发症，为常见的外科急腹症。起病急、病情重、变化快，需要紧急处理，若诊治不当可危及生命。十二指肠溃疡穿孔男性患者较多，胃溃疡穿孔多见于老年女性。绝大多数十二指肠溃疡穿孔发生在球部前壁，胃溃疡穿孔 60% 发生在胃小弯。我国南方发病率高于北方，城市高于农村。可能与饮食、工作环境等因素有关。秋冬、冬春之交是高发季节。

（一）病因与病理

胃十二指肠溃疡在活动期，病变可由黏膜侵蚀到肌层，并穿透胃壁全层进入腹腔。十二指肠溃疡穿孔部位，大多数在十二指肠球部前壁，胃溃疡穿孔部位，多在小弯和胃窦部。急性穿孔后，胃酸、胆汁、胰酶等消化液和食物溢入腹腔，引起化学性腹膜炎，6～8小时后形成细菌性腹膜炎。病原菌以大肠杆菌、链球菌为多见。如患者体质弱，穿孔大，又饱食后穿孔，弥散性腹膜炎，病情较重，易形成水电解质紊乱和酸碱平衡失调、感染性休克、麻痹性肠梗阻等。如穿孔较小，穿孔周围粘连闭合，腹膜吸收后可以痊愈，也可发展成膈下或肠间脓肿。

（二）诊断

1. 病史

多数有溃疡病史，近期内症状加重，骤然发生剧烈刀割样上腹部疼痛，并迅速向全腹扩散。

2. 早期休克表现

如面色苍白、出冷汗、脉搏快、呼吸急促、血压下降等。

3. 腹膜刺激症状

全腹，尤其是上腹部有明显压痛和反跳痛，腹肌紧张呈板状。

4. 肝浊音界缩小或消失

约70%的患者在直立位或左侧卧位腹部平片显示膈下游离气体。另外，有20%的患者穿孔后无气腹表现。

5. 腹腔穿刺

可抽出脓性液体。

（三）鉴别诊断

1. 急性阑尾炎

溃疡穿孔后胃十二指肠内容物可延升结肠旁沟或小肠系膜根部流至右下腹，引起右下腹膜炎症状和体征，易被误诊为阑尾炎穿孔。仔细询问病史可发现急性阑尾炎开始发病时，上腹部痛不十分剧烈，而阑尾穿孔时腹痛加重以及腹膜炎体征以右下腹明显。

2. 急性胰腺炎

该病与溃疡病穿孔都是上腹部突然受到强烈化学刺激而致的急腹症，临床上有很多相似之处，较易混淆。但是胰腺炎的腹痛发作不如溃疡病穿孔急骤，疼痛部位趋向于上腹偏左及背部，腹肌紧张程度也略轻，血、尿和腹腔渗出液中淀粉酶含量增高明显。

3. 急性胆囊炎、胆石症

常有胆系感染的病史，腹痛为阵发性为主，压痛较局限于右上腹。另外，腹肌紧张程度也较轻。B超可见肿大胆囊和胆石。

4. 胃癌

穿孔胃癌穿孔的病理生理变化、症状和体征与溃疡病穿孔相同，术前难以鉴别。对中老年患者，无溃疡病史而近期有上腹不适或消化不良或消瘦、体力差的症状，当出现溃疡病穿孔的症状和体征时，应考虑到胃癌穿孔的可能，如术中仍不能明确，应做术中冰冻病理检查明确，切勿延误治疗。

（四）治疗

1. 非手术治疗

适用于十二指肠穿孔小，腹腔污染轻，症状和体征都较轻或穿孔已超过 24 小时，腹膜炎已局限者。应用胃肠减压、抗生素、抗酸药物及输液等治疗。同时，密切观察病情，如未见好转或加重，应及时手术。

2. 手术治疗

(1) 单纯穿孔修补术：适应证：穿孔时间超出 8 小时，腹腔内污染严重，脓液多，无出血和梗阻等并发症，年老体弱不能耐受胃切除手术者。

(2) 根治溃疡的手术

适应证：①胃穿孔在 8 小时内，或超过 5 小时，但腹腔污染不严重；②慢性溃疡病史经内科治疗无效或治疗期间穿孔；③十二指肠溃疡穿孔修补术后再穿孔或合并出血、梗阻。

方法：胃溃疡行胃次全切除术，对十二指肠溃疡穿孔者可选用迷走神经切断术和胃窦部切除术或穿孔修补术后行高度选择性迷走神经切断术。

三、胃十二指肠溃疡大出血

胃十二指肠溃疡出血，是上消化道大出血中最常见的原因，约占 50% 以上。患者有呕血、柏油样黑便，引起红细胞、血红蛋白和血细胞比容明显下降，脉率加快，血压下降，出现休克前期症状或休克状态。治疗原则是补充血容量，防治失血性休克，尽快明确出血部位并采取有效止血措施。

（一）病因

溃疡基底血管被侵袭导致破裂出血，大多为动脉出血。大出血的溃疡一般位于胃小弯或十二指肠后壁，因此胃溃疡出血的来源常为胃左右动脉及其分支，而十二指肠溃疡出血多来自胰十二指肠上动脉或胃十二指肠动脉及其分支。

（二）诊断

1. 病史

有典型的胃或十二指肠溃疡病史及服用水杨酸制剂或激素制剂的病史。

2. 失血

大量呕血或黑便，患者有失血时的临床表现，短期内失血量超过 600 mL，并可出现休克症状。

3. 急诊内镜检查

可迅速明确出血部位和大部分病因。需要鉴别的疾病有：食管静脉曲张出血，贲门黏膜撕裂综合征 (Md-lory-Weiss 征) 胃炎、胃癌和应激性溃疡等，内镜检查可明确 80% 的出血原因。如疑有胆道出血，可行选择性动脉造影检查。

（三）治疗

1. 紧急处理

首先复苏、输血、补液、监测生命体征，维持循环功能。

2. 内镜治疗

内镜不仅可以明确出血的原因，而且可以用来治疗出血。如在溃疡内注入肾上腺素、硬化剂等，亦可用电凝止血或激光等。

3. 插胃管

内镜治疗后，置入胃管，可用冰盐水＋去甲肾上腺素灌注止血以巩固内镜的疗效，同时，也可用来观测是否已达到止血目的。

4. 急诊手术

(1) 适应证：①出血速度快，短期内出现休克或较短时间内需要输入＞800 mL 血液才能维持血压和血细胞比容，说明较大血管出血或出血仍在继续；②正在进行药物治疗或伴有上腹部痛的患者，说明溃疡在活动期；③年龄 60 岁以上伴动脉硬化者；④胃溃疡出血，不易自行止血，且易复发再出血；⑤内镜发现有动脉搏动性出血；⑥曾有过出血或同时伴有急性穿孔或幽门梗阻者。

(2) 手术方法：①首先应明确出血部位，全面检查胃及十二指肠。对远端胃和十二指肠球部溃疡，可做胃大部切除术；②十二指肠溃疡切除困难时，应做旷置，但在溃疡内用不吸收缝线缝扎出血的血管；③对不能切除的高位胃溃疡，可以行局部切除加迷走神经切断术。

第三节　胃十二指肠溃疡手术后并发症

一、迷走神经切断术后并发症

1. 下段食管穿孔发生率低于 0.5%。原因为术中剥离食管下段时损伤所致。若术中及时发现并行修补，可无后患。若术中未发现则会引起术后膈下感染或纵隔炎，需再次手术。

2. 胃小弯缺血坏死见于超选择性迷走神经切断术后。与胃小弯前、后 1 ～ 2 cm 内黏膜下层血管不形成血管丛及术中胃小弯分离过深、过广，破坏了局部血运或胃壁有关。患者表现为急性腹膜炎。术中预防可行胃小弯侧浆肌层缝合。术后如发生，应急诊手术治疗。

3. 吞咽困难常见于迷走神经干切断术后，发生率为 10% ～ 15%。原因为食管下段局部水肿、痉挛或神经损伤，使食管松弛障碍所致。X 线钡餐检查可见食管下段锥形狭窄。症状多在 1 ～ 2 个月缓解，若仍不缓解可考虑行食管扩张治疗。

4. 胃排空障碍迷走神经的切断使胃失去了神经支配，其平滑肌运动功能受损致胃排空障碍。各种迷走神经切断术后均可发生，但超选择性迷走神经切断术较少见。临床上表现为上腹部饱胀，呕吐含胆汁胃内容物。X 线钡餐检查可见胃扩张、胃潴留而无蠕动。1 ～ 2 周的非手术治疗 (包括禁食、胃肠减压、温盐水洗胃、补钾等) 可使多数患者症状消失。

5. 其他

比较常见的并发症还有：①溃疡复发，以超选择性迷走神经切断最为多见；②腹泻，迷走神经干切断术后最为多见且严重，选择性迷走神经切断术后次之，超选择性迷走神经切断术后很少发生；③倾倒综合征，见于迷走神经切断术加胃引流术者，发生率和严重程度都低于胃大部切除术，处理方法也相同；④胆囊结石，见于迷走神经干切断术后，原因为胆囊失去神经支配，排空不良。

二、胃大部切除术后并发症

1. 术后出血

包括：①腹腔内出血，原因是血管结扎不够确切，或是腹腔内有感染或吻合口瘘，使裸露的血管受腐蚀而出血。如果术后发现患者有失血的临床表现，腹腔引流管又有较多的新鲜血引出即可确诊。非手术治疗多难奏效，故一旦明确诊断应立即再手术止血。②胃出血，正常情况下术后经胃管可有少量出血，24 小时一般不超过 300 mL，并渐之减少、变淡至自行停止。术后 24 小时内的出血多为手术技巧的问题，如结扎线过松、连续缝合针距过大、缝合处黏膜撕裂等；术后 4～6 天的出血多为吻合口处黏膜坏死脱落；若出血发生在术后 10～20 天，多为缝线处感染或黏膜下脓肿腐蚀血管所致。部分病例也可能是旷置的溃疡或遗留的胃黏膜病变出血。多数病例经非手术治疗，如禁食、输血、止血药物及胃镜下止血等措施可使出血停止。少数患者非手术治疗无效、病情逐渐加重，需再次手术止血。

2. 十二指肠残端破裂

多发生在术后 24～48 小时。主要症状是突然发生右上腹部疼痛、发热、腹膜炎体征及血白细胞升高。

原因包括：①十二指肠残端处理不当，多因术中强行切除低位、较大且与周围粘连较重、胼胝坚硬的十二指肠溃疡，此时常因局部水肿和瘢痕的影响致十二指肠残端游离不够长、十二指肠残端血运与肠壁受损、缝合与包埋不满意等；②空肠输入袢梗阻，积聚在输入袢内的胆汁、胰液和肠液等使输入袢内张力过大，导致十二指肠残端破裂。

预防上应注意：①对溃疡切除困难的患者应行 Bancroft 溃疡旷置术；②术中残端处理不满意的应加行十二指肠内置管造口术，并在十二指肠残端附近放置引流管；③在行胃空肠吻合时注意空肠输入袢长短适宜，不要翻入过多；吻合欠满意时可将胃管导入输入袢内，以减轻其内的张力。十二指肠残端破裂如发生在术后 48 小时内，应急诊行破裂口缝合修补、十二指肠造口术及腹腔引流术。发生在 48 小时后的患者，因局部炎症水肿重，缝补很难奏效，应放弃；此时仅宜行经十二指肠裂口置管引流和腹腔引流。术后应注意纠正水、电解质紊乱和酸碱失衡，给予营养代谢支持，全身应用广谱抗生素。

3. 吻合口破裂或瘘是胃切除术后早期严重并发症之一，多发生在术后一周内。包括 Billroth Ⅰ式的胃十二指肠吻合口瘘、Billroth Ⅱ式与胃空肠 Roux-en-Y 式的胃空肠吻合口漏。发生的主要原因为缝合技术不良、吻合口有张力、低蛋白血症、组织水肿等。临床主要表现为高热、脉速、全身中毒症状、腹膜炎以及引流管引出混浊含肠内容物的液体。口服或经胃管注入亚甲蓝稀释液后经引流管引出蓝色液或腹穿抽出蓝色液即可确诊。

处理包括：①因吻合口破裂而发生弥散性腹膜炎者须立即手术修补；②无弥散性腹膜炎患者可禁食、胃肠减压、充分引流，若尚未拔除腹腔引流管应设法保证其通畅；若已拔除应开腹重新置放；③肠外营养支持，纠正水、电解质紊乱和维持酸碱平衡；④全身用广谱抗生素。经上述处理后，多数患者在 4～6 周左右可愈合。此外，生长激素联合静脉营养支持能加速瘘口的愈合。

4. 术后梗阻

包括输入袢梗阻、吻合口梗阻和输出袢梗阻。

(1) 输入袢梗阻：是 Billroth Ⅱ式胃大部切除术后较为常见的并发症，可分为如下两类。

1) 慢性不完全性输入袢梗阻：较为多见。发生在 Billroth Ⅱ式输入袢对胃小弯的术式。导致慢性不完全性部分梗阻的原因有：吻合时胃肠组织翻入过多，输入袢过短牵拉成锐角或过长致扭曲、粘连。进食间期胆汁、胰液和十二指肠液潴留在输入袢内，进食后这些消化液分泌明显增多，使输入袢内压突然增高并刺激肠管加强收缩，暂时克服了梗阻，于是大量的含胆汁液快速倾入胃内并引发喷射性呕吐。临床上表现为进食后 30 分钟左右，即感上腹部胀痛或绞痛，并可放射至肩胛部，随即突然喷射性呕吐出大量不含食物的胆汁样液，呕吐后症状立即消失。预防措施为吻合时切勿翻入过多胃肠组织，避免输入袢过短或过长。治疗时可先行非手术疗法，如若无好转则多需手术治疗。术式可选择输入、出袢之间的侧侧吻合或改行 Roux-en-Y 式胃空肠吻合术。

2) 急性完全性输入袢梗阻：多见于结肠前 Billroth Ⅱ输入袢对胃小弯吻合术后的患者。原因有二：一是输入、出袢空肠呈交叉状，输出袢在前，若其系膜牵拉过紧形成索带压迫输入袢肠管，即可造成急性完全性输入袢梗阻；二是输入袢过长，穿过输出袢和横结肠系膜之间的间隙形成内疝，因其为闭袢性梗阻，所以易致绞窄而引起肠管坏死与穿孔。临床表现为突发性上腹部剧烈疼痛，呕吐频繁但量不大，也不含胆汁，呕吐后症状不缓解。上腹部有压痛，甚至可触及可疑包块。病情进展快，不久即出现烦躁、脉快、血压下降等休克表现。急性完全性输入袢梗阻可见于术后任何时期，所以凡曾接受过 Billroth Ⅱ式胃大部切除术的患者突然出现上述症状时，都应想到有此并发症的可能。预防在于避免输入、出袢形成交叉，注意输入袢长短适宜。

诊断明确时应立即手术治疗，方法包括：①解除梗阻，复位内疝；②缝合关闭输出袢和横结肠系膜之间的间隙或行输入、出袢之间的侧侧吻合；③若输入袢空肠已坏死，可切除之并行 Roux-en-Y 吻合术。

(2) 吻合口梗阻：多在术后由流食改为半流食时出现。主要临床表现为上腹部膨胀感和溢出性呕吐，呕吐物含有或不含有胆汁。查体时有时可触到压痛性包块。胃肠减压可引出大量液体，减压后症状也随之缓解，但进食后可再次发作。一般持续 10～20 日开始缓解，且一旦缓解症状很快消失，2～3 日即可进食。吻合口梗阻常见原因包括：胃肠吻合口开口过小、吻合时胃肠壁翻入过多、逆行套叠堵塞吻合口等。预防主要是术中避免吻合口开口过小、吻合时胃肠组织不要翻入过多、止血可靠、尽量减少对黏膜的损伤、注意无菌操作、纠正低蛋白血症等。治疗方面若为吻合口过小需再次手术扩大吻合口，否则应采用非手术治疗，方法包括：禁食，胃肠减压，纠正水、电解质紊乱与酸碱失衡，营养代谢支持，适量输入血浆，胃内局部应用高渗盐水等。若为胃瘫可试用多巴胺受体拮抗剂，如甲氧氯普胺或胃动力促进剂红霉素等。

(3) 输出袢梗阻：原因为粘连压迫；大网膜炎性肿块压迫；结肠后胃空肠吻合时，横结肠系膜孔未固定于胃壁上或滑脱而形成瘢痕压迫空肠输入和输出袢；结肠前吻合时，输出袢空肠疝入横结肠系膜和空肠系膜间形成嵌顿或绞窄性内疝；以及空肠套叠等。临床表现为上腹部胀满，呕吐含胆汁胃内容物。若非手术治疗无效应手术治疗解除病因。

5. 术后急性胆囊炎

主要原因是术中切断了迷走神经肝支及术后禁食水使胆囊收缩素分泌减少致胆汁潴留和腹腔感染。术后急性胆囊炎多在 1 ～ 2 周内发病，其临床表现与一般急性胆囊炎无异，但体征受腹部手术的影响可能不典型。轻者可采用非手术治疗，重者可根据病情行胆囊切除或造口术。

6. 术后急性重症胰腺炎

多在术后数日内发生，发病率约 1%。病因不清，可能与手术创伤、术后 Oddi 括约肌痉挛使输入袢胆汁逆流入胰管有关。诊断与治疗与其他原因引起的急性胰腺炎相同。

7. 倾倒综合征和低血糖综合征

(1) 倾倒综合征：多在进食后 30 分钟以内发生，残胃越小越易发生，且程度也越重。原因为胃大部切除术后大量高渗食物过快地进入十二指肠或空肠，刺激肠道内分泌细胞分泌大量 5-羟色胺、缓激肽样多肽、血管活性肽、神经紧张素、血管活性肠肽等，使大量的细胞外液渗入肠腔、循环血容量骤减，引起胃肠功能和血管舒张功能的紊乱。临床表现为上腹饱胀不适、腹泻；心悸、乏力、出汗、头昏、昏厥、大汗淋漓、面色苍白和呼吸深大等。治疗上应少食多餐，吃低糖、高脂肪、高蛋白质饮食。餐后立即平卧 20 分钟，经过一段时间后多可治愈。若长期治疗不缓解可改 Billorth Ⅱ 式为 Billorth Ⅰ 式或 Roux-en-Y 式吻合。

(2) 低血糖综合征：也称晚期倾倒综合征。多在餐后 2 ～ 4 小时出现，表现为心慌、出汗、眩晕、无力、苍白、手颤等。其原因是胃大部切除术切除了胃窦，含糖食物快速进入空肠后被过快吸收，使血糖急速升高，刺激胰岛 β 细胞释放大量胰岛素。而当血糖下降后，胰岛素未能相应减少，故出现上述症状。此时稍进食物即可缓解。症状明显者可用奥曲肽 0.1 mg 皮下注射，每日 3 次，可改善症状。

8. 碱性反流性胃炎

多见于 Billorth Ⅱ 式吻合术后，指碱性肠液、胰液和胆汁反流入残胃，胆盐、卵磷脂破坏胃黏膜屏障，H^+ 逆向扩散而引起的化学性炎症。该症多在术后数月至数年发生。临床表现为呕吐胆汁样液；上腹部及胸骨后烧灼样疼痛，进食后加重，抑酸剂治疗无效；胃液中无游离酸；体重减轻或贫血；胃镜检查见黏膜充血、水肿、糜烂，活检为慢性萎缩性胃炎等。放射性核素 ^{99m}Tc 静脉注射后在体外检查放射性也有助于诊断。治疗上可采取少食多餐、餐后勿平卧及口服胃黏膜保护剂、胃动力促进剂、考来烯胺等。重者可采取手术治疗，改 Billorth Ⅱ 式吻合为 Roux-en-Y 吻合加迷走神经干切断。

9. 吻合口溃疡

约 2/3 的吻合口溃疡患者发生在术后 2 年以内，其部位多为吻合口附近的空肠侧。吻合口溃疡的主要原因是胃切除范围不够、输入袢空肠过长、胃窦部黏膜残留、胃迷走神经切断不完全及胰源性，使术后胃液仍处于高酸状态，从而易发溃疡。因为距 Treitz 韧带越远，空肠的抗酸能力越差，所以有人认为空肠间 Braun 吻合和胃空肠 Roux-en-Y 吻合也是吻合口溃疡发生的原因之一。此外，绝大多数吻合口溃疡见于十二指肠溃疡术后患者，提示吻合口溃疡与原患疾病有关。处理上可先行内科治疗，如无效可考虑再次扩大胃切除范围或迷走神经切断术。

10. 营养性并发症

(1) 体重减轻：指术后不能恢复原体重或无法维持正常体重。体重减轻与胃切除范围有关。术后长期能量摄入不足是主要原因，治疗上主要依靠饮食调节，少量多餐，多食富含维生素、高蛋白质、低脂肪的饮食。此外，口服胰酶、胆盐、吗丁啉等均有一定的治疗作用。

(2) 贫血：缺铁性贫血的发生率为 10%～20%，与食物中缺铁、低酸、铁吸收障碍有关。治疗上应注意多食含铁食物，如大豆、蛋类、肉类等；口服或注射铁制剂。胃大部切除术后也可发生巨幼红细胞性贫血，原因为维生素 B_{12} 吸收不良，少数患者并有叶酸缺乏。肌内注射维生素 B_{12} 100～500 μg，每月 10 日即可纠正。叶酸缺乏时可服用维生素 C 及叶酸制剂。

(3) 腹泻与脂肪泻：腹泻多因胃排空过快，小肠蠕动增强，消化与吸收不良所致。脂肪泻多见于 Billroth II 式吻合，因食物不再经过十二指肠，过快地排出，致使胰胆的分泌与食糜的流动不同步，混合不佳，脂肪因未得到充分的分解与乳化而影响其吸收。饮食上应注意食用少渣易消化高蛋白食物。治疗可用考来烯胺结合胆盐。

(4) 骨病：约 30% 的术后患者晚期发生代谢性骨病，包括骨软化和骨质疏松。原因为钙在十二指肠内吸收，Billorth II 式吻合后，食物不再经过十二指肠，使钙吸收减少。临床表现为持续性、周身性骨痛，下肢无力以及血清碱性磷酸酶升高，血钙、磷偏低。预防上应注意多食用富含钙、维生素及蛋白质的食物，治疗主要是补充钙剂与维生素 D 制剂。

11. 残胃癌

胃良性病变行胃大部切除术 5 年以后残胃发生了癌变，称为残胃癌。癌变率一般在 2% 左右。残胃在术后 10 年内发生胃癌的很少，多在 20～25 年间发生。残胃癌的发生率与原发病是胃溃疡或是十二指肠溃疡无关，而与胃切除术后胃肠道重建方式有关，即 Billroth II 式高于 Billroth I 式。癌变的原因一般认为与术后低酸、胆汁反流及肠道细菌逆流入残胃有关。上述原因可引起吻合口炎症，胃黏膜发生萎缩性胃炎与酸分泌能力下降，胃黏膜屏障功能遭到破坏，使致癌物直接作用于受损部位而发生癌变。

12. 与吻合器有关的并发症

主要有出血、吻合口漏和狭窄。原因为吻合部位张力过大致血运不良、吻合时调节间距过紧使黏膜断裂出血、吻合的胃肠组织过厚或有炎症、吻合后再加浆肌层缝合使翻入组织过多、术后腹腔感染等。处理的方法同手工缝合后的并发症。

第四节 应激性溃疡

创伤与大手术等应激情况下均可发生急性胃肠道功能障碍，有学者主张称为急性胃肠黏膜损害和功能障碍，但是多把这种在应激状态下出现的溃疡统称为应激性溃疡 (streeulcer)，并定义为机体在严重应激状态下发生的一种急性上消化道黏膜病变，以胃为主，表现为急性炎症、糜烂或溃疡，严重时可发生大出血或穿孔，此病可属于 MODF，亦可单独发生。

Lucas 曾对严重创伤患者做胃黏膜连续系列摄片，发现 12 小时内胃黏膜即可出现苍白、充血，散在糜烂性胃炎发展成为浅表性溃疡，溃疡逐渐融合，甚至发展成为 10 cm 的巨大浅表性病变。肠功能障碍包括消化、吸收障碍与肠黏膜屏障障碍。肠屏障除黏膜屏障外，还有免疫屏障及生物屏障，肠黏膜屏障功能发生障碍与细菌、内毒素移位有关，常可产生严重的全身性反应和感染，偶有黏膜糜烂大出血。

一、病因

应激状态下胃十二指肠黏膜缺血，胃黏膜屏障功能减弱。

二、临床表现

临床上本病不严重时无上腹痛和其他胃部症状，常被忽视，明显的症状是呕血和排柏油样便；大出血可导致休克；反复出血可导致贫血。胃十二指肠发生穿孔时即有腹部压痛、肌紧张等腹膜炎表现。

此外必须注意有无合并的肺、肾等病变 (即 MODS) 的表现。

三、诊断

1. 经受应激刺激的患者出现上腹痛及上消化道出血。

2. 内镜可见到胃黏膜广泛性糜烂，多发性黏膜溃疡，浅表，0.5 cm ～ 1.0 cm，水肿不明显。

3. 腹腔动脉或肠系膜上动脉造影可见胃黏膜区域多个造影剂外渗影像。

四、治疗

1. 非手术治疗

(1) 置胃管引流、冲洗，用冰盐水洗胃，同时将去甲肾上腺素 8 mg 加入冰生理盐水 100 mL 中注入胃管内，使胃内小血管收缩达到止血目的。

(2) 静脉内用 H_2 受体阻滞剂，如西咪替丁、法莫替丁和奥美拉唑等，胃管内可用氢氧化铝凝胶灌注。

(3) 全身应用止血药物，如酚磺乙胺、氨甲苯酸和巴曲酶等。

(4) 动脉内治疗：选择性腹腔动脉及分支胃左动脉造影，除能发现出血部位外，还可给予栓塞和血管收缩性药物如垂体后叶素等，疗效较好。

(5) 内镜查出病变部位，同时予以电凝或激光凝固止血。

2. 手术治疗

(1) 手术指征：①经多种非手术疗法后出血仍在继续或血止住后又复发；②出血量大或出血合并穿孔；③胃镜发现溃疡较深，难以愈合或发现有活动性出血灶。

(2) 手术方式：应根据患者的全身状况，主要病变部位及病因，尤其是内镜检查时发现的病变情况，全面综合考虑。

常用方式有如下几种：①迷走神经切断加幽门成形术，同时缝扎出血点；②迷走神经切断和胃次全切除术；③胃次全切除术；④全胃切除术。

五、预防

对经受严重应激反应的患者，预防性应用 H_2 受体拮抗剂，可降低应激性溃疡的发病率。常用药物为雷尼替丁 150 mg，1/12 h，或法莫替丁 20 mg，1/12 h，经胃管给药或口服。

第五节 胃内异物

胃内异物分为外源性、内源性，及在胃内形成的异物即胃石症。临床上常见柿石、毛发石及咽下的各种异物。胃镜及 X 线检查有助确诊。

一、病因

外源性异物系吞食异物入胃，异物多种多样，常见的有纽扣、义齿、钱币、动物骨刺等。内源性异物系通过幽门通行穿入的如蛔虫团，胆囊穿孔入十二指肠使胆结石移入胃内。胃石按成分不同可分为植物性、动物性、药物性和混合性。临床以进食柿子、黑枣、山楂等而致的植物性胃石多见。

二、临床表现

若咽下异物较小而不锐利 (纽扣、贝壳)，可从肛门随粪便排出，无任何症状。有些异物可能较长时间存留于胃内，且不伴有症状，有些异物易嵌在回盲部可致肠梗阻。较大的异物或一次吞下大量异物，常在胃内滞留，可有恶心，上腹痛和饱胀等症状，有时可在上腹部触及肿块。锐利的异物 (如针、钉、有角的物体)，因损伤胃壁，可引起胃内出血、炎症、穿孔和炎性包块，也可因异物穿透胃壁而发生腹膜炎。

三、诊断

(1) 误咽的异物：多有将物品放入口中意外咽下的病史。

(2) X 线检查：如为金属或 X 线不能透过的异物可用腹部平片既可诊断清楚。如有腹膜炎体征，摄片还可检查膈下有无游离气体。如异物能被 X 线透过，可行胃肠钡餐，缓慢吞入造影剂，可确定异物存在的部位、形状和胃内有无损害。

(3) 内镜检查：既可以明确诊断，又可将较小的异物经内镜取出。

四、治疗

1. 非手术疗法

小的异物可自然排出，或立即食含有大量纤维及淀粉的食物如韭菜、马铃薯、山芋等，可将异物包裹，既可促进排泄，又可防止异物排泄过程中对肠道的损伤。应每日检查大便看有无异物排出。

2. 内镜

在直视下将大部分异物取出，如异物过大并尖锐不需勉强。

3. 手术

过大或尖锐的物体需剖腹手术取出。如异物嵌顿在回盲部，可行阑尾切除，同时取出异物。

第六节 胃柿石症

本病在产柿地区和柿熟季节的发病率较高。未成熟柿子的鞣质含量较高，因此食入不成熟柿子更容易患胃柿石症。

若有一次性食入大量柿子的历史，在食后一段时间（一年以内）出现胃部症状的患者，需要做腹部 X 线透视或 X 线片检查，如胃内有柿石，可发现柿石的阴影（柿石密度较高，不易透过 X 线），胃镜下可看到暗褐色可移动的柿石，并可发现伴有的炎症和溃疡；部分患者大便潜血试验阳性；胃液分析，胃游离酸常比正常人偏高。

治疗上，可用 5% 苏打水洗胃，能逐渐溶解柿石，柿石溶小后，可自动从幽门排出；也可用胃镜的活检钳或网套，将柿石钳碎或取出；用以上方法无效，或出现并发症时，可考虑手术取石治疗。

中医认为胃柿石症是由于饮食不节，贪食柿子，导致宿食内停，食滞于胃，从而引起胃纳失常，升降失调。若症见胃脘胀满疼痛、纳食不香、嗳气吞酸、恶心呕吐或腹泻，呕吐物或大便有不消化的酸腐味道，治疗用枳实导滞丸、保和丸或山楂丸来消食导滞；中医饮食疗法：请浏览食积食滞证的饮食治疗。如属慢性型，由于食积、气滞日久，造成血运不通畅，瘀血停于胃，引起胃部刺痛、痛处固定而拒按，舌质暗紫等，则以枳实导滞丸加三棱、莪术、桃仁、红花、生山楂以消食导滞、活血化积；中医饮食疗法：请浏览血瘀胃络证的饮食治疗。胃柿石症伴有慢性胃炎或胃溃疡者，治疗上可参考前面"慢性胃炎"的中医辨证治疗。

慢性胃柿石症患者，因病程较长，症状常与慢性胃炎、溃疡病或胃癌相似，但通过 X 线钡剂造影或胃镜检查很容易与上述疾病相鉴别。

胃柿石症的并发症是胃柿石症压迫胃壁使胃壁坏死及穿孔，也可因排入肠道内而发生肠梗阻。

一、临床表现

胃石易发生于胃大部切除术迷走神经切断术、胃轻瘫综合征患者，似与这部分患者胃运动功能紊乱有关。可分为急性及慢性两型。病程在 6 个月以内为急性，超过 6 个月为慢性，急性者多见。急性型在大量吃柿子、山楂等 1 ～ 2 小时即出现症状，半数以上患者有上腹部疼痛胀满、恶心、呕吐，一般呕吐量不多，可有呕咖啡色或血性物，而大量呕血少见。体格检查有30% 的病例触及上腹部滑行性包块。由于胃石对局部黏膜造成的刺激和损伤，常并发胃溃疡、胃黏膜糜烂、幽门梗阻、肠梗阻，偶有穿孔及腹膜炎。

胃石患者的临床症状和体征与胃石的大小、形态、性质及对人体消化、运动功能影响程度等因素有关。患者可以完全无任何症状，也可以有上腹不适、食欲不振、口臭、恶心、呕吐或不同程度的腹胀腹痛等。体查时常于上腹部可触及移动性包块，一般无明显压痛。

二、辅助检查

1. 粪便潜血试验

部分阳性，可有轻度贫血。

2. X 线检查

腹透或腹部 X 线片可见密度增高的阴影。钡餐可发现圆形或椭圆形不规则充盈缺损,肿块可移动,中间有透亮区。柿石的直径为 1 ～ 14 cm。

3. 内镜检查

可看到暗褐色可移动的柿石、活检钳可取出柿石碎块。

三、诊断

1. 病史

有吃大量未成熟的涩柿子的病史,食后出现胃部症状,上腹部可摸到移动性包块。

2. X 线

可见移动性阴影,钡餐可见巨大透亮的充盈缺损区。

因该病常有食欲缺乏、上腹不适、消瘦和腹部肿块,易误诊为胃癌,X 线和胃镜可以明确诊断。

四、治疗

1. 口服胃酶合剂或碳酸氢钠液

有可能帮助团块散开。

2. 中药

用活血化瘀及芳香化湿药物如陈皮、木香、青皮、厚朴、桃仁等。

3. 内镜

取出用胃镜活检钳将柿石钳碎取出。

4. 手术

如柿石较大,非手术疗法无效或出现并发症时,应手术治疗。

第七节　胃憩室

胃憩室是指胃壁的局限性袋状扩张或囊样突出。大多数患者无症状,仅在做胃部钡餐检查或做胃镜时发现,临床主要表现为上腹剑下钝痛、胀痛及烧灼感,或有阵发性加剧,可伴有恶心、呕吐甚至吞咽困难。可发生于任何年龄,以 40 ～ 60 岁多见,男女性别比例差别不大。

一、病因

胃憩室有真性和假性两种。前者为胃壁的全层膨出,后者仅为黏膜及黏膜下层而无肌层的膨出。对于真性胃憩室的病因尚存争议。多数学者认为肌肉先天性发育不全或缺损导致胃壁局限性薄弱,以及胃蠕动和内容物造成的胃腔内高压力使薄弱处的黏膜及黏膜下肌层从肌层间隙呈囊袋状向腔外疝出是憩室产生的根本原因。但也有学者在新生儿和婴儿发现了胃憩室,故此认为胚胎胃贲门后壁有一囊状附属物,并认为该附属物可发展成憩室。有研究发现胃自身疾病如溃疡、肉芽肿、肿瘤、手术及周围组织的炎性改变或粘连是部分真性及假性胃憩室形成的继发因素。

二、临床表现

大多数患者无症状，仅在做胃部钡餐检查或做胃镜时发现，部分胃憩室的患者又可同时合并其他胃肠道病变。主要表现为上腹剑下钝痛、胀痛及烧灼感，或有阵发性加剧，可伴有恶心、呕吐甚至吞咽困难。发生于剑下的餐后 1 ～ 2 小时内的钝痛，卧位加重，立位或坐位减轻为本病特点。症状的产生可能由于食物进入憩室内使其膨胀所致，当某种体位有利于憩室排空时，疼痛可缓解。也有学者认为，症状产生是由于食物或胃液潴留在憩室腔内引起憩室炎。有时症状类似溃疡病或胆囊疾病。

三、诊断

1. 病史

有进食后上腹部胀痛，体位变化而缓解的病史。

2. X 线钡餐

可见胃底或贲门附近有圆形或椭圆形囊袋，边缘光滑，轮廓清楚，可见胃黏膜伸入其内。如憩室有狭小颈部时，可见胃周围憩室如悬挂的圆底烧瓶或囊袋状透亮区，立位可见液平。

3. 内镜

憩室口呈边缘清楚的圆洞形，憩室内可见正常胃黏膜皱襞。憩室有炎症时，憩室内黏膜充血、水肿，甚至糜烂。穿透性溃疡：溃疡的胃黏膜已被破坏，故在钡餐时溃疡内看不到胃黏膜，服用药物后，溃疡愈合、囊袋消失。而憩室内有胃黏膜组织，多次检查、形态较为一致。

四、治疗

无症状者不需治疗。轻度症状者可用非手术治疗，服用制酸和解痉药物，自己摸索合适的体位，做体位引流，可减轻症状。

症状重者可行手术治疗，根据憩室的部位，决定切除的范围：①贲门部憩室：切除憩室；②幽门部憩室：可行憩室切除，必要时做胃部分切除；③合并出血、穿孔者应及时手术止血或憩室切除。

第八节　胃息肉

胃息肉是胃黏膜上的良性病变，是由胃黏膜异常增生而来的，是比较常见的胃良性肿瘤。一般可分为炎性息肉（增生性息肉，又叫非腺瘤性息肉）和腺瘤性息肉（息肉样腺瘤）。常由胃镜检查或钡餐检查而发现。炎性息肉约占胃息肉的80%，它们几乎全由增生性的黏液细胞组成，直径多在1 cm以下，癌变率低，约占1%左右。腺瘤样息肉又称化生性息肉，占胃息肉的1% ～ 25%，直径可超过2 cm，癌变率较高，占20% ～ 40%。

胃息肉又名胃酸，疼痛、恶心、厌食、消化不良、体重下降、腹泻，指胃黏膜局限性良性隆起病变。本病早期或无并发症时多无症状。出现症状时常表现为上腹隐痛、腹胀、不适，少数可出现恶心、呕吐。

合并糜烂或溃疡者可有上消化道出血，多表现为粪潜血试验阳性或黑便，呕血少见。位于幽门部的带蒂息肉，可脱入幽门管或十二指肠，而出现幽门梗阻的表现。息肉生长于贲门附近时可有吞咽困难。

一、分类

1. 增生性息肉

该类占胃良性息肉的90%，单发或多发息肉可发生在胃的任何部位，但多见于幽门部。息肉是由胃上皮细胞组成，从组织学上讲，它与邻近的正常胃黏膜形态学相同。目前认为这类息肉是增生性的而不是肿瘤性的，也不超过1 cm。过去曾认为增生性息肉不发生恶性变。近来发现5%的萎缩性胃炎患者后来发生成胃增生性息肉；另有研究表明，胃腺癌与增生性息肉之间有较密切的关系，有1/26的增生性息肉患者同时患胃癌；说明萎缩性胃炎伴肠化生、胃酸缺乏的胃黏膜与增生性息肉和癌关系密切。

2. 腺瘤样息肉

通常位于胃窦部、单个较大，有蒂或无蒂。组织学表现为不典型腺体伴有假单层上皮。根据腺体的组成分为管状腺瘤、绒毛状腺瘤和混合性腺瘤。

腺瘤样息肉与腺癌的关系密切，恶性变出现在息肉内或邻近的胃黏膜，有报道＞2 cm的息肉24%发展成腺癌，而＜2 cm的息肉仅4%发展成腺癌。息肉越大，癌变率越高，尤其是大而无蒂的息肉。

二、临床表现和诊断

本病早期或无并发症时多无临床症状。有症状时常表现为上腹隐痛、腹胀、不适，少数可出现恶心、呕吐。合并糜烂或溃疡者可有上消化道出血，多表现为粪潜血试验阳性或黑便，呕血较为少见。位于幽门部的带蒂息肉，可脱入幽门管或十二指肠，而出现幽门梗阻。生长于贲门附近的息肉可有吞咽困难。

X线钡餐通常显示胃内多数斑点状充盈缺损。内镜可明确诊断并可活检，以确定是否有癌变。

三、治疗

1. 内镜

摘除可用于单发带蒂息肉，用圈套加电灼术将其完整切除。

2. 腹腔镜手术

为近年来开展起来的一门新型技术，以微小的创伤将息肉及边缘做楔形切除。

3. 开腹手术

(1) 胃切开息肉摘除术，用于多发性带蒂息肉，逐个将息肉摘除。

(2) 胃大部切除术：用于多发性息肉成团累及胃体或胃窦。

(3) 全胃切除术：用于息肉累及全胃。

第九节 胃癌

胃癌在全球范围内是常见恶性肿瘤，其患病率居第四位。在北美少见，东亚、南美、苏联地区是高发地区，日本为胃癌发病率最高的国家。在西方国家，胃癌的发病部位逐渐向近端偏移，最常见于近端胃小弯侧。其他地区非近端胃癌仍然是胃癌的主要形式。国内胃癌分期普遍偏晚，疗效不满意。十余年来，经济水平提高和肿瘤普查工作的推广，使早期胃癌比例增加；通过综合治疗进展期胃癌的疗效得以提高。目前我国胃癌的疗效已经明显改善，5年生存率为40%～50%。早期诊断、外科手术进步和综合治疗是提高疗效的重要因素。

一、病因

胃癌是慢性疾病，发病过程长且复杂。目前没有任何单一因素被证明是人类胃癌的直接病因。胃癌发生与多种因素有关。一般习惯将那些使胃癌发病频率增高相关的因子称为危险因素。

（一）饮食因素

1. 亚硝基化合物亚硝基化合物是一大类化

学致癌物，天然存在的亚硝基化合物是极微量的。在食品加工过程中产生的亚硝基化合物也并非人类暴露于亚硝基化合物的主要来源。人类可以在体内内源性合成亚硝基化合物，而胃则是主要合成场所。经食物摄入胃内的前体物能够进一步内源性合成亚硝基化合物。流行病学研究表明，人群硝酸根和亚硝酸根的暴露水平与胃癌流行呈正相关。胃是亚硝基化合物的致癌器官之一。

2. 多环芳烃化合物

多环芳烃类化合物被认为是重要致癌物，可污染食品或在加工过程中形成。熏、烤、炸等加工过程，可使蛋白变性，产生大量致癌性多环芳烃化合物，其主要代表是3, 4-苯并芘。有人举例认为，冰岛居民食用新鲜食品增加，熏制食品减少，使胃癌发病率下降。

3. 高盐饮食

已有比较充足的证据说明胃癌与高盐饮食及盐渍食品摄入量多有关。摄入高浓度食盐可使胃黏膜屏障损伤，造成黏膜细胞水肿，腺体丢失。在给予致癌性亚硝基化合物同时给予高盐可增加胃癌诱发率，诱发时间也较短，有促进胃癌发生的作用。食盐本身无致癌作用，由食盐造成胃黏膜损伤使其易患性增加或协同致癌可能为增加胃癌危险性的原因。

4. 其他

有研究表明，吸烟、饮酒增加胃癌的发病风险。

世界各地的流行病学研究一致性表明：新鲜蔬菜、水果具有预防胃癌的保护性作用，并显示剂量效应关系。经常食用新鲜蔬菜的人患胃癌的相对危险度降低30%～70%。含有巯基类的新鲜蔬菜，如大蒜、大葱、韭菜、洋葱和蒜苗等也具有降低胃癌危险的作用。

（二）幽门螺杆菌

大量的实验室和流行病学研究显示，幽门螺杆菌感染与慢性活动性胃炎和消化性溃疡高度相关。幽门螺杆菌感染是胃癌的主要危险因素之一，相对危险度为1.8～3.6。研究显示，幽门螺杆菌感染主要与发生在远端的肠型胃癌有关。

（三）胃慢性疾患

胃癌，特别是肠型胃癌的发病模式为多因素作用下的多阶段过程。一些胃慢性疾患，如慢性萎缩性胃炎，胃黏膜肠上皮化生和异型性增生与胃癌发病相关。

1. 慢性萎缩性胃炎

以胃黏膜腺体萎缩、减少为主要特征，常伴有不同程度的胃黏膜肠上皮化生。慢性萎缩性胃炎患者胃癌发病风险增加，对此类患者应该密切随访。

2. 胃溃疡

根据长期随访研究及动物实验研究结果，目前多数学者认为慢性胃溃疡会发生癌变，其发生率为 0.5%～5%。

3. 残胃

残胃作为一种癌前状态，它与胃癌的关系也一直受到重视。一般主张，因良性病变行胃大部切除术后 10 年为残胃贲门癌发病高峰期。

（四）遗传因素

胃癌在少数家族中显示有聚集性。尽管有一些证据说明遗传与胃癌有关，但大多数人对此观点持谨慎态度。遗传因素与共同生活环境因素相互交错，很难区分也增加了研究工作的难度。就发病因素来看，环境因素似乎更为重要。胃癌主要分为肠型胃癌和弥散型胃癌。肠型胃癌的发病年龄较晚，多发于胃窦部，主要由环境致癌因素所致。弥散型胃癌的发病年龄轻，有遗传倾向性。研究表明，25% 的遗传性弥散型胃癌 (HDGC) 是因为抑癌基因 E-cadherin(CDHI) 存在各种胚系突变所致。

二、分期

1. 按 TNM 分期

T：原发肿瘤，主要取决于癌穿透胃壁的深度。

T_1：肿瘤浸润至黏膜或黏膜下层。

T_2：肿瘤浸润至肌层或浆膜下层。

T_3：肿瘤穿透浆膜层。

T_4：肿瘤直接侵及邻近结构或器官 (腔内扩展至十二指肠或食管仍按胃壁浸润的最大深度分类)。

N：局部淋巴结，主要取决于转移淋巴结距原发肿瘤的距离。

N_0：无局部或区域淋巴结转移。

N_1：距原发灶边缘 3 cm 以内的胃周淋巴结受累。

N_2：距原发灶边缘 3 cm 以外的胃周淋巴结受累 (包括胃左动脉、肝总动脉、脾动脉和腹腔动脉周围的淋巴结群)。

2. 临床分期

以 cTNM 表示，是根据临床检查、X 线、内镜等所提示的癌症范围。近年来，CT、磁共振和内镜超声仪等影像技术已被用于胃癌的术前诊断，后者能对胃壁各层及胃旁淋巴结、腹腔内远处转移进行较准确的判断，可于术前估价肿瘤浸润胃壁的深度和范围。

3. 病理分期

以 pTNM 表示，是根据手术所见及切除标本的病理学检查所提示的癌症浸润转移范围来确定。其结果为分期提供最后的依据。

三、临床表现

早期胃癌多数患者无明显症状，少数人有恶心、呕吐或是类似溃疡病的上消化道症状。疼痛与体重减轻是进展期胃癌最常见的临床症状。患者常有较为明确的上消化道症状，如上腹不适、进食后饱胀，随着病情进展上腹疼痛加重，食欲下降、乏力。根据肿瘤的部位不同，也有其特殊表现。贲门胃底癌可有胸骨后疼痛和进行性吞咽困难；幽门附近的胃癌有幽门梗阻表现；肿瘤破坏血管后可有呕血、黑便等消化道出血症状。腹部持续疼痛常提示肿瘤扩展超出胃壁，如锁骨上淋巴结肿大、腹水、黄疸、腹部包块、直肠前凹扪及肿块等。晚期胃癌患者常可出现贫血、消瘦、营养不良甚至恶病质等表现。胃癌的扩散和转移有以下途径。

1. 直接浸润

贲门胃底癌易侵及食管下端，胃窦癌可向十二指肠浸润。分化差浸润性生长的胃癌突破浆膜后，易扩散至网膜、结肠、肝、胰腺等邻近器官。

2. 血行转移

发生在晚期，癌细胞进入门静脉或体循环向身体其他部位播散，形成转移灶。常见转移的器官有肝、肺、胰、骨骼等处，以肝转移为多。

3. 腹膜种植转移

当胃癌组织浸润至浆膜外后，肿瘤细胞脱落并种植在腹膜和脏器浆膜上，形成转移结节。直肠前凹的转移癌，直肠指检可以发现。女性患者胃癌可发生卵巢转移性肿瘤。

4. 淋巴转移

是胃癌的主要转移途径，进展期胃癌的淋巴转移率高达 70% 左右，早期胃癌也可有淋巴转移。胃癌的淋巴结转移率和癌灶的浸润深度呈正相关。胃癌的淋巴结转移通常是循序逐步渐进，但也可发生跳跃式淋巴转移，即第一站无转移而第二站有转移。终末期胃癌可经胸导管向左锁骨上淋巴结转移，或经肝圆韧带转移至脐部。

四、诊断

早期诊断是提高胃癌疗效的关键，主要根据临床表现上腹部疼痛进行性消瘦，食欲减退等，但因无特异性，很容易被忽视，因此在我国，Ⅰ、Ⅱ期胃癌患者仅 15% 左右，其中早期胃癌不到 10%。

1. X 线钡餐检查

(1) 气钡双重造影使钡剂充分进入胃腺体周围的浅凹，可得到高质量的黏膜像，观察胃黏膜微小病变效果好，可使早期胃癌的确诊率达 86.2%。

(2) 常规钡餐检查：对进展期胃癌相对不难，肿块型癌表现为向胃腔内突出的不规则充盈缺损，黏膜破坏、中断，病灶边界较清楚。浸润型癌表现为胃壁僵硬，黏膜皱襞和蠕动消失，胃腔狭小，病变广泛时，呈典型的"革袋状胃"。溃疡型则表现为胃腔内的龛影，边缘不规则，常伴指状压迹或半月征，周围黏膜皱襞不规则聚集和中断现象。混合型癌常以某一种表现为主，伴有其他现象。

2. 胃镜检查

纤维胃镜能直接看到胃内病变部位及范围，又能在直视下获取组织做病理检查，是诊断早期胃癌的有效方法。因早期胃癌病变较小，有时难以仅凭肉眼确诊，除活组织检查外，还可在胃镜下用细胞刷在病变部位摩擦转动，并适当加压，取出后做细胞学涂片，可提高阳性率。另外在胃镜下采用刚果红及亚甲蓝活体染色技术，可使早期胃癌的诊断率提高至 70% 和 89%，尤其是 < 5 mm 的微小癌。胃镜对进展期胃癌的肉眼诊断正确率高达 90% 以上。

3. 超声诊断

(1) 腹部超声：可见到 1 ~ 3 层的胃壁结构及肿块与胃壁的关系。在超声波图像中，胃壁可分为 5 层，据此可分析肿瘤浸润胃壁的深度。另外，还可发现腹内其他脏器与肿瘤的关系及淋巴结转移情况。

(2) 内镜超声：可直接在胃腔内检查，结果更加可靠，有助于手术前对病变程度的判断。

4. 生化、免疫诊断法

CEA 和 CA19-9 等可在胃液、血清及组织中被检测，阳性率 50% ~ 60%，但阳性者多见于肿瘤较大或已远处转移的病例，对早期胃癌的诊断意义不大。有报道应用单克隆抗体 MG-Ag 检测胃癌，阳性率为 65.1%，正常人全部阴性。

五、治疗

1. 手术治疗

为目前治疗胃癌的主要方法，也是唯一有可能治愈进展期胃癌的手段。

(1) 根治性切除手术：即将胃癌的原发病灶，连同部分胃组织及相应的区域淋巴结一并切除，临床上不残留任何癌组织。因区域淋巴结清除的范围不同，而分为 D_0、D_1、D_2、D_3 四种不同的根治术。将第 1 站淋巴结完全清除的称为 D_0 术式；同样，清除第 2 站、第 3 站淋巴结的，分别称为 D_2 和 D_3 术式。根据淋巴结转移的程度和手术清除的范围。又分为绝对根治术：指淋巴结清除范围超越转移淋巴结第 1 站以上，如第 1 站淋巴结已转移，施行了 D_2 或 D_3 根治术，即绝对根治，如仅做了 D_1 手术，虽然临床上无残存的转移淋巴结，也只能认为是相对根治术。

根治性胃次全切除的范围应包括原发病灶在内的胃近侧或远侧的 2/3 ~ 3/4，全部大小网膜，肝胃和胃结肠韧带及横结肠系膜前叶，胃的区域淋巴结。如是远端胃的病变，还应包括十二指肠第 1 部。近端胃切除应包括 3 cm 的食管。手术切除正常胃组织至少离肿瘤 6 cm。有时胃体部癌为了清除贲门旁、脾门、脾动脉周围的淋巴结，须行全胃及胰体、尾与脾脏一并切除的扩大根治术，如癌肿侵及邻近的肝、肠、肾上腺等脏器时，应将受累脏器行根治性联合脏器切除术，对黏膜内癌应做 D_1 手术，黏膜下癌做 D_2 手术。对远端胃切除术后的吻合方式，我们认为应做毕 II 式胃空肠吻合。原因有：①可以切除足够的胃组织，而不担心吻合口张力过大的问题；②一旦复发，可以再次手术切除残胃。做毕 I 式吻合的缺点是：如切除过多，张力过大，如切除过少，癌肿去除不彻底，容易复发。复发后如再次手术，只能做胰十二指肠切除术，多数患者的身体条件难以承受。

(2) 姑息性手术：可解除幽门梗阻、出血、疼痛等症状，尽可能切除肿瘤，减少肿瘤体积和负荷，有利于以后化疗和免疫治疗。

(3) 短路手术：如癌肿不能切除并侵犯幽门形成幽门梗阻时，可做胃空肠吻合，使患者能够进食，以改善营养。

(4) 腹腔镜胃次全切除术：适用于黏膜内癌，因清扫淋巴结不彻底，所以实用价值不大。

2. 化疗

(1) 全身化疗：术后辅助化疗其目的在于减少术中癌细胞播散和种植的机会，杀灭体内可能残留的微小癌灶，防止术后复发和转移，另外，作为非根治性切除术患者的姑息治疗，可延缓肿瘤生长，延长生存期。化疗应在术后 3 周左右开始，早进行化疗，疗效更好，尽量采用联合用药，可提高疗效。联合用药以 5-Fu 为基础，然后再在阿霉素、丝裂霉素，长春新碱和羟喜树碱中再挑选 1 或 2 种，可长期服用替加氟 (FT207) 或新药去氧氟尿苷，后者疗效好，副作用小，缺点是价钱高。

(2) 术中腹腔内温热化疗：利用温热效应对肿瘤细胞的多重抑制作用，增加化疗的效果。操作要点是在术毕关腹前，用去离子水 3 000 ～ 5 000 mL，加热至 42℃～ 45℃，维持 1 ～ 2 小时，如有恒温转流泵和腹腔扩容器，效果更好，据报道，5 年生存率明显提高。

(3) 术后腹腔内化疗：可在腹腔内留置导管或放置化疗，将化疗药物稀释后注入腹腔内，可选用的药物有氟尿嘧啶、丝裂霉素 C、阿霉素、表柔比星、顺铂、羟喜树碱等，对Ⅲ期胃癌的 5 年生存率可高达 50%。

(4) 区域性动脉内化疗：经动脉插管至肿瘤部位，注入化疗药物，使肿瘤内的药物浓度较之通常静脉或口服给药高出数倍，疗效明显提高。另一种新技术为区域内动脉内化疗辅以血透疗法，即可以使药物在肿瘤内迅速达到细胞致死的浓度，又可以在治疗结束时通过血液透析使化疗药物撤离体内，减轻了副作用。

3. 免疫治疗

目前应用的有香菇多糖、干扰素、肿瘤坏死因子、卡介苗、LAK 细胞、白介素 2 及肿瘤浸润淋巴细胞，疗效正有待于观察。

4. 放射治疗

一般认为在术中，切除病变后吻合前，施以一次性大剂量照射，可消灭切除后残留的亚临床转移灶、疗效较好，但需特殊放疗设备。

第十节　胃平滑肌瘤及肉瘤

一、胃平滑肌肉瘤

胃平滑肌肉瘤是起源于胃平滑肌组织的恶性肿瘤。胃平滑肌肉瘤多从胃固有肌层发生，较为少见，仅占胃内瘤的 20%。其临床表现 X 线钡餐及胃镜等检查缺乏特异性，易与胃癌、胃平滑肌瘤及其他胃原发性肿瘤相混淆，术前诊断及鉴别诊断皆较困难。临床上胃平滑肌肉瘤不易完整切除，加之化疗效果不佳，患者预后较差。本病发病的性别差异不大，平均发病年龄为 54 岁。

（一）病理

胃平滑肌肉瘤多半位于胃的近侧部，可单发或多发，大小不一，由于长期无症状，故临床上发现者常较大，可在数毫米至数十厘米，一般在 4 cm 以上。由内向外分为 3 型。

1. 胃内型肿瘤

位于黏膜下，向胃腔内生长。

2. 胃壁型肿瘤

向压力较低的浆膜下及黏膜下生长，而形成中间有瘤组织相连的哑铃状肿物。

3. 胃外形肿瘤

向大网膜及附近组织生长。肿瘤外观多呈球形或半球型或分叶状，瘤内常发生出血、坏死、囊性变，其表面黏膜也可发生溃疡。肿瘤扩散以血行转移为主，转移多见于肝、其次为肺。也可种植播散。淋巴结转移者少见。

（二）临床表现

胃平滑肌肉瘤的临床表现与肿瘤生长部位、类型、病期及有无并发症等有关。早期无特异性症状，典型者表现如下。

1. 腹痛

约 50% 以上的患者发生腹痛，常先于出血和肿块。多为隐痛或腹部不适感，偶呈剧痛。腹痛系由瘤体膨大、牵拉、压迫邻近组织所致。

2. 腹部包块

半数左右出现腹部包块，小者如核桃。多有粘连，较固定，触之常有囊性感，触痛不明显。

3. 胃出血

胃平滑肌肉瘤发生出血者也较多见，常为间断性、持续性小量出血。黑便为主，呕血者较少，极个别呈大出血甚至休克。出血的主要原因是肿瘤受压或供血不足使中央部位梗死、坏死，以及瘤体表面溃疡所致。可伴有贫血症状。

4. 发热、消瘦等其他表现。

（三）诊断

1. X 线钡餐检查

可见胃内有边缘较整齐的圆形充盈缺损、有时在充盈缺损中间可见到典型的"脐样"龛影。胃外形肿瘤则表现为胃受压和移位现象。

2. 内镜检查

可见较大的黏膜下肿物的特征，肿瘤表面黏膜呈半透明状，肿瘤周围的"桥形皱襞"不如良性平滑肌瘤明显。有时可见"脐样溃疡"。

3. 超声波和 CT

B 超和 CT 检查有助于确定病变部位、范围、邻近脏器的浸润程度。对体积大的肿块，在 B 超引导下经皮肤穿刺取活组织检查，有助于术前明确肿块性质，并选择治疗方案。

胃平滑肌肉瘤应与平滑肌瘤相区别，因两者的治疗原则不同，预后也不一样，有时两者的鉴别很困难，其主要区别见表 7-1。

表 7-1 胃平滑肌瘤与胃平滑肌肉瘤的区别

	胃平滑肌瘤	胃平滑肌肉瘤
大小	＜2 cm	＞3 cm
外观	分界清楚，常坚实、实性，圆形，常覆盖止常黏膜	局部侵犯，常中心坏死、出血，圆或哑铃状，常有溃疡
临床	不伴出血，无疲乏感及体重下降	急性严重出血，有疲乏感及体重下降
组织像	无多形性、无巨细胞、少分裂象	多形性、巨细胞、分裂活跃

有时较大的胃平滑肌瘤，病理诊断为良性，临床上也应考虑恶性的可能，按恶性治疗较为妥善。

（四）病理分期

根据对胃平滑肌肉瘤的自然病程和预后因素分析表明：胃平滑肉瘤的恶性程度分级、肿瘤的大小、有无邻近脏器浸润等三点，能客观反映肿瘤的生物学行为，预示患者的预后。根据这3 个指标，将胃平滑肌肉瘤分为三期：0 期：无上述不利因素；Ⅰ 期：存在 1 个因素；Ⅱ 期：存在两个因素。

（五）治疗

胃平滑肌肉瘤对放疗和化疗都不敏感，主要依靠手术治疗，因为该类肿瘤手术切除后局部复发多见，故手术时力求彻底。较小的肉瘤可做胃次全切除，较大的肉瘤需行全胃切除。如术中见肿瘤侵犯邻近脏器或组织时，首先应切除足够的原发灶，然后尽可能扩大手术并切除转移灶。

（六）预后

胃平滑肌肉瘤术后总的 5 年生存率在 50% 以上，按统计，0 期的 5 年生存率为 100%，Ⅰ期为 77%，Ⅱ期 19%。

二、胃平滑肌瘤

胃平滑肌瘤是起源于平滑肌组织的良性肿瘤，是最常见的间质性良性胃部肿瘤。因直径＜2 cm 的平滑肌瘤无任何临床症状，其实发病率很高。早期手术治疗预后良好。严重者可表现出血、腹痛、腹胀、腹部包块等，其中出血为最常见的症状。

（一）临床表现

胃平滑肌瘤起源于平滑肌组织 (多源自胃壁环肌或纵肌)，少数起自黏膜肌层的良性肿瘤。好发于胃底、胃体，小弯侧较大弯侧多见，后壁较前壁为多。直径＜2 cm 的平滑肌瘤无任何临床症状。其临床表现常与肿瘤的部位、大小、生长方式、并发症类型等有关，严重者主要表现为出血、腹痛、腹胀、腹部包块等，其中出血为最常见的症状。

（二）治疗

尽早手术切除，通常采用切除肿瘤及正常 2～3 cm 的楔形胃壁，用腹腔镜行此手术，创伤较小，恢复时间缩短，是一大进展。

第十一节　胃恶性淋巴瘤

恶性淋巴瘤 (Malignant Lymphoma) 是原发于淋巴结和淋巴结外淋巴组织的恶性肿瘤。原发于淋巴组织的肿瘤都是恶性肿瘤，所以在临床实际工作中，淋巴瘤和恶性淋巴瘤这两个名称常相互通用。恶性淋巴瘤根据细胞形态特点和组织结构特点分为霍奇金病 (Hodgkins Disease) 和非霍奇金淋巴瘤 (Non-Hodgkins Lymphoma) 两类。胃恶性淋巴瘤 (Gastric Malignant Lymphoma) 是胃非恶性肿瘤中最常见的类型，占胃部恶性肿瘤的 3% ～ 5%。它发生于胃淋巴网状组织，属淋巴结外形非霍奇金淋巴瘤的一种。又有原发性和继发性之分。后者是指身体其他部位或全身性淋巴瘤所致，是最常见的类型。本病多见于 50 ～ 60 岁年龄组，近年来有年轻化趋势，性别中以男性多见。

一、病理

1. 大体分型

(1) 肿块或息肉型：为胃壁内肿块，肿块较扁平或向胃腔内隆起呈息肉状，但表面黏膜正常，肿块较大时可伴有黏膜糜烂或表浅溃疡。

(2) 溃疡型：多为浅表的溃疡，也可表现为巨大的单一溃疡，底部坏死，边缘硬而突起，可发生出血和穿孔。

(3) 浸润型：为局限或弥散的胃皱襞肥厚性浸润性病变，使局部黏膜隆起，增厚，或表现为扁平、环形的橡皮样肿块，似脑回样。

(4) 结节型：表现为黏膜表面隆起的多发性或弥散性结节形成，结节常扩散至黏膜下或浆膜面，有时伴有浅表或深在溃疡。

(5) 混合型：在一个标本中同时有两种以上类型者。

2. 组织学特征

(1) 高分化淋巴细胞型：为成熟的淋巴细胞增生，通常不具有恶性细胞的组织学特征。

(2) 低分化淋巴细胞型：淋巴细胞显示不同程度的未成熟性，相当于淋巴母细胞性淋巴瘤。

(3) 组织细胞型：为不同程度成熟与分化的组织细胞增生所构成。

(4) 混合细胞型：同时含有淋巴细胞和组织细胞。

(5) 未分化型：为原始网织细胞增生所组成。

二、分类

1. 霍奇金淋巴瘤

内有肿瘤细胞、各种炎症细胞以及增生的毛细血管常混杂在一起形成肉芽肿样结构，并含有巨网状细胞。其中又分为淋巴细胞显著型、结节硬化型、混合性细胞结构型及淋巴细胞耗尽型。

2. 非霍奇金淋巴瘤

分为滤泡状淋巴瘤、弥散性淋巴瘤等多种类型及分化方式。

三、临床表现

1. 症状

原发性胃淋巴瘤的症状极似胃癌。

(1) 腹痛：胃恶性淋巴瘤最常见的症状是腹痛。腹痛发生率在 90% 以上。疼痛性质不定，自轻度不适到剧烈腹痛不等，甚而有因急腹症就诊者。最多的是隐痛和胀痛进食可加重最初的印象一般是溃疡病但制酸剂常不能缓解腹痛可能是恶性淋巴瘤原发性损伤周围神经或肿大淋巴结压迫所致。

(2) 体重减轻：约占 60% 为肿瘤组织大量消耗营养物质和胃食欲缺乏摄入减少所引起，重者可呈恶病质。

(3) 呕吐：与肿瘤引起的不全幽门梗阻有关，以胃窦部和幽门前区病变较易发生。

(4) 贫血：较胃癌更常见。有时可伴呕血或黑便。

2. 体征

上腹部触痛和腹部包块是最常见的体征，有转移者可发生肝脾大少部分患者可无任何体征。

四、诊断

1. 视诊

有类似溃疡病的症状及贫血或消化道出血征象。

2. X 线钡餐

表现为不规则的圆形充盈缺损，状如"鹅卵石"。有时可见到多发性溃疡，大而浅；或有充盈缺损或龛影，胃壁增厚，僵硬，胃黏膜粗糙、扭曲而肥大。

3. 内镜检查

因肿瘤的类型不同，可见到不同的表现，组织活检 75% 可明确诊断。

4. B 超和 CT 检查

有助于确定病变的部位、范围以及对治疗的反应，也有助于术前制订合适的治疗方案。

确诊为胃淋巴瘤后，须判断属原发性还是继发性。

原发性淋巴瘤的诊断标准为：①全身浅表淋巴结无肿大；②白细胞总数及分类正常；③胸部 X 线片未显示有胸骨后淋巴结肿大；④手术证实病变局限胃及区域性淋巴结；⑤肝、脾正常。

胃假性淋巴瘤：由胃壁的淋巴组织肿块型成，常与覆盖于其上的黏膜溃疡有关，是一种慢性炎症反应，是良性病变。表现为上腹部疼痛、腹部肿块及体重减轻，钡餐检查难以区别，治疗需手术切除，切下标本做病理学检查可明确诊断。

五、治疗

Ⅰ期：手术。局部及区域淋巴结做放疗。

Ⅱ期：手术。局部及区域淋巴结做放疗。

Ⅲ、Ⅳ期：手术、化疗、残存病变处做放疗。

原发性胃淋巴瘤的手术切除高，对放疗及化疗又很敏感，因此术后 5 年生存率均优于胃癌，一般＞50%。

1. 手术治疗

是主要治疗手段、切除范围与胃癌相似，但其病变范围常不如胃癌大，因此，须在手术中做冰冻切片，防止切端肿瘤细胞残留。一般次全胃切除就可解决问题，如胃内有多个病灶，或病变较大，可行全胃切除术。同时需行区域淋巴结清扫。

2. 放疗

作为术后主要辅助性治疗措施。

适应证为：①肿瘤较大，已浸润浆膜面或有淋巴结转移，估计腹内仍有肿瘤残存者；②姑息性切除术后；③复发性胃淋巴瘤。放射剂量为 30 ～ 40 Gy。

3. 化疗

对有淋巴结转移或病变广泛的晚期病例，可采用联合化疗延长生命，化疗的药物以环磷酰胺为基本用药，常用的方案有 COP、CAOP、COPP、MOPP、CHOP 等。

六、预后

胃恶性淋巴瘤的预后与病变浸润深度及淋巴结有无转移有密切关系。据报道，病变局限在黏膜下层者，术后 5 年生存率为 71.4%，到肌层和浆膜层者则为 21.7%。另有报道，无胃周围淋巴结转移的 5 年生存率为 88%，有淋巴结转移的为 32%，术后复发多发生于两年之内。

第十二节　残胃癌

一、病因

残胃癌发生机制尚未完全阐明，可能与术后胃内环境改变及碱性十二指肠液反流有一定关系。胃切除后胃酸缺乏与碱性十二指肠液反流，使胃内呈低酸状态，有利于细菌繁殖，可能为产生亚硝胺类致癌物质的细菌提供适宜的生长条件。另一方面，胆汁等碱性十二指肠反流物的长期刺激，可以破坏胃黏膜屏障，加重慢性胃炎及萎缩性胃炎的发生，使局部肠化生、不典型增生，导致癌变。又因胃黏膜屏障的受损，使致癌物质能直接与胃黏膜接触，从而促使癌的发生。

二、临床表现和诊断

残胃癌早期无特异性症状，到癌肿发展到一定程度后可引起上腹部疼痛、饱胀不适、食欲减退，恶心呕吐等症状，与手术前溃疡病的症状相似，有些患者可引起黑便及呕血。晚期可出现消瘦、腹水、贫血、左锁骨上淋巴结肿大等症状。

1. 病史

有因胃良性病变行胃切除术后 5 年以上的病史，再次出现胃部症状，并逐渐加重，服用制酸药后效果不佳。

2. 胃镜检查

可看到残胃内病变，活组织检查可明确诊断。

3.X 线钡餐

如病变较大，可在钡餐时发现，小的病变容易漏诊。

三、治疗

1. 手术治疗

对位于吻合口附近的早期小的癌灶，可行残胃大部切除术，病灶较大者，均应行全胃切除术，同时行区域性淋巴结清扫，如癌肿侵犯周围脏器，可行联合脏器切除。

2. 化疗

与胃癌相同。

（石志敏　韩星辉）

参考文献

【1】竺永健．临床骨外科诊疗与护理．昆明：云南科技出版社．2016.03

【2】刘玉峰．神经外科疾病的诊疗与护理．昆明：云南科技出版社．2016.05

【3】谭生福，张强，王辉．外科疾病诊疗指南与护理．北京：中医古籍出版社．2009.07

【4】曹桂栋．泌尿外科常见疾病的诊疗与护理．徐州：中国矿业大学出版社．2005.12

【5】丁小萍，卢根娣．外科护理．上海：第二军医大学出版社．2013.09

【6】赵小义．外科护理．西安：第四军医大学出版社．2014.07

【7】叶志霞，李丽．肝胆胰外科护理常规．上海：上海科学技术文献出版社．2017.02

【8】北京市卫生局．外科诊疗常规．北京：中国协和医科大学出版社．2004.07

【9】王建英．内外科护理．郑州：郑州大学出版社．2013.08

【10】杜国强．内外科护理．郑州：郑州大学出版社．2013.08

【11】吴念．整形外科诊疗常规．北京：中国医药科技出版社．2012.09

【12】王杉．外科与普通外科诊疗常规．北京：中国医药科技出版社．2013.01

【13】夏穗生，胡元龙．临床外科诊疗关键．南宁：广西科学技术出版社．2001.08

【14】刘喜松．急性外伤性疾病的诊疗与护理．昆明：云南科技出版社．2016.03

【15】冯志仙．外科护理常规 护理学专业用．杭州：浙江大学出版社．2013.03

【16】杨娟．外科疾病中西医结合护理．武汉：湖北科学技术出版社．2013.12

【17】李秀华，马洪亮，杨超．外科疾病诊疗程序．北京：军事医学科学出版社．2007.03

【18】林爱琴．内外科护理．郑州：郑州大学出版社．2015.08

【19】杨金峰．内外科护理．郑州：郑州大学出版社．2013.09